YIXUE JICHU

医学基础

主 编 / 李国利　郭 兵　胡艳玲

副主编 / 石中全　刘泽洪　唐 静　刘 璟

编 委 / (按姓氏笔画排序)

石中全　重庆三峡医药高等专科学校

刘 璟　重庆三峡医药高等专科学校

刘泽洪　重庆医药高等专科学校

刘建勋　邢台医学高等专科学校

李小寒　重庆三峡医药高等专科学校

李国利　重庆三峡医药高等专科学校

胡艳玲　重庆三峡医药高等专科学校

徐 鹤　邢台医学高等专科学校

郭 兵　重庆医药高等专科学校

唐 静　重庆三峡医药高等专科学校

蒋 兰　重庆三峡医药高等专科学校

樊安莲　重庆三峡医药高等专科学校

华中科技大学出版社

http://www.hustp.com

中国·武汉

内 容 简 介

本教材涵盖了医学的起源、进展以及生命和健康的基本内容,涉及病因学、发病学、生理学、治疗学及临床各科的基础理论、基本知识、基本技能和进展。

本教材共十三章,主要包括绪论、细胞和基本组织、人体基本结构与功能、疾病概论、疾病的基本病理变化、消化系统疾病、呼吸系统疾病、血液系统和心血管系统疾病、泌尿系统与生殖系统疾病、感觉系统疾病、神经系统疾病、内分泌系统疾病与代谢性疾病、病原生物与免疫学基础。

本书适用于中药学、药品质量与安全、口腔医学技术、眼视光技术、公共卫生管理、老年保健管理等医学相关专业。

图书在版编目(CIP)数据

医学基础/李国利,郭兵,胡艳玲主编. —武汉:华中科技大学出版社,2021.8(2024.9重印)
ISBN 978-7-5680-7451-3

Ⅰ. ①医… Ⅱ. ①李… ②郭… ③胡… Ⅲ. ①基础医学-医学院校-教材 Ⅳ. ①R3

中国版本图书馆 CIP 数据核字(2021)第 156553 号

医学基础
Yixue Jichu

李国利　郭　兵　胡艳玲　主编

策划编辑:蔡秀芳
责任编辑:郭逸贤
封面设计:廖亚萍
责任校对:曾　婷
责任监印:周治超
出版发行:华中科技大学出版社(中国·武汉)　　电话:(027)81321913
　　　　　武汉市东湖新技术开发区华工科技园　　邮编:430223
录　　排:华中科技大学惠友文印中心
印　　刷:武汉市洪林印务有限公司
开　　本:880mm×1230mm　1/16
印　　张:17.25
字　　数:477 千字
版　　次:2024 年 9 月第 1 版第 7 次印刷
定　　价:59.80 元

网络增值服务使用说明

欢迎使用华中科技大学出版社医学资源网yixue.hustp.com

1.教师使用流程

（1）登录网址：http://yixue.hustp.com （注册时请选择教师用户）

注册　登录　完善个人信息　等待审核

（2）审核通过后，您可以在网站使用以下功能：

管理学生

建立课程　布置作业

下载教学资源　教师　查询学生学习记录等

2.学员使用流程

建议学员在PC端完成注册、登录、完善个人信息的操作。

（1）PC端学员操作步骤

① 登录网址：http://yixue.hustp.com （注册时请选择普通用户）

注册　登录　完善个人信息

② 查看课程资源

如有学习码，请在个人中心-学习码验证中先验证，再进行操作。

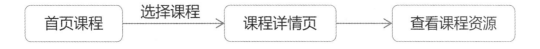

首页课程 → 选择课程 → 课程详情页 → 查看课程资源

（2）手机端扫码操作步骤

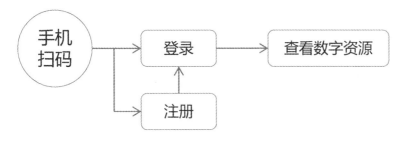

手机扫码 → 登录 → 查看数字资源

注册 → 登录

前言

Qianyan

根据高职高专医学相关专业人才培养目标的要求,编者确立本教材的编写思路、基本框架、内容,并以职业能力和素质培养为根本,力求满足教学的需求。本教材编写有以下特点。

1.以高职高专医学相关专业的人才培养目标为依据,本着"三基(基础理论、基本知识、基本技能)、五性(思想性、科学性、启发性、先进性、适用性)、三特定(特定目标、特定对象、特定限制)、五对接(与人对接、与临床对接、与学科发展对接、与社会对接和与职业考试对接)"的基本原则编写。教材以系统为中心,从正常到异常,从健康到疾病,将医学基础知识有机联系起来,有利于学生形成整体认识。

2.坚持为后续课程服务、与岗位工作任务对接的理念。编者按照高职高专医学相关专业岗位工作需要选取和编排教材内容,比较全面地覆盖了基础医学和临床医学框架知识,注重教材的整体优化;同时根据岗位胜任力的实际需求,更加注重深度、广度及内容的衔接。其中,基本理论、基本知识的编写力求贯彻"必需、够用"的原则,既能满足岗位工作任务的需要,又能促进学生毕业后的可持续发展,不刻意追求学科的系统性与完整性。

3.教材编写遵循教学规律并符合高职高专学生的认知特点,充分考虑教材使用的可操作性,利于教和学。教材的编写力求做到内容层次分明,重点、难点突出,文字简练流畅,利于学生形成科学的思维方式和建立正确的学习方法,注重激发学生的学习兴趣,让学生在有限的教学时间内形成对正常人体和疾病的宏观认识,为今后的学习打下良好的基础。

本教材在编写过程中参考借鉴了许多同行的研究成果,同时得到了许多专家和华中科技大学出版社的大力支持,谨此一并致谢!

由于编写时间仓促,水平有限,疏漏、不妥之处在所难免,敬请读者批评指正,以便今后修订改进。

李国利

目录

Mulu

第一章 绪论 / 1
  第一节 概述 / 1
  第二节 医学基础的内容和学习方法 / 4

第二章 细胞和基本组织 / 6
  第一节 细胞 / 6
  第二节 细胞的基本生理过程 / 8
  第三节 基本组织 / 12
  实验一 显微镜的使用和基本组织的观察 / 19

第三章 人体基本结构与功能 / 22
  第一节 人体解剖学的常用术语 / 22
  第二节 骨与骨连结 / 24
  第三节 肌学 / 34
  实验二 人体基本结构认知 / 38

第四章 疾病概论 / 40
  第一节 健康、疾病与亚健康的概念 / 40
  第二节 病因概述 / 41
  第三节 疾病的转归 / 43

第五章 疾病的基本病理变化 / 46
  第一节 细胞和组织的适应、损伤与修复 / 46
  第二节 局部血液循环障碍 / 57
  第三节 炎症 / 64
  第四节 休克 / 71
  第五节 休克的防治原则 / 75
  第六节 肿瘤 / 76
  实验三 疾病的基本病理变化 / 86

第六章 消化系统疾病 / 88
  第一节 消化系统的解剖结构 / 88
  第二节 消化系统的生理功能 / 92
  第三节 消化系统疾病常见症状与体征 / 96
  第四节 消化系统常见疾病 / 102
  实验四 消化系统疾病 / 105

第七章　呼吸系统疾病 / 108
第一节　呼吸系统的解剖结构 / 109
第二节　呼吸系统的生理功能 / 113
第三节　呼吸系统疾病的常见症状与体征 / 121
第四节　呼吸系统常见疾病 / 123
实验五　肺功能的测定与呼吸系统疾病 / 126

第八章　血液系统和心血管系统疾病 / 127
第一节　血液系统的解剖和生理 / 127
第二节　心血管系统的解剖 / 133
第三节　心血管系统的生理功能 / 142
第四节　心血管系统疾病常见症状与体征 / 149
第五节　血液系统和心血管系统常见疾病 / 150
实验六　人体心率、血压的测量与 ABO 血型鉴定 / 161

第九章　泌尿系统与生殖系统疾病 / 164
第一节　泌尿系统与生殖系统解剖结构 / 164
第二节　尿的生成与排泄 / 173
第三节　泌尿系统与生殖系统疾病常见症状与体征 / 180
第四节　泌尿系统与生殖系统常见疾病 / 183
实验七　泌尿系统与生殖系统疾病 / 187

第十章　感觉系统疾病 / 190
第一节　概述 / 190
第二节　视器 / 191
第三节　前庭蜗器 / 195
实验八　人体感觉系统认知 / 198

第十一章　神经系统疾病 / 200
第一节　神经系统解剖生理 / 200
第二节　神经系统疾病常见症状和体征 / 218
第三节　神经精神常见疾病 / 220
实验九　人体神经系统认知 / 221

第十二章　内分泌系统疾病及代谢性疾病 / 222
第一节　内分泌系统的解剖和生理 / 222
第二节　内分泌系统及代谢性疾病常见症状和体征 / 227
第三节　常见内分泌疾病及代谢性疾病 / 231
实验十　内分泌系统及代谢性疾病 / 238

第十三章　病原生物与免疫学基础 / 241
第一节　微生物学概述 / 241
第二节　免疫学概述 / 243
第三节　抗原、抗体、细胞因子和补体系统 / 247
第四节　抗感染免疫 / 254
第五节　免疫学的应用 / 259
实验十一　乙型肝炎病毒表面抗原检测实验 / 263

参考文献 / 265

第一章 绪 论

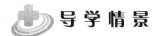

导学情景

■ 情景描述

人类,是世界上最复杂的物种,智商高,有情感,是人性和兽性的结合体,善良和邪恶、混乱和秩序等世界上极端的词语都能用于形容人类这个物种,真是一个神奇的存在。独有的好奇心,是人类的共性,也是区别于其他生物的特征。人类不仅对世界万物怀有好奇心,对自身也有着深深的求知欲,例如我们的身体是如何运作的? 我们为什么长成这个样子? 生育是怎么回事? 什么决定了我们的性别? 人为什么会死亡? ……

■ 学前导语

因为这份好奇,人类对自我物种进行了研究和探索,渐渐发现了我们身体的秘密,知道了各种器官是如何运作的。原来,我们的身体竟是如此奇特。心、肝、脾、肺、肾等器官各司其职,共同组成了一个精密准确的人体仪器。

后来,人类仍不满足,想知道人类之所以成为人类的更深层次原因。于是,我们知道了细胞结构,知道了精子和卵子的来龙去脉,知道了人体组成元素及其作用,知道了染色体,知道了DNA……

第一节 概 述

医学基础的主要内容是研究人体的形态结构、生理功能、疾病的基本病理变化以及常见病的病因、发病机制、临床表现和治疗原则,是医学相关专业的一门基础必修课程。医学相关专业学习本课程的目的就是让学生初步了解人体及其生命活动过程所必要的医学基础知识,为后续专业课程学习奠定基础。

一、基础医学的内容

(一) 人体解剖学

人体解剖学是一门古老的医学学科,是通过用刀切割和肉眼观察的方法来研究正常人体形态结构的科学。史前时代,经过长期的实践,如狩猎、屠宰畜类和战争负伤等,人类对动物和人体的外形与内部构造有了初步的认识。考古工作者发现,石器时代人类居住的洞穴的石壁上已经留有很多粗浅的解剖图画。早在战国时代(公元前 500 年),我国第一部医学经典著作《黄帝内经》中就已有关于人体解剖学知识的记载。《黄帝内经》中提到:若夫八尺之士,皮肉在此,外可度量循切而得之,其死可解剖而视之,其脏之坚脆,腑之大小,谷之多少,脉之长短……皆有大数。书中已明确提出了"解剖"及研究方法"度量循切",也记载了胃、心、肺、脾等内脏名称、大小和位置,很多名称仍为现代解剖学所沿用,说明我们的祖先早就有过解剖学的研究,这可能是世界上最早的人体解剖学。西方文艺复兴时期,伟大的解剖学家维萨里是现代解剖学的奠基人,他冒着受宗教迫害的危险,亲自从事人体解剖,编写了《人体构造》这一解剖学巨著。《人体构造》一书共七册,系统完善记述了人体各器官系统的形态构造,为医学的发展开辟了道路。直到现在,这种持刀解剖的方法仍是研究人体形态结构的方法之一。所以,解剖学是医学的重要基础学科,正如恩格斯所说"没有解剖学就没有医学"。

（二）组织学

组织学是通过显微镜来观察研究正常人体微细结构的医学学科,又称显微解剖学。1665年,英国人罗伯特·胡克发明了最早的光学显微镜,并用它观察了软木塞切片,发现其有许多小室,状如蜂窝,称为"细胞",这是人类第一次发现细胞。以后,随着显微镜的不断改进、切片机的发明和染色方法的应用,人们可以把身体各种器官切成薄片,染上颜色,在显微镜下分辨各种细胞、组织和器官的微细结构。从19世纪后叶到20世纪前叶,学者们积累了大量的研究资料,构建了组织学的基本内容。

（三）生理学

生理学是生物科学的一个分支,是研究生物体功能活动规律的科学。生物体的功能就是生物体在生活过程中表现出的各种生命现象,如呼吸、血液循环、消化等。生理学的任务就是要研究这些生命现象的发生机制、条件以及机体的内外环境变化对它们的影响,从而掌握各种生命活动的规律。生理学是一门实验科学,1628年英国医生威廉·哈维利用动物实验证明了血液循环的原理,首先提出了心脏血管是一套封闭的管道系统,心脏是循环系统的中心;他为生理学发展成一门独立的学科开辟了道路,使生理学从解剖学中划分出去。生理学的发展与医学关系密切。在日常的医疗实践中,人们积累了关于人体生理功能的许多知识,并通过人体和动物实验加以分析研究,深入探索这些生理功能的内在机制和相互关系,逐渐形成了关于人和动物机体功能的系统性理论科学。医学中关于疾病问题的理论研究是以人体生理学的基本理论为基础的。同时,通过医学实践又可以检验生理学理论是否正确,并不断以新的问题丰富生理学理论和推动生理学研究。因此,生理学是医学的一门基础理论学科。

（四）病理学

病理学是研究患病机体生命活动规律的基础医学学科,研究疾病的病因、发病机制、形态结构、功能和代谢等方面的改变,从而揭示疾病发生、发展的规律,阐明疾病的本质,为疾病的预防、诊断和治疗提供科学的理论基础。1761年意大利医学家莫尔加尼在700多例尸体解剖检查的基础上创立了器官病理学,标志着病理形态学的开端。19世纪中叶,德国病理学家魏尔啸在显微镜的帮助下自创了细胞病理学,使医学的研究进入细胞水平,为整个医学的发展做出了具有历史意义的贡献。长期以来,病理学被比喻为基础医学与临床医学之间的"桥梁课",解剖学、生理学等基础医学学科研究的是正常人体,为病理学的学习打下了基础,而病理学又为认识疾病、发现疾病和临床诊治疾病提供理论基础。因此,在学习医学的过程中,病理学起到了承前启后的作用。病理学的研究方法很多,主要方法如下:①尸体解剖检查:简称尸检,即对死亡者的遗体进行病理检查。通过肉眼和在显微镜下观察各器官和组织的病理变化,确定疾病诊断,查明死因,提高医疗诊治水平,也可为正确处理医疗纠纷和医疗事故提供证据。②活体组织检查:简称活检,即用局部切取、内镜钳取、穿刺吸取等手术方法从患者机体获取病变组织,进行病理检查。活检是临床最常用的病理诊断方法,对确定病变性质,尤其是对肿瘤良、恶性的诊断具有决定性的作用。③细胞学检查:采集器官组织病变处脱落的细胞,经涂片染色后进行观察诊断。细胞学检查对于肿瘤的诊断和普查具有重要意义。病理学的观察方法主要包括大体观察和组织病理学观察,大体观察是用肉眼或借助某些辅助工具,对受检标本及其病变进行细致的观察和测量;组织病理学观察是将病变组织制成切片,经各种染色后,用光

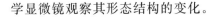
学显微镜观察其形态结构的变化。

二、临床医学的内容

临床医学是研究疾病临床表现、诊断、治疗和预防的科学。它根据患者的临床表现,从整体出发结合疾病的病因、发病机制和病理过程,进而确定诊断,通过预防和治疗来消除疾病、减轻患者痛苦和恢复患者健康。临床医学是一门实践性很强的应用科学,重点在诊断与治疗疾病。经过多年的发展,临床医学逐渐形成了许多专业学科。临床医学按照治疗手段可分为内科(可分为神经内科、心血管内科、内分泌科、消化内科、呼吸内科等)、外科(可分为普通外科、泌尿外科、胸心外科、神经外科等)、理疗科、放射治疗科等;按照治疗对象可分为儿科、妇产科、老年病科等;按照人体解剖学的系统或器官可分为口腔科、皮肤科、眼科、耳鼻咽喉科等;按照病种可分为传染科、肿瘤科等。此外,还有一类学科,其主要任务是协助完成患者的诊断治疗、动态监测疾病治疗效果等,如病理科、检验科、放射科、超声科、药剂科等,这类学科统称为辅助学科。目前临床医学至少包括 50 个学科专业,为维护人类的健康各司其职。

三、未来医学的发展趋势

21 世纪是生命科学的世纪,医学的理论和技术会在新技术和新知识的引导下,有更大的发展,未来医学的发展趋势主要包括以下几个方面。

(一)从分子水平揭示生命的本质

分子生物学的知识和技术被广泛应用于医学的各个学科,形成了分子形态学、分子免疫学、分子药理学、分子肿瘤学等新的学科,使人们从分子水平去认识生命本质和疾病本质。分子生物学将对疾病的诊断、治疗、预防及新药的开发起到更大的推动作用。

(二)广泛应用高新科学技术

随着自然科学的发展进步,电子计算机、激光、同位素、超声、材料科学将继续向医学渗透,基础研究的新方法和诊断治疗的新手段将不断涌现。各种内镜和介入性导管技术将深入人体,获得更为精确的形态、功能和病理学诊断信息;电子计算机与影像学结合将产生更为清晰的人体图像;人工智能技术将推进远程会诊和远程医学教育的进步;人工器官将更广泛地被应用;基因治疗和应用遗传工程生产的"蛋白质类药物"将日趋增多,开辟出崭新的防治途径。

(三)预防医学地位的提高

由于健康和疾病之间存在着潜移默化的发展过程,人们不再满足于患病以后的治疗,更希望从根本上防止疾病的发生。发展预防医学无疑是降低发病率、死亡率和提高健康水平及生命质量的最有效措施,也是最经济的保健战略。

(四)老年医学发展课题

由于社会和医学的进步,人类寿命明显延长。发达国家人群的平均寿命已经超过 75 岁,很多国家已经进入人口老龄化社会,如何预防和治疗老年性疾病成为关系到国计民生的大问题。

(五)医学的全球化趋势

许多卫生与健康问题是没有人种和国界之分的。新型冠状病毒肺炎、艾滋病、严重急性呼吸综合征(SARS)等传染病可以随着人的各种交流活动,在一夜之间从地球的一端传播到另一端。癌症和心脑血管疾病等慢性非感染性疾病威胁着不同国家的人们。温室效应、臭氧空洞、生态破坏、环境污染更是摆在全人类面前威胁健康和安全的问题,只有依靠全人类共同努力才能解决。这就要求在国际范围内分工协作、分享资源和成果。电子计算机与网络技术的

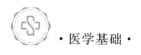
飞跃发展,使得世界各国的医生、医学教育学家、基础医学的研究者可以快捷方便地获取大量最新的医学科学信息,不断拓宽视野,最大限度地实现医学新技术、新理论、新知识的应用和交流,促进医学国际化。

第二节　医学基础的内容和学习方法

一、医学基础的内容

本教材共 13 章,第一章至第三章主要阐述正常人体的解剖学基础知识,包括细胞、组织与器官的形态结构与部分生理功能;第四章到第五章主要介绍疾病总论,包括疾病的概念、原因、经过、基本病理变化,探讨疾病的共同变化规律,如病因概论、局部血液循环障碍、炎症和肿瘤等;第六章至第十二章为疾病各论,主要阐述各器官系统的解剖生理,各系统疾病的常见症状与体征,常见病的病因、发病机制、临床表现和药物治疗原则;第十三章为病原生物与免疫学基础相关知识。

二、医学基础的学习方法

基础医学和临床医学从不同的角度、用不同的研究方法来研究正常人体与疾病,它们所研究的领域不断扩大并相互渗透、相互影响、相互促进,其联系也越来越密切。医学基础是适应高等职业教育药品类专业新时期培养目标的要求,把基础医学和临床医学相关学科有机地融合起来而形成的一门新课程。通过对这一课程的学习,为同学们学习专业知识、形成专业能力奠定基础,希望同学们掌握从事药品生产、经营、管理等工作所必需的医学基础知识和基本技能。学习医学基础应该注意以下几个方面。

（一）重视理论与实践的结合

医学基础是一门理论性和实践性都很强的学科。在进行理论学习的同时,要注重与实践的结合:一是要重视实验,医学基础中有关形态结构的名词、内容及相应的描述比较多,不易记忆,因此必须重视实验课教学,要充分观察解剖及病理标本、组织切片、模型挂图,以加深印象,增进理解;二是要将临床疾病的学习要点与典型的案例分析相结合,培养科学的临床思维方法和分析解决问题的能力。除课堂讲述外,还要重视临床示教和见习,掌握一些基本的医学技能。

（二）重视局部与整体的关系

学习医学基础,必须要用局部与整体相统一的观点。人体是一个有机的统一整体,各器官系统都是整体的一部分,都不能离开整体而单独存在,它们之间有着密切的联系和影响。一方面,在患病时,虽然一些病变往往表现在局部,但它的影响可能是全身性的。例如,急性化脓性阑尾炎时,不但阑尾局部发炎,而且还可引起发热、白细胞增高等全身反应。另一方面,机体的全身状态也能影响局部病变的发展。

（三）注意结构和功能的联系

学习医学基础,要重视形态结构与功能的联系。人体的形态结构与功能是互相依存、互相影响的。形态结构的变化可影响功能,功能的长期改变也可影响形态结构。例如,高血压性心脏病患者,左心室长期加强收缩,功能代偿,可导致心肌肥大,而心肌肥大又为维持左心室的功能代偿提供了物质基础。

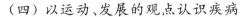

（四）以运动、发展的观点认识疾病

疾病是一个过程，从开始、高潮到结局是不断发展变化的。在学习认识疾病时，要以运动、发展的观点加以理解。既要看到疾病的典型表现，又要联想到它的发生、发展，这样才能全面地认识疾病。

▶▶▶课堂活动

你还记得自己第一次去医院看病挂号的科室名称吗？除此之外，你还知道医院有哪些相关科室呢？

 目 标 检 测

简答题

1.医学基础由哪些相关学科构成？你对医学基础这门课程是如何理解的？

2.学习医学基础这门课程要掌握哪些方法？

扫码看答案

第二章 细胞和基本组织

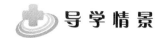

导学情景

■ 情景描述

1665年,英国科学家罗伯特·胡克根据英国皇家学会一院士的资料设计了一台复杂的复合显微镜。有一次他从树皮切了一片软木薄片,并放到自己发明的显微镜下进行观察。他观察到了植物细胞(已死亡),并且觉得他们的形状类似教士们所住的单人房间,所以他使用单人房间的"cell"一词命名植物细胞为"cellula"。这是历史上第一次成功观察细胞。

■ 学前导语

胡克观察到的植物细胞和动物细胞一样吗?细胞结构如何?所有的生物都是由细胞构成的吗?

细胞(cell)是人体形态结构、生理功能和生长发育的基本单位。细胞的大小有很大差别,大多数细胞直径只有几微米,人体中细胞较小的是红细胞,直径仅有 $7\ \mu m$,人卵细胞较大,直径约 $120\ \mu m$。组织是由细胞和细胞间质构成的,能够共同完成某种特定的功能。根据组织的结构与功能特点,可把人体组织归纳为四类,也称基本组织,即上皮组织、结缔组织、肌组织和神经组织。

第一节 细　　胞

人体细胞的形态及大小各不相同,但均具有相同的基本结构,在光学显微镜下可分为细胞膜、细胞质和细胞核三部分(图 2-1)。

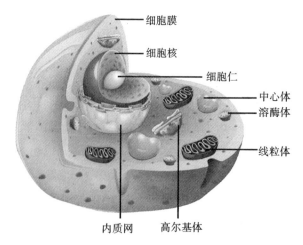

图 2-1　动物细胞模式图

一、细胞膜

细胞膜是包裹于细胞外表面的一层薄膜,是细胞的一部分,也称质膜。在电子显微镜下观察可见细胞膜由三层结构组成:内、外两层较深,电子密度高;中间层电子密度低,为透明层。这三层膜结构是一般生物膜所具有的共同特征,又称单位膜。

关于细胞膜的分子结构,目前公认的是"液态镶嵌模型"(图2-2)学说,认为细胞膜主要由双层排列的类脂分子和嵌入的球状蛋白质构成,并认为类脂分子呈液态,嵌入的蛋白质可在其中横位移动。类脂分子的亲水极都位于细胞膜的内、外表面,疏水极表面的蛋白质都朝向细胞膜的中央部。蛋白质分子不同程度地嵌入类脂分子之间,称为嵌入蛋白质。附在类脂分子层内表面的蛋白质称为表在蛋白质。一部分暴露在细胞膜外表面的类脂分子和蛋白质可与多糖分子结合成糖脂或糖蛋白,它们的糖链伸向细胞膜的外侧,称为细胞衣。

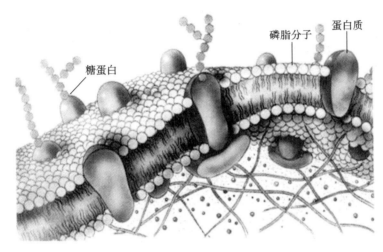

图2-2 液态镶嵌模型

细胞膜是细胞的界膜,使细胞具有一个相对稳定的内环境,维持细胞的完整性,并使细胞具有一定构型。细胞膜具有与外界进行物质交换的功能,对于物质的进出具有选择性,即通过被动扩散、主动转运和胞吞、胞吐作用等进行物质转运,以保持细胞内物质的稳定。细胞膜的另一重要功能是它能将细胞外的各种信息转换为细胞内的化学或物理信号,启动一系列化学反应,产生生物学效应,在细胞与周围环境间进行能量转换及信息传递。

二、细胞质

细胞质位于细胞膜与细胞核之间,由基质、细胞器和包涵物组成。

基质:又称细胞液,是细胞质的基本成分,生活状态下呈透明胶状物,填充于细胞质的有形结构之间。

细胞器:悬浮于细胞基质内,具有一定形态结构和生理功能。细胞器包括核糖体、内质网、线粒体、高尔基体、中心体、溶酶体、微体、微丝、微管和中间丝等。

包涵物:细胞质中具有一定形态的各种代谢产物和储存物质的总称,包括分泌颗粒、糖原、色素颗粒、脂滴等,它们不属于细胞器,并随细胞的生理状态不同而变化。

三、细胞核

人类除成熟的红细胞无细胞核外,其余所有种类的细胞都有细胞核。细胞核含有DNA遗传信息分子,通过DNA的复制和转录,可控制细胞的增殖、分化、代谢等功能活动,因此细胞核是细胞遗传和代谢活动的控制中心。细胞核由核膜、核仁、染色质(或染色体)及核基质组成(图2-3)。

核膜(nuclear membrane):细胞核表面的界膜。核膜由内、外两层单位膜构成,两层质膜的厚度相同,两层质膜间的腔隙称核周隙。内、外核膜常在某些部位融合形成环状开口,称核孔。核孔是细胞核与细胞质进行物质交换的通道,并对物质交换具有调控作用。

核仁(nucleolus):细胞核内的细胞器,一般呈圆形小体,无质膜包裹,其中心为纤维状结构,周围是颗粒状结构。核仁的主要功能是合成rRNA和组装核糖体亚单位的前体颗粒。

染色质或染色体:染色质的主要化学成分是DNA和蛋白质。染色质是间期细胞遗传物质存在的形式。染色质呈现出两种不同的形态,着色浅淡的部分,称常染色质,是核内有功能活性的部分,主要合成RNA;细胞核内染色很深的部分,呈现强嗜碱性的特点,称异染色质。在细胞进行有丝分裂(或减数分裂)过程中染色质螺旋盘曲聚缩成特殊结构的染色体。因此,染色质和染色体实际上是细胞周期中不同功能阶段的同一种物质。

核基质:由核液和核骨架组成。核液含水、离子和酶等无形成分。核骨架是由多种蛋白质形成的三维纤维网架结构,对核的结构有支持作用。

知识链接 2-1

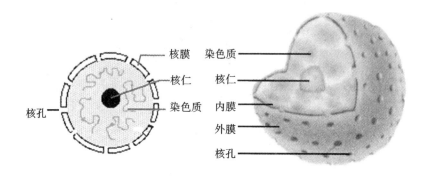

图 2-3　细胞核的结构

第二节　细胞的基本生理过程

一、细胞的增殖

细胞增殖是细胞生命活动的重要特征之一,是生物体繁殖、生长和发育的基础。细胞分裂使生物体的细胞数量增加,参与生物体的生长与发育。同时细胞分裂对生物种族的延续、生命活动的维持具有十分重要的意义。细胞增殖包括细胞生长和细胞分裂,细胞生长为细胞分裂提供必要的准备,细胞通过分裂的方式将细胞的遗传物质及其他成分平均分配到两个子细胞中。

细胞增殖的方式与细胞类型有关,细胞增殖的方式主要有三种。

1.无丝分裂　细菌等原核生物的细胞分裂形式。细胞分裂时,环状DNA分子复制,形成两个新的DNA分子,细胞变长变大,随后细胞缢裂成两个子细胞,在分裂过程中没有染色体和纺锤丝的出现。

2.有丝分裂　真核细胞体细胞的主要增殖方式,染色体复制一次,细胞分裂一次,形成两个子细胞,分裂过程中出现纺锤丝。

3.减数分裂　进行有性生殖的真核生物形成性细胞时的分裂方式,染色体复制一次,细胞

NOTE

连续分裂两次,形成四个子细胞,分裂过程中出现纺锤丝。

（一）细胞增殖周期与有丝分裂

细胞增殖周期简称为细胞周期(cell cycle),是指细胞从前一次有丝分裂结束开始到这一次有丝分裂结束为止所经历的全过程。根据细胞形态的变化可将细胞周期分成两个阶段,即间期和细胞分裂期(M 期)。间期分为 DNA 合成前期(first gap,G_1 期)、DNA 合成期(synthesis phase,S 期)与 DNA 合成后期(second gap,G_2 期)。细胞周期可分为四个时期,即G_1 期、S 期、G_2 期、M 期(图 2-4)。

知识链接 2-2

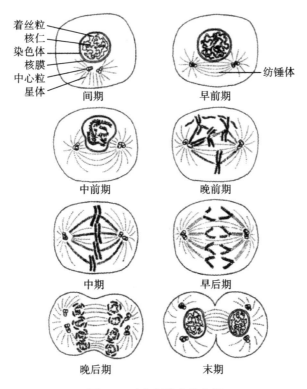

图 2-4 动物细胞有丝分裂

不同种生物以及同一种生物不同组织的细胞,其细胞周期经历的时间不同。一般而言,间期是细胞增殖的物质准备和积累阶段,约占细胞周期时间的 95%,细胞在形态上没有什么显著变化。细胞分裂期是细胞增殖的实施过程,约占细胞周期时间的 5%,但细胞的形态结构发生显著变化,特别是细胞核及染色体发生有规律的变化,最后经复制的染色体平均分配到两个子细胞中。细胞生命活动大部分时间是在间期度过的,如大鼠角膜上皮细胞的细胞周期内,间期占 14000 min,细胞分裂期仅占 70 min。

细胞分裂期(M 期)所需的时间最短,且比较恒定,人体细胞 0.5~2 h。根据细胞的形态结构的变化特征,可将该期分为前期、中期、后期和末期四个时期。

（二）减数分裂

减数分裂(meiosis)是有性生殖的高等生物,在成熟期形成生殖细胞(配子)时进行的一种特殊分裂方式。减数分裂的特点如下:在分裂过程中 DNA 复制一次,染色体复制一次,细胞连续分裂两次,形成四个子细胞,子细胞中染色体数目比母细胞减少一半。减数分裂的过程包括两次连续的分裂,分别称为减数第一次分裂和减数第二次分裂。两次分裂都可以分为前、中、后、末四个时期(图 2-5)。两次分裂之间有时有一小段时间间隔,但无 DNA 合成和染色体复制。

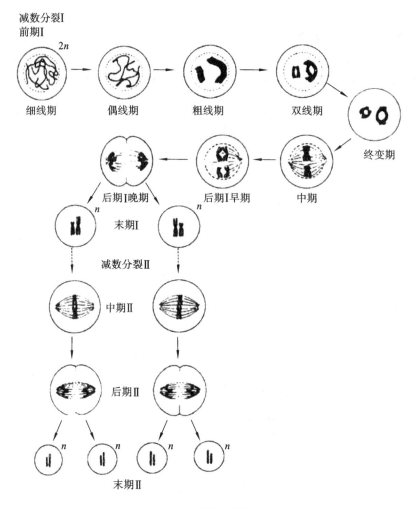

图 2-5　减数分裂过程

减数分裂是生殖细胞形成过程中的必经阶段,是有性生殖表现出来的复杂遗传现象的基础,具有非常重要的生物学意义。

（1）减数分裂形成了含 n 条染色体的精子和卵子,精子和卵子结合成受精卵,又恢复成二倍体（$n+n=2n$）,这样保证了亲代与子代之间染色体数目的相对稳定性。

（2）后代的个体表现出多样性。减数分裂过程中同源染色体分离、非同源染色体自由组合,以及同源染色体之间的交换,导致生殖细胞的遗传组成多样化,从而使个体表现出遗传的多样性。

（3）减数分裂为遗传三大定律提供了细胞学基础。在减数分裂Ⅰ过程中,同源染色体分离是分离定律的细胞学基础;非同源染色体发生自由组合是自由组合定律的细胞学基础;同源染色体交换是连锁定律的细胞学基础。

二、细胞膜的生理功能

（一）细胞膜的跨膜物质转运功能

1. 单纯扩散　脂溶性小分子物质由高浓度向低浓度跨膜移动的过程称为单纯扩散（simple diffusion）。单纯扩散的特点是不需要膜蛋白的帮助,同时也不需要细胞代谢提供能量。如 O_2、CO_2、N_2 等。

2. 易化扩散　非脂溶性或脂溶性很小的小分子物质,在特殊膜蛋白的帮助下,由高浓度向低浓度一侧转运的过程称为易化扩散(facilitated diffusion)。易化扩散和单纯扩散一样,顺浓度差进行,不需要消耗能量,但它必须在膜蛋白的帮助下才能进行。各种离子如 Na^+、Ca^{2+}、Cl^-、K^+ 等,葡萄糖、氨基酸进入细胞的过程均属于易化扩散。

3. 主动转运 细胞膜通过本身的某种耗能过程,在细胞膜上泵蛋白的帮助下,逆浓度差或逆电位差转运某些物质分子或离子的过程,称为主动转运(active transport)。主动转运分为两种:原发性主动转运和继发性主动转运。一般所说的主动转运是指原发性主动转运。

(1) 原发性主动转运(primary active transport):细胞膜将物质分子(或离子)逆浓度差和电位差转运的过程,它是通过生物泵的活动来实现转运的。钠-钾泵简称钠泵(sodium pump),普遍存在于哺乳动物细胞膜上,钠泵具有 ATP 酶的活性,是一种 Na^+-K^+ 依赖式 ATP 酶。一个 ATP 分子分解释放的能量,可以把 3 个 Na^+ 移到细胞膜外,2 个 K^+ 移入细胞膜内。

(2) 继发性主动转运(secondary active transport):有些物质在进行跨膜转运时所需的能量并不直接由 ATP 分解供能,而是依靠原发性主动转运的同时跨膜转运其他物质,称为继发性主动转运,也称联合转运。比如葡萄糖、氨基酸等营养物质在小肠的吸收,肾脏对这两种物质的重吸收均属于继发性主动转运。

4. 入胞作用和出胞作用 小分子物质或离子的转运方式是以上三种方式,而大分子物质或团块的转运方式则是入胞作用和出胞作用,这两种方式比较复杂,并且在转运时也需要细胞供能。

(1)入胞作用(endocytosis):也称胞吞,细胞外大分子物质或团块进入细胞内的过程。如白细胞吞噬细菌;如果进入细胞的是液体,称为吞饮。

(2)出胞作用(exocytosis):大分子物质或团块从细胞内被排出到细胞外的过程。如消化腺细胞分泌消化液的过程、神经末梢释放递质的过程、内分泌细胞分泌激素的过程均属于出胞作用。

(二)细胞膜的跨膜信号转导功能

跨膜信号转导是指外界信号(化学分子、光、声音等)作用于细胞膜表面的受体,引起细胞膜结构中一种或多种特殊蛋白质构型改变,将外界环境变化的信息以新的信号形式传递到细胞膜内,再引发靶细胞功能改变。受体(receptor)是指能与配体特异性结合的蛋白质。配体是指细胞外的信号物质,如各种神经递质、激素、细胞因子、气体分子等物质。

1. G-蛋白耦联受体介导的信号转导 G-蛋白耦联受体是存在于细胞膜上的蛋白质,当它与信号分子结合后可激活细胞膜上的 G-蛋白,G-蛋白被激活后可激活 G-蛋白效应器酶(如腺苷酸环化酶),G-蛋白效应器酶激活后可催化某些物质(如 ATP)产生第二信使,第二信使通过蛋白激酶发挥生理作用。在人体功能调节中,含氮类激素大多是通过这种途径来发挥作用的。

2. 离子通道受体介导的信号转导 细胞膜上的蛋白质有些可起到通道的作用,被称为通道蛋白,而有些通道蛋白又具有受体功能,能直接控制这些通道的开放或关闭,进而引起相应的离子跨膜流动,实现信号的跨膜转导,这种信号转导途径被称为离子通道受体介导的信号转导。

3. 酶耦联受体介导的信号转导 细胞膜上的蛋白质种类很多,其中一种蛋白质既有酶的作用,又有受体的作用,这种蛋白质则称为酶耦联受体。通过酶耦联受体的双重作用完成的信号转导称为酶耦联受体介导的信号转导。在人体内重要的酶耦联受体有酪氨酸激酶受体和鸟苷酸环化酶受体。体内的胰岛素等肽类激素就是通过酶耦联受体进行信号转导的。

(三)细胞的生物电现象

生物电(bioelectricity)是指细胞分子在进行生命活动时具有的电现象。生物电的研究对

NOTE

了解神经系统、运动系统的功能活动有重要的意义。临床上作为诊断用的一些检查手段如心电图、脑电图、胃肠电图等可对人体不同器官生物电活动的综合表现进行记录。生物电包括静息电位和动作电位两种。

第三节 基 本 组 织

一、上皮组织

上皮组织(epithelial tissue)由大量紧密排列的上皮细胞和少量细胞间质所构成。上皮细胞具有极性,即朝向体表或腔面的一端称为游离面,朝向深部结缔组织的一端称为基底面。基底面与结缔组织之间有一层基膜。上皮组织内无血管,细胞所需营养依赖于深部结缔组织中的血管渗出。上皮组织内含丰富的游离神经末梢。上皮组织根据结构和功能分为三类:被覆上皮、腺上皮和特殊上皮,具有保护、分泌、吸收、排泄等功能。

(一)被覆上皮的分类

根据上皮细胞排列层次和形态结构,被覆上皮分为单层上皮和复层上皮。单层上皮中,又可分为单层扁平上皮、单层立方上皮、单层柱状上皮和假复层纤毛柱状上皮四种(图2-6);在复层上皮中,又可根据其表层细胞的形态分为变移上皮和复层扁平上皮两种(图2-7)。

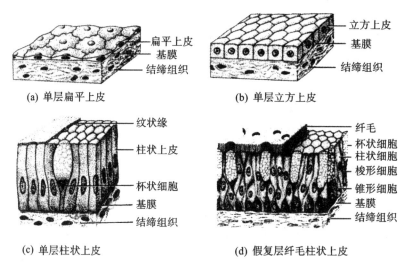

(a) 单层扁平上皮

(b) 单层立方上皮

(c) 单层柱状上皮

(d) 假复层纤毛柱状上皮

图 2-6 单层上皮

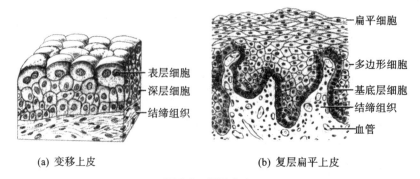

(a) 变移上皮

(b) 复层扁平上皮

图 2-7 复层上皮

1. 单层扁平上皮 由一层扁薄的细胞组成。从顶面看细胞呈多边形,边缘呈锯齿状,彼此嵌合。细胞核居中,呈扁圆形。分布于心脏、血管和淋巴管腔面的单层扁平上皮称为内皮(endothelium)。内皮表面光滑,可减少血液和淋巴流动的阻力,也有利于内皮细胞内、外的物质交换。分布于胸膜、腹膜和心包膜等处的单层扁平上皮称为间皮(mesothelium)。间皮表面湿润光滑,可降低内脏活动的摩擦力。

2. 单层立方上皮 由一层立方上皮构成。表面观细胞呈多边形;侧面观细胞呈立方形,细胞核呈圆形,位于细胞中央。单层立方上皮分布于甲状腺滤泡、肾小管等处,具有分泌、吸收功能。

3. 单层柱状上皮 由一层柱状细胞构成,表面观细胞呈多边形(多呈五边形)。侧面观细胞呈柱状,细胞核呈椭圆形,位于基底部。该上皮主要分布在胃、肠等处,主要具有吸收和分泌功能。柱状细胞间常夹有杯状细胞,呈高脚杯状,细胞核染色较深,位于基底部,顶部细胞质内充满黏原颗粒。该细胞分泌黏液,具有润滑和保护肠黏膜的作用。

4. 假复层纤毛柱状上皮 其主要有四种细胞:柱状细胞、锥形细胞、梭形细胞和杯状细胞。其结构特点为:①细胞核位置高低不等,看似多层,但所有细胞都附于基膜,故实质是一层;②柱状细胞最多,其表面有大量纤毛,纤毛可节律性摆动。假复层纤毛柱状上皮分布于呼吸道等内腔面,具有分泌、保护的功能。

5. 复层扁平上皮 又称为复层鳞状上皮。由多层细胞组成。基底层细胞附着于基膜上,呈矮柱状,中间为数层多边形细胞,再向上细胞变为梭形,靠近表面的几层细胞为扁平状。基底层细胞较幼稚,可不断地分裂增生并向表层推移,使细胞不断更新,也可使表层衰老或损伤脱落的细胞得以补充。复层扁平上皮分布于常受到机械摩擦的部位,如皮肤、口腔、食管、阴道等处,具有很强的保护作用。皮肤的表皮为角化的复层扁平上皮,其表层细胞发生角化,对机械摩擦的耐受能力更强。

（二）腺上皮和腺

以分泌功能为主的上皮称为腺上皮(glandular epithelium),以腺上皮为主要成分所组成的器官称为腺(gland),腺分为两类,即外分泌腺(分泌物由导管输出)和内分泌腺(分泌物经毛细血管或淋巴管进入血液循环),内分泌腺的分泌物称为激素。

二、结缔组织

结缔组织(connective tissue)在体内分布广泛,构造复杂,种类繁多,由细胞和大量的细胞外基质构成。细胞外基质包括无定型的基质、细丝状的纤维及不断更新的组织液,其功能是连接、支持、保护、防御、修复和营养等。结缔组织按其形态结构不同,可分为以下几种(图2-8)。

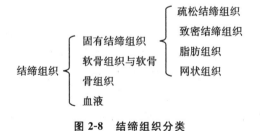

图 2-8 结缔组织分类

（一）固有结缔组织

1. 疏松结缔组织 它广泛分布于器官之间和组织之间以及细胞之间,是一种细胞种类多,细胞外基质多,纤维含量较少且分布疏松的蜂窝状组织(图2-9)。疏松结缔组织具有支持、连接、营养、防御、保护和修复等功能。

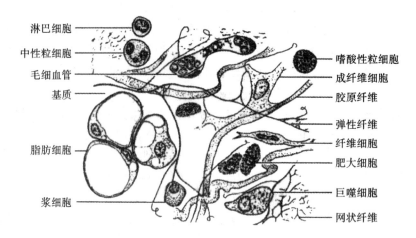

图 2-9　疏松结缔组织模式图

（1）纤维：包埋在基质内，包括胶原纤维、弹性纤维和网状纤维三种成分。

（2）基质：基质呈均质胶状并具有黏稠性，主要成分为蛋白多糖和水，其中以透明质酸含量最多。

（3）细胞：疏松结缔组织的细胞多种多样，因而其功能亦有多样性。

①成纤维细胞：结缔组织中最主要的细胞，成纤维细胞胞体较大，为带突起的扁平梭形细胞，其功能是形成纤维和基质；

②脂肪细胞：体积大，呈球形，胞质内有大量脂肪滴，其功能是合成和储存脂肪；

③未分化间充质细胞：一种分化程度较低的细胞，常分布在小血管周围，形态和成纤维细胞相似，在炎症或创伤修复过程中它可增殖分化为成纤维细胞、毛细血管壁内皮细胞和平滑肌细胞；

④巨噬细胞：又称组织细胞，形态不规则，带有突起，胞质中还含有微管和微丝，参与细胞的变形运动和吞噬活动；

⑤浆细胞：呈圆形或卵圆形，核圆，常偏于一侧，核染色质呈车轮状排列，其具有合成和分泌免疫球蛋白（即抗体）、参与体液免疫的功能；

⑥肥大细胞：呈圆形或卵圆形，核小，胞质内充满粗大的异染性颗粒（含有组胺、嗜酸性粒细胞趋化因子和肝素等），其具有参与过敏、抗凝血等功能；

⑦白细胞：结缔组织中可见各种白细胞，以淋巴细胞和嗜酸性粒细胞多见，它们来自毛细血管和微静脉的渗出。

2. 致密结缔组织　特点是以大量密集的胶原纤维为主要成分，纤维较粗大，排列紧密，它的排列方向与所承受的张力方向一致。

分布在真皮、巩膜和内脏器官的被膜等处的致密结缔组织，其细胞间质主要含大量粗大、排列不规则的胶原纤维束，胶原纤维束交织成致密的板层结构。

分布在肌腱、腱膜等处的致密结缔组织，其细胞间质中主要含大量粗大、平行排列的胶原纤维束。腱细胞（成纤维细胞）沿纤维的长轴排列。

分布在韧带等处的弹性纤维常平行排列成束；分布在大动脉等处的弹性纤维多编织成网。

3. 脂肪组织　由大量脂肪细胞聚集而成，脂肪组织被少量疏松结缔组织分隔成许多小叶。脂肪组织主要分布于皮下、网膜、系膜和肾脂肪囊处，具有储存脂肪、支持、保护和维持体温等作用。

4. 网状组织　主要由网状细胞和网状纤维构成，主要分布在造血器官和淋巴组织等处。

NOTE

（二）软骨组织与软骨

1. 软骨组织 由软骨细胞和细胞间质构成。软骨细胞的大小、形状和分布有一定的规律。在软骨周边部分为幼稚软骨细胞，较小，呈扁圆形，常单个分布。越靠近软骨中央，细胞越成熟，体积逐渐增大，变成圆形或椭圆形。细胞间质呈均质状，由凝胶状基质和纤维构成，基质主要成分为蛋白多糖和水分，其中水分占 90%。软骨间质没有血管、淋巴管和神经，但具有良好的可渗透性。软骨细胞所需的营养由软骨膜血管渗出供给。

2. 软骨 软骨（cartilage）也是由软骨细胞和细胞间质组成。根据细胞间质中纤维的不同，软骨分为 3 种：透明软骨、纤维软骨、弹性软骨（图 2-10）。

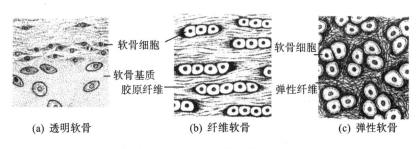

(a) 透明软骨   (b) 纤维软骨   (c) 弹性软骨

图 2-10 三种软骨

（三）骨组织

1. 骨组织 由细胞和钙化的细胞外基质组成，钙化的细胞外基质称骨基质。细胞有骨祖细胞、成骨细胞、骨细胞和破骨细胞 4 种。骨基质由有机成分和无机成分组成。有机成分含量少，主要为胶原纤维及少量的黏蛋白。黏蛋白分布在纤维之间，起黏合作用。骨的有机成分可使骨组织具有韧性。骨的无机成分多，占成人骨的 65%，称骨盐，其化学组成为羟磷灰石结晶。胶原纤维平行排列，借骨黏蛋白黏合在一起，并有钙盐沉积，形成板层状结构，称骨板。骨板是骨质的基本结构形式。同一层骨板内的纤维相互平行，相邻两层骨板的纤维相互垂直。在骨板间或骨板内有扁圆形小腔，称骨陷窝，与其相连的小管称骨小管。邻近的骨陷窝借骨小管相连通。

2. 骨膜 为覆盖在骨表面（除关节面）的一层致密结缔组织。骨膜贴近骨质表面的部分含有骨祖细胞，它是幼稚的梭形干细胞，当成骨活跃时，它可增殖分化为成骨细胞，形成骨质。因此，骨膜对骨的营养、生长和修复起重要作用。

（四）血液

血液（blood）是循环于心血管系统内的液态组织，约占体重的 7%。血液由血浆和血细胞组成，其中血浆占血容积的 55%，它相当于结缔组织的细胞外基质。血细胞包括红细胞、白细胞和血小板（图 2-11）。通常用 Wright 或 Giemsa 染色的血涂片来观察血细胞的形态结构（图 2-12）。血细胞的种类及其正常值见图 2-11。

(1) 红细胞（erythrocyte，red blood cell）：成熟的红细胞没有核和细胞器，胞质中充满大量的血红蛋白，红细胞呈双凹圆盘形，中央薄，周围厚，直径约 7.5 μm。血红蛋白在细胞质内浓度很高，约为 33%。它是一种含铁的蛋白质，具有与 O_2 结合为氧合血红蛋白的能力。红细胞的形态结构为进行气体交换提供了更大的、有效的表面积。

正常成人血液中，女性含 $(3.5 \sim 5.0) \times 10^{12}/L$ 红细胞；男性含 $(4.5 \sim 5.5) \times 10^{12}/L$ 红细胞。红细胞在体内一般存活 120 天左右。

(2) 白细胞（leukocyte，white blood cell）：正常成人含 $(4 \sim 10) \times 10^9/L$ 白细胞，为无色有核的球形细胞。根据白细胞胞质内有无特殊颗粒，又将白细胞分为两大类：一类细胞的胞质内

NOTE

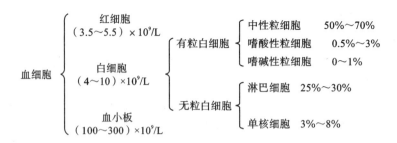

图 2-11　血细胞分类

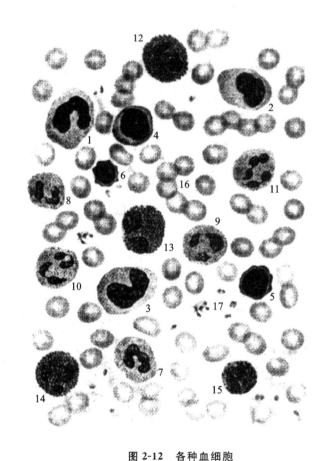

图 2-12　各种血细胞

1、2、3，单核细胞；4、5、6，淋巴细胞；7、8、9、10、11，中性粒细胞；
12、13、14，嗜酸性粒细胞；15，嗜碱性粒细胞；16，红细胞；17，血小板

含特殊颗粒，称有粒白细胞（简称粒细胞），又因所含颗粒的着色性质不同，将粒细胞分为中性粒细胞、嗜酸性粒细胞和嗜碱性粒细胞三种（图 2-13）；另一类细胞的胞质内无特殊颗粒，称无粒白细胞，它包括淋巴细胞和单核细胞（图 2-14）。

（3）血小板（blood platelet）：由骨髓巨核细胞的胞质脱落的小片组成，直径 $2 \sim 4~\mu m$，其表面有完整的胞膜，形态为双凸盘状。血小板在止血及凝血中起重要作用。正常成人血小板数量为 $(100 \sim 300) \times 10^9 / L$，若低于 $50 \times 10^9 / L$ 则有生命危险。

知识链接 2-3

三、肌组织

肌组织（muscular tissue）主要由肌细胞构成。肌细胞呈细长纤维状，又称为肌纤维，肌细胞膜称为肌膜，肌细胞质称为肌质。根据肌组织的分布、形态和功能特点，分为骨骼肌、心肌和平滑肌三种。骨骼肌、心肌属横纹肌，骨骼肌受躯体神经支配，属随意肌；心肌和平滑肌受自主

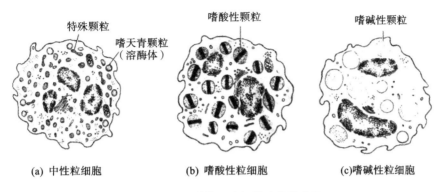

(a) 中性粒细胞　　(b) 嗜酸性粒细胞　　(c)嗜碱性粒细胞

图 2-13　三种粒细胞超微结构模式图

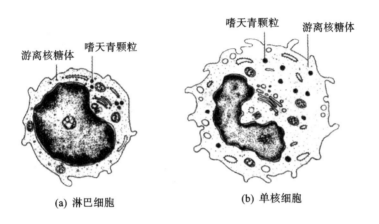

(a) 淋巴细胞　　(b) 单核细胞

图 2-14　淋巴细胞与单核细胞超微结构模式图

神经支配,属不随意肌。

(一)骨骼肌

骨骼肌附着于骨骼,基本成分是骨骼肌纤维,借肌腱附着于骨骼上。肌纤维有明暗相间的横纹,其收缩有力,受意识支配。每条肌纤维周围包有的少量结缔组织,称为肌内膜;若干条肌纤维平行排列形成肌束,外包的结缔组织称为肌束膜;若干肌束组成一块肌肉,外包的结缔组织称为肌外膜。

(二)心肌

心肌(cardiac muscle)分布于心脏及邻近心脏的大血管根部,属不随意肌。心肌收缩具有自动节律性。受自主神经支配,收缩缓慢而持久,不易疲劳。

(三)平滑肌

平滑肌分布于内脏器官的管壁和血管壁,无横纹,其收缩受内脏自主神经支配,缓慢而持久,属不随意肌。平滑肌主要由平滑肌纤维构成,纤维间有少量的结缔组织、血管及神经等。平滑肌纤维呈长梭形,无横纹,细胞核只有一个,呈椭圆形或杆状,位于细胞中央。平滑肌多数呈层排列,主要分布于内脏器官和血管等中空性器官的管壁内。

四、神经组织

神经组织(nervous tissue)由神经细胞和神经胶质细胞组成。神经细胞又称为神经元(neuron),是神经系统的结构和功能单位,它能接受刺激、整合信息和传导冲动。神经胶质细胞通常无传导神经冲动的功能,它在神经组织中起支持、营养、保护、分隔和绝缘等作用。

（一）神经元

1.神经元的结构 神经元有多种形态,但每一种神经元都是由胞体和突起两部分组成。突起又分为树突和轴突两种。神经元之间通过突触相互连接。

2.神经元的分类 根据神经元的突起数目可将其分为三类:假单极神经元、双极神经元和多极神经元(图 2-15)。

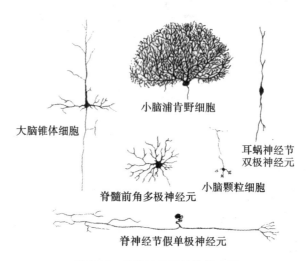

大脑锥体细胞

小脑浦肯野细胞

耳蜗神经节
双极神经元

脊髓前角多极神经元

小脑颗粒细胞

脊神经节假单极神经元

图 2-15 几种神经元结构模式图

3.突触 突触(synapse)为神经元传递信息的重要结构,是神经元与神经元之间,或神经元与非神经细胞之间的一种特化的细胞连接。突触分为电突触和化学突触两大类。电突触就是神经元之间的缝隙连接。化学突触由突触前成分、突触间隙和突触后成分三部分构成。突触前成分、突触后成分彼此相对的胞膜,分别称为突触前膜和突触后膜,两者之间有宽 15～30 nm 的突触间隙(图 2-16)。

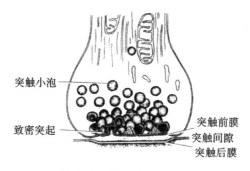

突触小泡

致密突起

突触前膜
突触间隙
突触后膜

图 2-16 突触结构模式图

（二）神经纤维

神经纤维(nerve fiber)由神经元的长突起与外包的神经胶质细胞组成。根据神经纤维外有无髓鞘,可将其分为有髓神经纤维和无髓神经纤维两类。有髓神经纤维的神经冲动传导为跳跃式传导,因此,节间体越长,跳跃的距离就越远,传导速度也就越快;无髓神经纤维的神经冲动传导为连续性传导,其传导速度慢。

（三）神经胶质细胞

神经胶质细胞(glial cell)广泛分布于神经组织中,通常无传导神经冲动的功能,主要起支持、营养、保护和绝缘等作用。

血液与神经元之间主要有毛细血管内皮、基膜和神经胶质细胞突起形成的胶质膜三层结

NOTE

构,组成了血脑屏障,可限制血液中某些大分子物质进入脑内。

(四)神经末梢

神经末梢是周围神经的终末部分,它终止于其他组织或器官内,形成一定结构。根据其生理功能,可分为感觉神经末梢和运动神经末梢两大类。

知识链接 2-4

实验一　显微镜的使用和基本组织的观察

【实验目的】

(1)熟悉显微镜的构造和使用。

(2)观察四大基本组织的形态结构。

【实验时间】

2 学时。

【实验内容】

1.实验原理　光学显微镜一般由载物台、聚光照明系统、物镜、目镜和调焦机构组成。载物台用于承放被观察的物体。利用调焦旋钮可以驱动调焦机构,使载物台进行粗调和微调的升降运动,使被观察物体清晰。它的上层可以在水平面内沿进行精密移动和转动,一般都把被观察的部位调放到视场中心。聚光照明系统由灯源和聚光镜构成,聚光镜的功能是使更多的光能集中到被观察的部位。照明灯的光谱特性必须与显微镜接收器的工作波段相适应。

物镜位于被观察物体附近,是实现第一级放大的镜头。在物镜转换器上装着几个不同放大倍率的物镜,转动转换器就可让不同放大倍率的物镜进入工作光路,物镜的放大倍率通常为 5~100 倍。物镜是显微镜中对成像质量优劣起决定性作用的光学元件,一般变倍比为 6.3∶1。常用的有能对两种颜色的光线校正色差的消色差物镜;质量更高的还有能对三种颜色的光校正色差的复消色差物镜;能保证物镜的整个像面为平面,以提高视场边缘成像质量的平像场物镜。高倍物镜中多采用浸液物镜,即在物镜的下表面和标本片的上表面之间填充折射率为 1.5 左右的液体,它能显著提高显微观察的分辨率。

目镜是位于人眼附近实现第二级放大的镜头,目镜放大倍率通常为 5~20 倍。按照所能看到的视场大小,目镜可分为视场较小的普通目镜和视场较大的大视场目镜(或称广角目镜)两类。载物台和物镜两者必须能沿物镜光轴方向做相对运动以实现调焦,获得清晰的图像。用高倍物镜工作时,容许的调焦范围往往小于微米,所以显微镜必须具备极为精密的微动调焦机构。显微镜放大倍率的极限即有效放大倍率,显微镜的分辨率是指能被显微镜清晰区分的两个物点的最小间距。分辨率和放大倍率是两个不同的但又互有联系的概念。显微镜构造见图 2-17。

2.实验材料　显微镜、单层扁平上皮装片、疏松结缔组织装片、骨骼肌纵横切装片、运动神经元装片、纱布、擦镜纸。

【实验步骤】

(1)实验分组。

(2)实验原理讲解。

(3)实验报告要求。

(4)显微镜操作/观察。

①安装显微镜。

②检查。

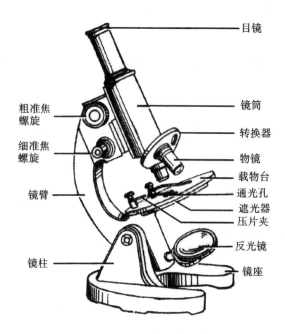

目镜

镜筒

转换器

物镜

载物台

通光孔

遮光器

压片夹

反光镜

镜座

粗准焦
螺旋

细准焦
螺旋

镜臂

镜柱

图 2-17　显微镜构造

③对光。

④调焦。

⑤低倍镜(10 倍)观察。

⑥高倍镜(40 倍)观察。

(5) 图像采集。

(6) 结果观察:上皮为假复层纤毛柱状上皮,由纤毛细胞、杯状细胞、基细胞、刷细胞和弥散神经内分泌细胞构成。

①纤毛细胞:纤毛细胞(ciliated cell)为上皮中数量最多的细胞,胞体呈柱状,游离面有纤毛。纤毛向咽部定向摆动可将黏液及其黏附的尘埃和细菌等异物推向咽部,然后咳出,因而纤毛细胞有清除异物和净化吸入空气的作用。吸入有害气体或患慢性支气管炎时,均能使纤毛减少、变形、膨胀或消失。

②杯状细胞:杯状细胞(goblet cell)散在于纤毛细胞之间,其分泌的黏液覆盖在黏膜表面,与气管腺的分泌物共同构成黏液屏障,可黏附和溶解气体中的尘埃颗粒、细菌和其他有害物质。

③基细胞:基细胞(basal cell)位于上皮的深部,细胞矮小、锥体形,细胞顶部未到达上皮游离面。基细胞是一种未分化的细胞,有增殖分化的能力,可分化形成纤毛细胞和杯状细胞。

④刷细胞:刷细胞(brush cell)为无纤毛柱状细胞,游离面有许多长而直的微绒毛。胞质内粗面内质网发达,无分泌颗粒。此种细胞的功能尚无定论,有人认为是过渡阶段的细胞,可分化为纤毛细胞,也有人发现细胞的基质面与传入神经末梢形成上皮树突突触,故认为刷细胞具有感受刺激的功能。

【实验提示】

(1) 搬动显微镜时,要一手握镜臂,一手扶镜座,两上臂紧靠胸壁。切勿一手斜提,前后摆动,以防镜头或其他零件跌落。

(2) 观察标本时,显微镜离实验台边缘应保持一定距离(5 cm),以免显微镜翻倒落地。镜柱与镜臂间的倾斜角度不得超过 45°,用完立即还原。

（3）使用时要严格按步骤操作,熟悉显微镜各部件性能,掌握粗、细准焦螺旋转动方向与镜筒升降关系。转动粗准焦螺旋向下时,眼睛必须注视物镜头。

（4）观察带有液体的临时标本时要加盖玻片,以免液体污染镜头和显微镜。

【实验思考】

比较四大基本组织的形态特点?

目标检测

简答题

1.简述化学突触的电镜结构。

2.简述神经元的分类（至少列举 3 类）。

扫码看答案

在线答题

第三章　人体基本结构与功能

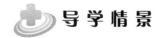

■ **情景描述**

人体犹如精密的器械,由骨通过骨连结形成有机的整体框架,再通过骨骼肌赋予动力,可以完成从走、跑、跳到绣花、手术等从局部到整体,从简单到精细的动作。那么请思考这个有机的整体是由哪些成分构成,它们各自的结构和功能如何? 你知道你此刻的姿势和动作都有哪些关节和肌肉参与吗?

■ **学前导语**

人体基本结构由运动系统作为整体框架。人体的运动系统包括骨、骨连结和骨骼肌。我们的每一个动作,需要相应的骨、骨连结和骨骼肌共同完成。本章我们将给同学们介绍运动系统的构成及作用,骨、骨连结和骨骼肌的位置结构和功能等基本常识。

第一节　人体解剖学的常用术语

在日常工作和生活中,人体各部分与器官结构的位置关系会随时根据需要而发生变化。为了能更准确地描述人体各器官的形态结构和位置,帮助理解器官形态和位置,避免描述或认识上出现偏差,常需用公认统一的标准及描述语言进行叙述,包括轴、面和方位等术语。这些概念和术语是人为规定的,是学习解剖学必须熟知并遵循的基本原则。

（一）解剖学姿势

解剖学姿势,又称标准姿势,描述人体形态结构和位置关系时,均以解剖学姿势为标准。人为规定如下:身体直立;两眼平视正前方;上肢自然下垂,下肢并拢;手掌、足尖朝前(图 3-1)。

（二）轴

按照解剖学姿势,规定了人体的两两互相垂直的三种轴(图 3-1)。轴主要是用来描述关节运动的常用术语。

（1）冠状轴:由左向右,与垂直轴和矢状轴相垂直的轴。

（2）矢状轴:由前向后,与垂直轴和冠状轴相垂直的轴,又称为额状轴。

（3）垂直轴:由上向下,与冠状轴和矢状轴相垂直的轴。

（三）面

在解剖学姿势下,按上述三种轴,规定了人体两两互相垂直的三种面。

（1）矢状面:按照矢状轴方向,将人体分成左、右两部分的纵切面。通常将通过人体正中线的矢状面称为正中矢状面,它将人体分为左、右相等的两部分。

（2）冠状面:冠状面又称为额状面,按照冠状轴方向,将人体分成前、后两部分的纵切面。

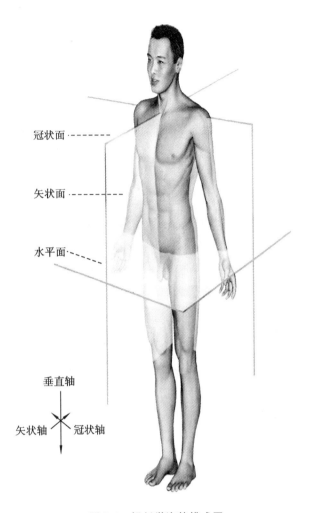

冠状面

矢状面

水平面

垂直轴

矢状轴 ✚ 冠状轴

图 3-1 解剖学姿势模式图

（3）水平面：水平面又称为横切面，为水平地将人体分为上、下两部分的切面。

对于器官来讲，将沿器官长轴所做的切面称为纵切面；将与其长轴垂直的切面称为横切面。

（四）方位术语

按照人体的解剖学姿势，人为规定了一些方位术语。

（1）上和下：描述位置高低的关系。近头者为上，近足者为下。在胚胎学中分为头侧和尾侧。

（2）前和后：近腹者为前，近背者为后。在躯干上，也称为腹侧和背侧。

（3）深和浅：以体表为准，近体表者为浅，远离体表者为深。

（4）内和外：适用于空腔器官。在腔内或近腔为内，在腔外为外。

（5）内侧和外侧：对于躯干来讲，近正中矢状面的为内侧；远离正中矢状面的为外侧。前臂的内侧称为尺侧，前臂的外侧称为桡侧；小腿的内侧称为胫侧，小腿的外侧称为腓侧。

（6）近侧和远侧：对于四肢，近躯干者为近侧；远离躯干者为远侧。

小技巧

人体解剖的学习内容繁杂，大家可以尝试用顺口溜等形式进行记忆。如人体方位术语名称歌：头为上，脚为下；腹在前，背在后；体表浅，体内深；近腔内，离腔外；正中、尺桡分内外，躯干距离分远近。

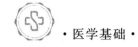

NOTE

大家有什么自己归纳的记忆口诀呢？

▎第二节　骨与骨连结▎

　　运动系统由骨、骨连结和骨骼肌组成，约占成人体重的60％。全身各骨借骨连结连成人体的支架，称骨骼(图3-2)。运动系统具有支持人体、保护体内器官和运动等功能。

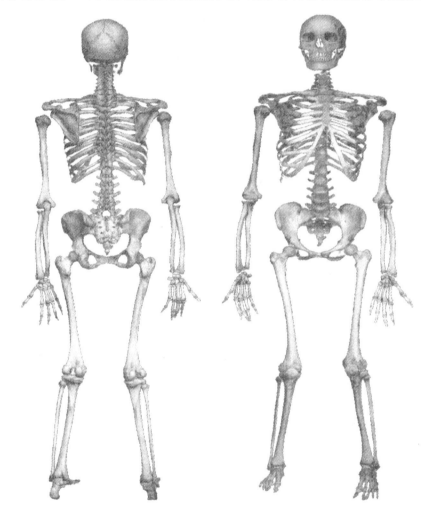

图 3-2　人体骨骼

一、概述

（一）骨

　　骨(bone)主要由骨组织构成，具有一定形态结构与代谢功能，能生长发育，并能进行修复再生和重塑，是一种坚硬而有韧性的器官。

　　1.骨的分类　成人约有206块骨，全身骨按部位分为颅骨、躯干骨和四肢骨，前两者合称为中轴骨。其中，根据骨的外形，又可分为长骨、短骨、扁骨和不规则骨等。

　　2.骨的构造　骨主要由骨质、骨膜和骨髓等构成(图3-3)。骨质可分为骨密质和骨松质两类。骨密质致密结实，耐压性强，分布在骨的表层。骨松质结构疏松，位于骨密质的深面。骨

NOTE

膜主要分布在骨的表面(除关节面外)。骨膜由致密结缔组织构成,分布有丰富的血管、神经和大量的成骨细胞,对骨的营养、生长和修复再生有重要作用。骨髓可分为红骨髓和黄骨髓两种,幼儿骨髓大部分是红骨髓,以满足生长发育需要;成人填充于髓腔的是黄骨髓,为脂肪组织;填充于骨松质间隙内的是红骨髓,为造血组织,成人的红骨髓多位于扁骨内。

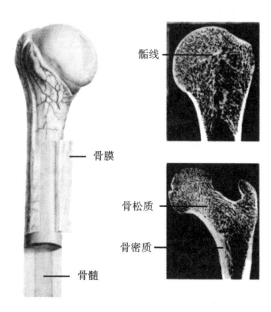

图 3-3　骨的构造

3.骨的化学成分和物理特性 骨由无机质和有机质组成。有机质主要是骨胶原纤维,它可使骨具有韧性和弹性;无机质主要是钙盐,它可使骨坚硬。

骨组织中有机质与无机质的比例会随年龄发生变化,成人约为 3:7,此种比例既可使骨有很大的硬度,又可使其有一定的弹性和韧性,能承受较大的压力而不变形。儿童的骨中有机质的比例较成人高,骨的弹性和韧性较大,易弯曲变形,因此儿童应养成良好的坐、立姿势,以免骨弯曲变形。老年人的骨中无机质的比例增高,骨质出现多孔性,因而较脆,易骨折。

(二)骨连结

骨与骨之间的连结装置称为骨连结,其形式包括了直接连结和间接连结两类。

1.直接连结 骨与骨之间借致密结缔组织、软骨或骨直接相连,其间没有腔隙(图3-4),运动范围很小或完全不能运动。

2.间接连结 又称滑膜关节或关节,是指骨与骨之间通过结缔组织囊相连,在相对的骨面之间有腔隙。滑膜关节的运动范围较大,是骨连结的主要形式。

(1)滑膜关节的结构:每个关节都具有关节面、关节囊和关节腔等基本结构(图3-5)。

滑膜关节除上述结构外,有的还具有韧带、关节盘或关节半月板等辅助结构。

(2)滑膜关节的运动:主要有屈和伸、收和展、旋转和环转等多种形式。

二、颅骨及其连结

颅骨共 23 块,由骨连结连成整体颅。颅(skull)位于脊柱的上方,可分为位于前下部的面颅和后上部的脑颅。

(一)脑颅骨

脑颅骨共 8 块,包括额骨、筛骨、蝶骨、枕骨各 1 块,顶骨、颞骨各 1 对(图 3-6)。脑颅骨围成颅腔,腔内容纳脑。颅腔的顶称颅盖。颅腔的底称颅底。

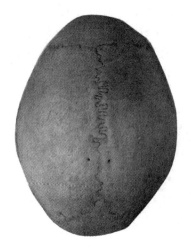

图 3-4　骨的直接连结

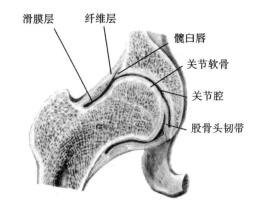

滑膜层　纤维层
髋臼唇
关节软骨
关节腔
股骨头韧带

图 3-5　滑膜关节的结构

（二）面颅骨

面颅骨 15 块,包括犁骨、下颌骨、舌骨各 1 块,上颌骨、鼻骨、泪骨、颧骨、腭骨、下鼻甲各 1 对(图 3-7)。

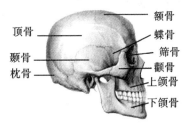

顶骨　　　　　额骨
　　　　　　　蝶骨
颞骨　　　　　筛骨
枕骨　　　　　颧骨
　　　　　　　上颌骨
　　　　　　　下颌骨

图 3-6　脑颅骨

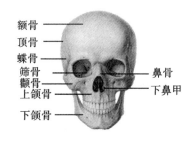

额骨
顶骨
蝶骨
筛骨　　　　　鼻骨
颧骨
上颌骨　　　　下鼻甲
下颌骨

图 3-7　面颅骨

（三）颅的整体观

（1）颅的顶面有呈"工"字形的 3 条缝,前方位于额骨与两顶骨之间的称冠状缝;正中位于左、右顶骨之间的称矢状缝;后方位于两顶骨与枕骨之间的称人字缝。

（2）颅的侧面、中部有外耳门,通外耳道。外耳门后方有乳突,前方的横行骨梁称颧弓。颧弓上方大而浅的窝称颞窝,窝内额骨、顶骨、颞骨、蝶四骨的会合处呈"H"形,骨质薄弱,称翼点,其后有脑膜中动脉前支通过。

（3）颅底内面,高低不平,呈阶梯状,可分为颅前窝、颅中窝、颅后窝。颅前窝最浅,颅后窝最深。

（四）颅骨的连结

颅骨之间大多以骨缝或软骨直接相连,只有下颌骨与颞骨之间以颞下颌关节相连。

颞下颌关节由下颌骨的下颌头与颞骨的下颌窝和关节结节构成。两侧颞下颌关节必须同时运动,可使下颌骨上提、下降、前移、后退和向侧方移动。

（五）新生儿颅骨的特征

新生儿由于发育尚未完善,颅骨有以下三个特点。

（1）面颅小而脑颅大。

（2）鼻旁窦尚未发育形成。

（3）各颅骨间尚未愈合完成,形成囟结构(图 3-8)。

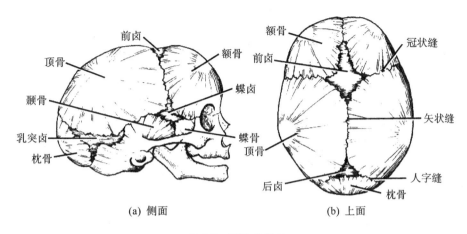

(a) 侧面   (b) 上面

图 3-8　新生儿颅骨

三、躯干骨及其连结

躯干骨共 51 块，包括 24 块椎骨、1 块骶骨、1 块尾骨、1 块胸骨和 12 对肋，分别参与构成脊柱和胸廓。骶骨和尾骨还参与构成骨盆。

（一）脊柱

脊柱（vertebral column）位于躯干后壁的正中，由椎骨、骶骨和尾骨连结而成，具有支撑、运动和保护内部器官等功能。

1. 椎骨（vertebra）　共 24 块，即颈椎 7 块、胸椎 12 块和腰椎 5 块。

1）椎骨的一般形态　椎骨可分前面的椎体和后面的椎弓（图 3-9）。椎体呈短圆柱状；椎弓呈半环状。椎弓与椎体之间围成椎孔。全部椎骨的椎孔上下连成椎管，管内有脊髓通过。椎弓的前部较窄厚，与椎体相连，称椎弓根。上、下相邻的椎弓根所围成的孔，称椎间孔，孔内有血管和脊神经通过。椎弓的后部较宽薄，称椎弓板。椎弓发出 7 个突起：向后方伸出一个棘突，向两侧伸出一对横突，向上方和下方各伸出一对上关节突和下关节突。

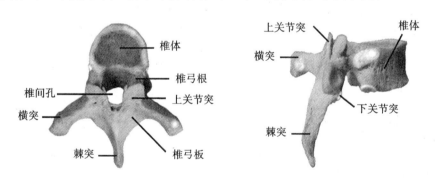

图 3-9　椎骨

2）各部椎骨的主要特征

（1）颈椎（cervical vertebra）：椎体较小，横突根部有横突孔，棘突末端分叉（图 3-10）。第七颈椎棘突特别长，往往凸起于体表，称"隆椎"，是体表计数椎骨的重要标志。

（2）胸椎（thoracic vertebra）：椎体侧面和横突末端前面均有关节面，与肋骨相连结，称肋凹。棘突较长，伸向后下方，呈叠瓦状排列（图 3-11）。

（3）腰椎（lumbar vertebra）：椎体特别大，棘突短而宽，水平向后伸（图 3-12）。

（4）骶骨（sacrum）：由 5 块骶椎融合而成，呈三角形，底朝上，尖朝下。骶骨的盆面（前面）

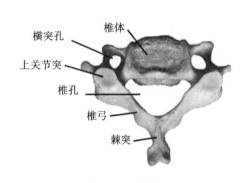

图 3-10　颈椎

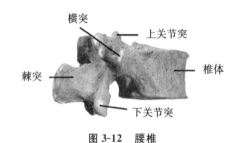

图 3-11　胸椎

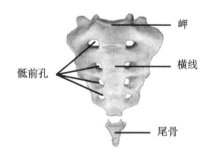

图 3-12　腰椎

光滑而微凹,上缘中分向前突出,称为岬;此面上有 4 对骶前孔(图 3-13)。

骶骨的背侧面粗糙隆起的外侧有 4 对骶后孔。骶骨内的纵行管道称骶管,它构成椎管的下部,与骶前、后孔相通。骶管下端的裂孔称骶管裂孔。

(5)尾骨(coccyx):由 4 块退化的尾椎融合而成,上接骶骨,下端游离为尾骨尖。

> **记忆口诀**
> 椎骨数量有几多? 颈七腰五胸十二。颈椎孔大椎体小,横突有孔棘分岔;
> 胸椎对肋有肋凹,棘突细长斜向下;腰椎棘突宽短扁,水平后伸椎体大。

2. 椎骨的连结　椎骨之间借椎间盘、韧带和滑膜关节相连。

(1)椎间盘:位于相邻两个椎体的纤维软骨盘,其周围部称纤维环;中央部是柔软而富有弹性的胶状物质,称髓核(图 3-14)。椎间盘坚韧而有弹性,它既能牢固地连结椎体,又能让椎体之间有小范围的活动。

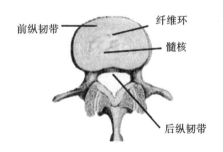

图 3-13　骶骨

图 3-14　椎间盘

(2)韧带:连结椎骨的韧带有长、短两类。长韧带共有 3 条,连结脊柱全长,即前纵韧带、后纵韧带和棘上韧带。短韧带连结相邻的两个椎骨,主要是黄韧带和棘间韧带。

(3)滑膜关节:椎骨间的关节有关节突关节、寰枢关节、寰枕关节。

3. 脊柱的整体观　从侧面观察脊柱可见有 4 个生理性弯曲(图 3-15),即颈曲、胸曲、腰曲和骶曲。这些弯曲增强了脊柱的弹性,可减轻在活动(如行走或跳跃)时对脑和其他器官产生的冲击与震荡。

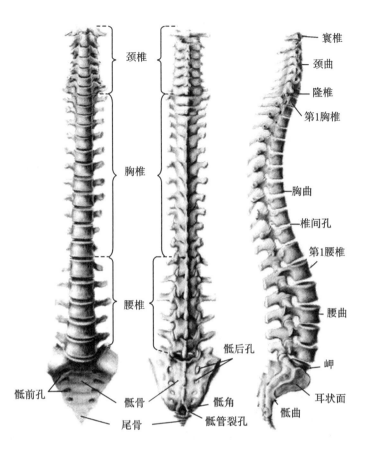

图 3-15 脊柱的整体观

4.脊柱的运动　相邻两个椎骨之间的运动范围很小,但整个脊柱总的运动幅度相对较大。脊柱可做前屈、后伸、侧屈、旋转和环转运动。颈部和腰部运动幅度大,损伤也更多见。

（二）胸廓

胸廓(thoracic cage)由 12 块胸椎、12 对肋和 1 块胸骨连结而成,具有支持和保护胸、腹腔内的脏器,参与呼吸运动等功能。

1.胸骨(sternum)　位于胸前壁正中,自上而下依次分为胸骨柄、胸骨体和剑突(图3-16)。胸骨柄与胸骨体连接处微微向前凸起,称胸骨角,胸骨角两边平对第 2 肋,是体表计数肋骨的标志。

2.肋(rib)　呈弓形,分前、后两部,后部是肋骨,前部是肋软骨。肋骨(costal bone)扁而细长,可分为一体和前、后两端(图 3-17)。肋体内面近下缘处有一浅沟,称肋沟,沟内有肋间神经和血管经过。

肋前端的连结形式:第 1 肋直接与胸骨柄相连;第 2～7 肋软骨分别与胸骨的外侧缘形成能微微活动的胸肋关节,第 1～7 肋又称真肋;第 8～10 肋软骨的前端依次连于上位肋软骨的下缘,因而形成一条连续的软骨缘,称肋弓,第 8～10 肋又称假肋;第 11、12 肋的前端游离于腹肌内,又称浮肋。

3.胸廓　成人胸廓呈上窄下宽、前后略扁

知识链接 3-1

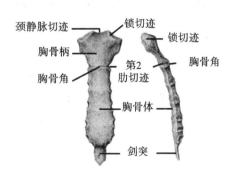

图 3-16 胸骨

的圆锥体形(图3-18)。胸廓主要参与呼吸运动。在呼吸肌的作用下,吸气时肋的前部上提,肋体向外扩展,使胸廓向两侧和前方扩大,增大胸腔的容积;呼气时胸廓恢复原状,胸腔的容积随之缩小。

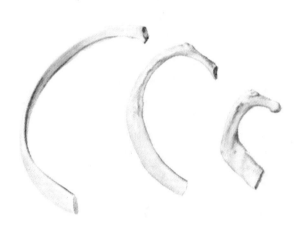

图3-17 肋骨

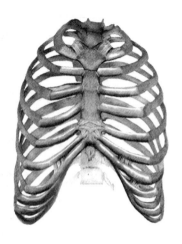

图3-18 胸廓

四、四肢骨及其连结

(一)上肢骨及其连结

1.上肢骨 每侧各32块。

(1)肩胛骨:肩胛骨前面下方微凹,称肩胛下窝;后面有一斜向外上方的骨嵴,称肩胛冈。肩胛冈的上、下各有一窝,分别称冈上窝和冈下窝。其外侧角称关节盂(图3-19)。

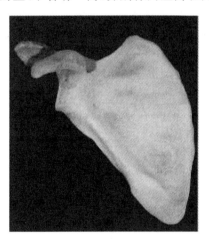

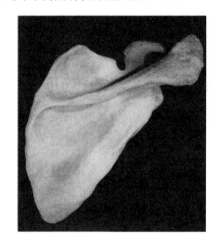

图3-19 肩胛骨

(2)锁骨:锁骨体内侧2/3凸向前,外侧1/3凸向后(图3-20)。

(3)肱骨(humerus):上端膨大,其内上部呈半球状,称肱骨头。肱骨头下方细长部分称肱骨体,肱骨头与肱骨体之间缩细的部分称肱骨颈,因易骨折,又称"外科颈"。肱骨下端较宽扁,外侧部有呈半球形的肱骨小头,内侧部有滑车状的肱骨滑车(图3-21)。

(4)桡骨(radius):位于前臂外侧部。上端有略膨大的桡骨头。外侧向下突起,称为茎突(图3-22)。

(5)尺骨(ulna):位于前臂内侧部。上端膨大,前面有一半月形切迹,称滑车切迹,与肱骨滑车相关节。滑车切迹后上方的突起,称鹰嘴;尺骨头的后内侧向下突起,称茎突。

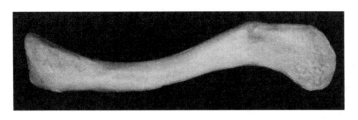

图 3-20 锁骨

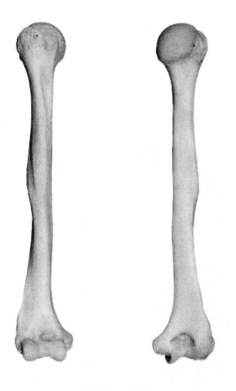

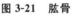

图 3-21 肱骨

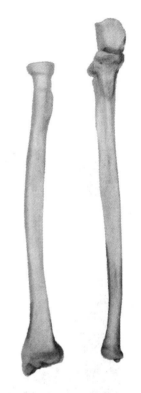

图 3-22 桡骨

（6）手骨：手骨包括腕骨、掌骨和指骨。腕骨共 8 块，即手舟骨、月骨、三角骨、豌豆骨、大多角骨、小多角骨、头状骨和钩骨。掌骨共 5 块，即第 1～5 掌骨。指骨共 14 块，除拇指为 2 块，其余各指均 3 块。

2.上肢骨的连结 主要有肩关节、肘关节、桡腕关节、掌指关节、指关节以及胸锁关节等。

（1）肩关节（shoulder joint）：由肱骨头与肩胛骨关节盂构成，是人体运动幅度最大，最灵活的关节（图 3-23）。肩关节头大盂小，关节囊前下薄弱，因此易向前下方脱位。

（2）肘关节（elbow joint）：由肱骨下端与桡骨、尺骨的上端连结而成（图 3-24）。

（二）下肢骨及其连结

1.下肢骨 每侧各 31 块。

（1）髋骨（hip bone）：位于盆部，由髂骨、耻骨和坐骨 3 块骨融合而成。其外侧面有一深窝，称髋臼，髋臼前下方的卵圆形大孔，称闭孔（图 3-25）。

髂骨构成髋骨的上部，前方隆起有髂前上棘和髂前下棘，上缘肥厚，称髂嵴。髂骨翼的内面微凹，称髂窝；髂窝下界的圆钝骨线，称弓状线。

坐骨构成髋骨的后下部，分为坐骨体和坐骨支，两者移行处的后下部有粗糙的坐骨结节。坐骨结节后上方的三角形突起称坐骨棘，坐骨棘的上、下方各有一切迹，分别称坐骨大切迹和

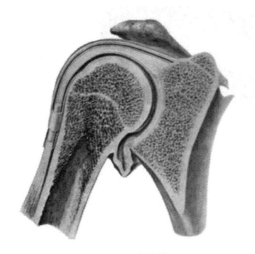
图 3-23 肩关节

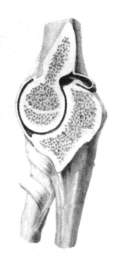
图 3-24 肘关节

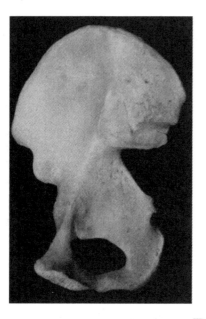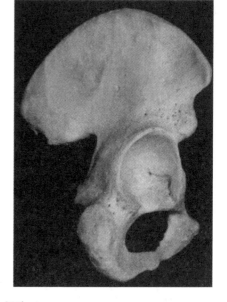
图 3-25 闭孔

坐骨小切迹。

　　耻骨构成髋骨的前下部,分为耻骨体、耻骨上支和耻骨下支。耻骨上、下支连接处的内侧面粗糙,称耻骨联合面。耻骨上支上面有一条锐嵴,称耻骨梳。

　　(2) 股骨(femur):位于股部,是人体最长最粗的长骨,上端有朝向内上方的球形股骨头,与髋臼相关节。股骨头外下方缩细的部分称股骨颈。股骨下端膨大并向后突出,形成内侧髁和外侧髁,两髁之间的深窝称髁间窝(图 3-26)。

　　(3) 髌骨(patella):位于股骨下端的前方,包于股四头肌肌腱内(图 3-27)。

　　(4) 胫骨(tibia):粗壮,位于小腿内侧部(图 3-28)。其上端膨大,向两侧突出,形成内侧髁和外侧髁,两髁上面均有微凹的关节面,分别与股骨的内、外侧髁相关节。胫骨下端略膨大,其内侧部向下突起,形成内踝。

　　(5) 腓骨(fibula):细长,位于小腿外侧部。其上端略膨大,称腓骨头;下端膨大部称外踝。

　　(6) 足骨:包括跗骨、距骨和趾骨。

　　2.下肢骨的连结　主要有髋关节、膝关节以及骨盆、足弓等。

NOTE

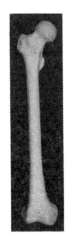 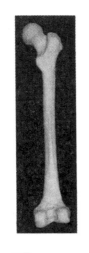

图 3-26 股骨

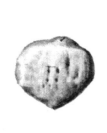 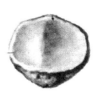

图 3-27 髌骨

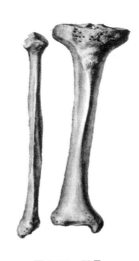

图 3-28 胫骨

（1）髋关节（hip joint）：由髋臼和股骨头构成（图 3-29）。

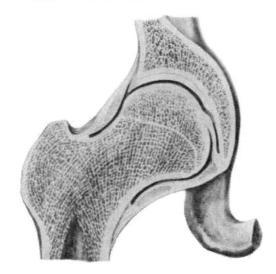

图 3-29 髋关节

（2）膝关节（knee joint）：由股骨内、外侧髁和胫骨内、外侧髁以及髌骨组成，是人体最大最复杂的关节。

（3）骨盆（pelvis）：由骶骨、尾骨和左、右髋骨以及其间的骨连结构成（图 3-30），具有保护

知识链接 3-2

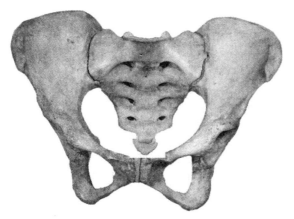

图 3-30 骨盆

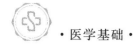

骨盆腔内的脏器和传递重力等功能。

男性骨盆窄而长,呈漏斗状,骨盆壁肥厚而粗糙;女性骨盆短而宽,上口近圆,下口较大,与分娩有关。

第三节 肌 学

一、概述

肌(muscle)是运动系统的动力来源,大多附着于骨骼上,因此称骨骼肌,受躯体神经支配,可通过人的意志控制,属随意肌,共有 600 余块,占体重的 40% 左右。每块肌都是一个器官,具有一定的形态结构和功能,并有丰富的血管、淋巴管分布,接受一定的神经支配。若肌的血液供应障碍或支配肌的神经遭受损伤,可分别引起肌的坏死或瘫痪。

(一)肌的形态和构造

肌的形态多样,按外形大致可分长肌、短肌、扁肌和轮匝肌 4 种(图 3-31)。

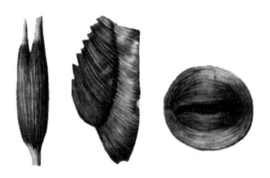

图 3-31 肌

肌由肌腹和肌腱构成。肌腹主要由骨骼肌纤维构成,色红而柔软,有收缩和舒张的功能,又称红肌;肌腱由致密结缔组织构成,色白而坚韧,但无收缩能力,主要起附着作用,又称白肌。长肌的腱多呈索状,扁肌的腱呈薄膜状,故称腱膜。

(二)肌的配布

肌通常以两端附于两块或两块以上的骨面,中间跨过一个或多个关节。肌的分布和关节运动轴关系密切。

(三)肌的辅助结构

肌的辅助结构有协助骨骼肌运动的作用,位于肌的周围,包括筋膜、滑膜囊和腱鞘。

二、头肌

头肌分为面肌和咀嚼肌两部分。

(一)面肌

面肌位置浅表,大多起自颅骨,止于面部皮肤,收缩时牵拉面部皮肤,产生喜怒哀乐等各种表情,故又称表情肌,如眼轮匝肌、口轮匝肌、枕额肌等(图 3-32)。

(二)咀嚼肌

咀嚼肌位于颞下颌关节的周围,参与咀嚼运动,包括颞肌、咬肌等,收缩可上提下颌骨。

NOTE

三、颈肌

颈肌可分浅群和深群。浅群主要有颈阔肌、胸锁乳突肌、舌骨上肌群和舌骨下肌群（图 3-33）。

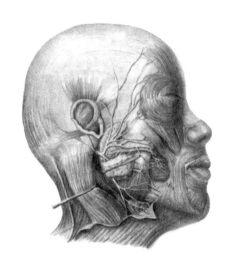

图 3-32 面肌

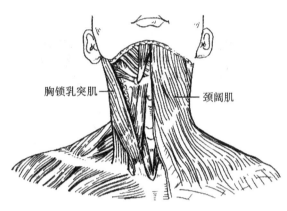

胸锁乳突肌 —— 颈阔肌

图 3-33 颈肌

深群位于脊柱颈段的两侧和前方，起自颈椎横突，止于第 1～2 肋，两侧肌同时收缩可上提第 1、2 肋，协助深吸气。

四、躯干肌

躯干肌分为背肌、胸肌、膈、腹肌和会阴肌。

（一）背肌

背肌位于躯干的背侧，分浅、深两群。

1.背浅肌 主要有斜方肌和背阔肌等（图 3-34）。

背阔肌（latissimus dorsi）为全身最大的阔肌，位于背下部浅层，收缩时使臂内收、旋内和后伸（背手姿势）；当上肢上举固定时，可引体向上。

2.背深肌 位于脊柱两侧，背浅肌深面，最重要的是竖脊肌。

竖脊肌（erector spinae）纵列于脊柱两侧，对维持人体直立姿势起重要作用，一侧收缩使脊柱侧屈；两侧同时收缩使脊柱后伸并仰头。

（二）胸肌

胸肌包括胸大肌、胸小肌、前锯肌、肋间外肌、肋间内肌等。

1.胸大肌（pectoralis major） 位于胸廓前上壁的浅层（图 3-35），收缩时，可使肩关节内收、旋内和前屈。若上肢固定，则可上提躯干，也可提肋助吸气。

2.肋间外肌和肋间内肌 位于各肋间隙内，肋间外肌收缩时提肋助吸气；肋间内肌收缩时降肋助呼气。

（三）膈

膈（diaphragm）为向上呈穹隆状的扁肌，位于胸、腹腔之间（图 3-36）。

膈的肌束起自胸廓下口的周缘和腰椎前面，然后向中央集中移行为腱膜，其腱膜称中心腱。膈有 3 个裂孔：在第 12 胸椎前方，名为主动脉裂孔，内有主动脉和胸导管通过；在主动脉

NOTE

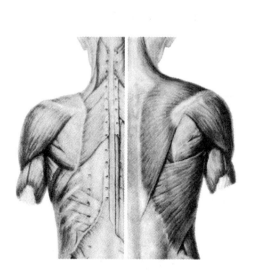

图 3-34　背浅肌

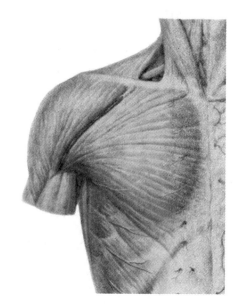

图 3-35　胸大肌

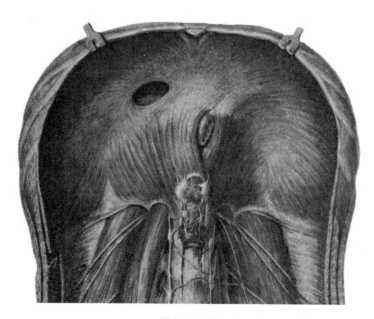

图 3-36　膈

裂孔的左前上方,约与第 10 胸椎水平,名为食管裂孔,内有食管和迷走神经通过;在主动脉裂孔的右前上方,约与第 8 胸椎水平,名为腔静脉孔,内有下腔静脉通过。

膈是重要的呼吸肌,收缩时,膈穹隆下降,胸腔容积扩大,助吸气;舒张时,膈穹隆上升,胸腔容积变小,助呼气。

(四)腹肌

腹肌位于胸廓下部与骨盆之间,是腹壁的主要组成部分,包括腹外斜肌、腹内斜肌、腹横肌和腹直肌等(图 3-37)。

腹前外侧肌群具有保护腹腔脏器的作用,腹肌与膈共同收缩时,可增加腹内压,有助于排便、排尿、呕吐和分娩,并能降肋助呼气;腹直肌还可使脊柱前屈、侧屈和旋转。

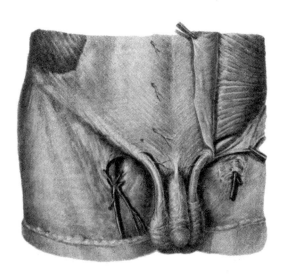

图 3-37　腹肌

五、上肢肌

上肢肌按部位分为肩肌、臂肌、前臂肌和手肌。

（一）肩肌

肩肌配布于肩关节的周围，主要有三角肌、冈上肌、冈下肌等（图 3-38）。肩肌能运动肩关节，并可增加肩关节的稳固性。

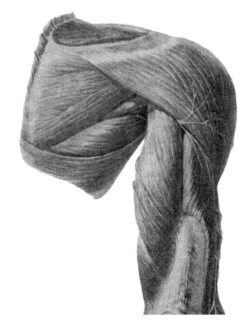

图 3-38　肩肌

（二）臂肌

臂肌配布于肱骨周围，分前、后两群，前群是屈肌，后群是伸肌。

（三）前臂肌

前臂肌位于尺、桡骨的周围，大多数是长肌，远侧端形成肌腱，分前（屈肌）、后（伸肌）两群。

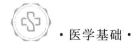

（四）手肌

手肌位于手掌侧，由运动手指的小肌组成，分为外侧、内侧和中间三群。

六、下肢肌

下肢肌按部位分为髋肌、股肌、小腿肌和足肌。

------- **总结** -------

运动系统的组成部分包括骨、骨连结和骨骼肌，通过学习本章内容，应了解骨的形态、构造和物理特性，骨连结的构造和功能，骨骼肌的结构和功能等基本常识，了解全身骨、重要骨连结、骨骼肌的名称和部位，并熟悉在临床上的实际应用。

实验二　人体基本结构认知

【实验目的】

（1）认识躯干骨、颅骨、四肢骨、重要骨连结、骨骼肌的名称、位置和运动。

（2）能初步学会在标本和模型上辨认出全身骨骼、重要骨连结、骨骼肌的形态与位置。

【实验时间】

2 学时。

【实验内容】

认识躯干骨、颅骨和四肢骨、重要骨连结、骨骼肌的名称、位置和运动。

1. 实验原理　通过老师介绍和自己的观察，认识躯干骨、颅骨和四肢骨、重要骨连结、骨骼肌的名称、位置和运动。

2. 实验材料　人体解剖实验室的各模型、标本和挂图。

3. 实验对象　人。

【实验步骤】

（1）介绍常用解剖学术语。

（2）介绍躯干骨、颅骨和四肢骨的位置、结构、特征及体表标志。

（3）介绍重要骨连结如颞下颌关节、肩关节、肘关节、髋关节、膝关节等的位置、结构和特征。

（4）介绍重要骨骼肌的位置、结构、特征。

（5）结果观察

①对照挂图，观察认识躯干骨、颅骨、四肢骨、重要骨连结、骨骼肌的名称、位置和体表标志。

②进一步观察模型上骨连结的特点、活动，与教学内容进行对比，加深认识。

③对照挂图，观察认识重要骨骼肌位置、结构、特征。模拟骨骼肌运动完成动作，加深认识。

【实验提示】

（1）穿好工作服，课前做好预习，本次实验课观察内容较多，需熟悉相应标本、模型的图片。

（2）尊重大体老师，不允许在解剖室嬉笑、打闹、拍照、录制视频等，对待标本和模型应轻拿轻放，不允许在标本及模型上乱写乱画。

（3）解剖标本经防腐处理,防腐剂有一定毒性作用,此外,标本并未进行消毒灭菌,所以离开实验室之前需洗手,工作服对内折叠收好。

【实验思考】

我们日常的动作和姿势有哪些骨、骨连结和骨骼肌参与?

 目 标 检 测

简答题

1.运动系统由哪些构成? 每个部分分别有什么作用?

2.人体骨按部位如何分? 每个部分有哪些骨?

3.骨的结构是怎样的?

4.关节基本结构是哪些? 肩关节和髋关节各有哪些特点?

5.运动系统中我们学习了哪些体表标志,请一一叙述它们的位置和构成。

在线答题

扫码看答案

第四章　疾　病　概　论

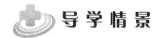

■ 情景描述

每年有近1000万5岁以下儿童死亡——每小时超过1000名,在出生后的第一个月,婴儿死亡的风险最高。早产、出生窒息和感染是新生儿死亡的主要原因。从1个月至5岁,儿童死亡的主要原因是肺炎、腹泻、疟疾、麻疹和艾滋病。据估计,营养不良造成的死亡占所有儿童死亡的三分之一以上。

■ 学前导语

为什么新生儿死亡率较高,可以通过哪些方式最大限度地降低新生儿的健康风险?

第一节　健康、疾病与亚健康的概念

一、健康

人类对健康的认识经历了一个漫长过程,通常认为"不生病""无病痛"就是健康,这种认识是很不全面的。随着"生物医学模式"向"生物-心理-社会医学模式"的转变,健康的标准也随之改变。因此,不生病不代表健康。

知识链接 4-1

目前世界卫生组织(world Health Organization,WHO)提出健康的定义:健康不仅是没有疾病和病痛,而且是躯体上、精神上和社会上处于完好状态。其含义是健康不仅是身体强健,而且还要有健全的心理、精神状态和良好的社会适应能力,三者保持和谐与统一。一个健康的人能在所处的环境中进行有效的学习、生活和工作等活动,并能够与环境保持协调。健康的标准是相对的,在不同的地区、群体及个人,不同的年龄阶段中,健康的程度和水平都各不相同。健康是每个公民的权利、义务和责任。心理健康与身体健康是可以相互影响的。

二、疾病

疾病(disease)是指在一定条件下受病因损害作用后,机体因自稳态(homeostasis)调节紊乱而发生代谢、形态结构及功能改变和(或)心理、社会适应异常的生命活动过程。疾病是健康的对立面。在疾病过程中,患者机体对致病因素所引起的损伤产生抗损伤反应,体内出现各种复杂的代谢、形态结构和功能的异常变化,临床上表现出各种症状、体征、心理障碍和社会行为的异常,对环境的适应能力下降和劳动能力减弱甚至丧失。

健康与疾病没有一个截然的界限,是一个动态的连续发展过程。从最健全的体格到逐渐受到损害,病情逐渐加重。

症状(symptom)是疾病过程中,患者主观感觉到的异常现象,如恶心、头痛、心悸、烦躁、焦虑等。体征(sign)是指通过对患者进行体格检查所获得的客观征象,如心脏杂音、血压升高、脾大、CT检查发现的占位性病变等。

病理过程(pathological process)是指存在于不同疾病过程中有规律性的代谢、形态结构和功能的异常变化,如炎症、发热、缺氧、休克等,不同的疾病可以出现相同的病理过程,同一种疾病也可以出现多种不同的病理过程。病理状态是指发展非常缓慢的病理过程或病理过程的后果,如风湿病的心瓣膜改变,烧伤后的瘢痕形成等。

知识链接 4-2

三、亚健康

亚健康(sub-health)是指机体介于健康和疾病之间的一种状态(诱发病状态)。世界卫生组织将机体无器质性病变,但是有一些功能改变的状态称为"第三状态",我国称为"亚健康状态"。此时机体处于非病、非健康的状态,它是一种特殊短暂的阶段,既可以恢复到健康状态,也可发展为疾病,其转化的方向取决于机体与环境的相互作用。引起亚健康状态的真正原因很多,随着社会进步、人们生活节奏加快、竞争加剧、压力增大等危害健康的因素增多,很多人处于亚健康状态。亚健康状态表现为功能性改变、体征改变、生命质量较差、长期处于低健康水平、慢性病。因此,应提高对亚健康状态的认识,加强个人健康教育,消除健康危险因素,以预防疾病的发生,维护和促进人类的健康。

亚健康状态是以个人的主观感受为主,临床常见主要症状包括失眠或嗜睡、健忘(短时记忆力下降)、食欲不振、性欲低下、情绪不稳(烦躁、焦虑、抑郁等)、免疫功能低下(易患感冒等)等,而其体征缺乏。目前尚无统一的亚健康诊断标准。

第二节 病 因 概 述

一、疾病发生的原因

疾病发生的原因又可称为致病因素,简称病因。它是指作用于机体能引起疾病不可缺少的决定疾病特异性的因素。病因在一定条件下发挥致病作用。机体发生疾病不单纯是病因直接作用的结果,与机体的反应性和诱发疾病的条件也有密切关系。了解疾病发生的原因对于疾病的预防、诊断、治疗具有十分重要的意义。疾病发生的原因很多,常见的致病原因如下。

(一)缺氧

缺氧(hypoxia)是指细胞不能获得足够的氧或氧的利用障碍,是疾病发生重要的原因。引起缺氧的原因:①气道外呼吸障碍或空气中氧分压过低,属于低张性缺氧;②血红蛋白的质或量的异常,属于血液性缺氧;③局部性缺血或心、肺功能衰竭,属于循环性缺氧;④线粒体生物氧化特别是氧化磷酸化等内呼吸功能障碍,属于组织性缺氧。

(二)生物性因素

生物性因素包括各种病原微生物,如细菌、病毒、真菌、支原体、衣原体、立克次体、螺旋体和寄生虫等。生物性因素是最常见的致病因素。临床上将病原微生物所致的疾病称为感染性疾病。其致病作用主要取决于病原微生物侵入宿主的数量、毒力、侵袭力(invasiveness)和机体的免疫状态等因素。病原微生物有一定的入侵门户和定位,例如,乙肝病毒从血液入侵,在肝细胞内寄生和繁殖;病原微生物与机体相互作用才能引起疾病。而病原微生物致病力强弱与侵入宿主的数量、侵袭力、毒力以及它们逃避或抵抗宿主攻击能力有关;有些病原微生物自身也可发生变异,产生抗药性,改变其遗传性。

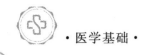

NOTE

（三）物理性因素

物理性因素包括机械力（可引起创伤、骨折等）、温度变化（引起烧伤、中暑、冻伤等）、电流（引起电击伤）、电离辐射（引起放射病）、噪声（可引起耳聋）、大气压（可引起高原病、减压病）等。环境中各种物理性因素在超过机体生理耐受时，便成为致病因素。其致病作用及所致疾病的严重程度主要取决于物理性因素作用强度、部位、持续时间，而很少与机体的反应性有直接关系。

（四）化学性因素

化学性因素包括无机化学物质和有机化学物质，如药物，达到一定剂量或浓度时均具有毒性，可使机体中毒甚至死亡。如呼吸功能障碍性毒物（氰化物、CO 等）、腐蚀性毒物（强酸、强碱等）、金属性毒物（汞、铅等）、农药（有机磷农药等）、有毒植物（毒蕈等）、生物性毒物（蛇毒、蜂毒等）及某些抗生素等。其致病作用主要取决于毒物的性质、剂量、作用部位及机体的功能状态。其特点如下：①大多数化学性因素对机体组织、器官有一定的选择性损伤作用，如 CO 与机体血红蛋白结合引起缺氧；②致病作用与毒物本身的性质、剂量、作用部位和整体功能状态有关；③在整个发病过程中都起一定作用，一旦进入人体后可被中和、稀释或解毒等，其致病性也常发生改变；④潜伏期短，也可慢性中毒。

（五）营养失衡

机体维持正常生命活动需要很多种营养物质。基本营养物质有氧和水，主要营养物质有糖类、脂质、蛋白质、维生素和微量元素等。营养不良和营养过剩都可引起疾病，严重时可引起死亡。如蛋白质缺乏可引起营养不良；维生素 D 缺乏可引起佝偻病；缺碘可引起单纯性甲状腺肿等。长期大量摄入高热量食物可引起肥胖症，维生素 A 或维生素 D 过量摄入可引起中毒。

（六）免疫反应

当机体已被某种抗原致敏，再次接触相同抗原时，二次免疫应答增强或长期受染。因免疫应答过强而导致组织损伤（免疫病理变化），即称为变态反应（allergy）。机体免疫力缺陷、低下，免疫反应过强或自身免疫反应都可促使疾病的发生。免疫功能异常所引发的疾病，称免疫性疾病。

1.变态反应性疾病　机体对某些抗原刺激产生异常强烈的免疫反应，导致组织细胞的结构改变和功能障碍而发生的疾病，称为变态反应性疾病。如机体对某些药物（青霉素、磺胺类等）、异种血清蛋白（破伤风抗毒素等）、花粉或某些食物（鱼、虾、牛奶等）引起的过敏性休克、荨麻疹、支气管哮喘等变态反应性疾病。

2.自身免疫病　有些个体能对自身抗原发生免疫反应并引起自身组织的损害，称为自身免疫病，如系统性红斑狼疮、类风湿性关节炎、溃疡性结肠炎等。

3.免疫缺陷病　免疫系统发育不全或遭受损害所致的免疫功能缺陷所引起的疾病，称为免疫缺陷病。免疫缺陷病可以是先天性的，也可以是获得性的（如艾滋病）。机体免疫功能低下或缺陷时，常易发生致病菌的感染和恶性肿瘤。

（七）遗传因素

遗传因素可导致染色体异常和基因突变而引起疾病。亲代细胞中遗传物质的基因突变或染色体畸变遗传给子代，可直接引起遗传性疾病。基因突变引起分子病，如血友病；染色体畸变引起染色体病（如第 21 对染色体畸变可引起唐氏综合征（先天愚型））。除了遗传物质改变，在一定的环境因素作用下，机体也可能发生相应的疾病，如某些家族成员易患原发性高血压、糖尿病、精神分裂症等。

（八）先天因素

先天因素是指那些能够损害胎儿胚胎发育的有害因素。由先天因素引起的疾病，称为先天性疾病。如母体孕早期感染风疹病毒时，可损害胎儿引起先天性心脏病。荨麻疹病毒也可能是引起某些先天性心脏病的因素。先天性疾病可以遗传，如先天愚型，但有的先天性疾病不遗传，如先天性心脏病。

（九）社会心理因素

随着社会的发展，亚健康及由精神心理因素引起的疾病越来越受到重视。人们的社会行为乃至使器官功能状态产生变化的精神心理方面的因素，对机体的功能代谢活动起重要作用，并与某些疾病的发生、发展和转归有密切关系。积极、乐观、坚强的心理状态有助于保持和增进健康，促进疾病的康复。而消极、悲观、脆弱的心理状态（如长期忧郁、焦虑、悲伤、恐惧、紧张等不良情绪或强烈的精神创伤）可引起人体多种功能的失调。社会因素包括社会环境、生活条件、人际关系和教育水平等，它们对人类健康和疾病的发生、发展有着不可忽视的影响。恶劣的生存环境、条件，紧张不和谐的人际关系均可引起疾病或促使疾病的发生及发展。

▶▶▶ 课堂活动

请同学们回想你最近一次染上疾病是什么原因？

二、疾病发生的条件

疾病发生的条件是指在病因作用于机体的前提下，决定疾病发生及发展的因素。疾病发生的条件包括体内因素（年龄、性别等）和体外因素。

病因往往在一定条件下才能发挥致病作用。如结核分枝杆菌是引起结核病的原因，机体被结核分枝杆菌侵入后是否发病，还与多种条件有关，如营养不良、过度疲劳、抵抗力下降等常可作为条件而促进结核病的发生和发展。如果仅有结核分枝杆菌侵入人体而不具备致病的条件，机体也可能不发生结核病。有些疾病的发生则不需要条件的存在，如烧伤、创伤、中毒等。诱因（precipitating factor）是指疾病发生的条件中，能加强病因作用或促使疾病发生、发展的因素。如大量高蛋白饮食、消化道出血等可以引发肝硬化患者出现肝性脑病；妊娠、发热、情绪激动可以诱发心力衰竭。

因此，疾病发生、发展过程中的病因与条件是相对的，同一个因素可以是某种疾病的病因，也可以是另外一种疾病的条件。例如，寒冷是冻伤的病因，也可以是上呼吸道感染的条件。

点滴积累

病非一朝一夕之故，其所由来渐矣。不良生活方式已逐渐成为诱发慢性病，甚至猝死的主要危险因素。因此，要加强健康教育和健康促进，深入实施五项重点工作，增强群众保健意识和能力。均衡膳食和营养，坚持"三减三健"（减油、减盐、减糖，健康体重、健康骨骼、健康口腔），加强健康锻炼，从小养成文明卫生习惯。

每个人都是自己健康第一责任人。

第三节 疾病的转归

疾病都有一个发生、发展的过程，大多数疾病发展到一定阶段后终将结束，这就是疾病的

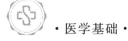

转归期,也是疾病过程的最后时期。不同疾病有不同的转归,相同疾病也可有不同的结局。这主要取决于疾病时损伤与抗损伤的力量对比,以及是否采取了及时正确的治疗。一般将其分为完全康复、不完全康复和死亡三种。

一、完全康复

完全康复(complete recovery)又称痊愈,是指去除病因后,损伤性变化完全消失,机体的自稳态调节恢复正常,临床症状和体征完全消失,机体的代谢、形态结构及功能恢复正常。患者的工作劳动和社会适应能力也得到恢复。某些疾病痊愈后可获得特异性免疫力。

二、不完全康复

不完全康复(incomplete recovery)又称不完全痊愈,是指病因及其损伤性变化得到控制,临床上只是主要症状和体征消失,机体的代谢、形态结构及功能没有完全恢复正常,只是通过代偿反应来维持相对正常的生命活动,遗留某些病理状态和后遗症,甚至可持续终生。如烧伤后形成的瘢痕、风湿性心瓣膜变形等。不完全康复的人实际上是患者,应受到适当的医疗监护和照顾。

三、死亡

死亡(death)是指个体生命活动的终结,是指机体受到严重损伤的最后阶段。生物都难以逃避死亡的自然规律,它可分为生理性死亡和病理性死亡。生理性死亡是指机体各组织器官自然老化所致的死亡,又称老死或自然死亡,但极为罕见。绝大多数属病理性死亡,由各种严重疾病的损伤所致,也是疾病的最后一种结局。传统的死亡观点认为死亡是一个发展过程,并分为以下三个阶段。

1. 濒死期(临终状态) 患者脑干以上中枢神经处于深度抑制状态。临床表现有意识模糊、血压降低、体温下降、心跳减弱和呼吸不规则等。濒死期长短因人而异。

2. 临床死亡期 该时期表现为延髓以上中枢神经处于深度抑制状态。主要标志是心跳、呼吸停止,反射消失。此期,机体各组织细胞代谢微弱(持续时间为 5～6 min),及时采取正确的抢救措施,有可能挽救患者生命。因此,本时期是可逆的阶段。

3. 生物学死亡期 死亡的不可逆阶段,机体所有活动全部停止,新陈代谢相继停止。逐渐出现尸冷、死僵、死斑,最后尸体腐败分解。随着医学及其相关学科的发展进步、复苏(resuscitation)技术的普及与提高、器官移植的开展,人们对死亡又有了新的认识。

目前一般认为,死亡是指机体作为一个整体的功能永久停止,但是并不意味着各器官组织同时死亡。脑死亡(brain death)是指全脑功能的永久性停止。死亡的标志是脑死亡。脑死亡的判断标准:①自主呼吸停止,需要不停地进行人工呼吸;②不可逆性深昏迷;③脑干神经反射消失(如瞳孔对光反射、角膜反射、咳嗽反射、吞咽反射等消失);④瞳孔散大或固定;⑤脑电波消失;⑥脑血液循环完全停止。

脑死亡概念的提出意味着在法律上具备了死亡的合法依据。临床上,脑死亡有助于判断死亡的时间和确定终止复苏抢救的时间,也为器官移植创造了良好的时机。脑死亡患者借助于人工呼吸等措施,可在一定时间内维持血液循环,成为器官移植的良好供体。宣告脑死亡一定要十分慎重。如果脑干功能尚存,患者有自主呼吸,则为植物状态(vegetative state)。

植物人是与植物生存状态相似的特殊的人体状态。除保留一些本能性的神经反射和进行物质及能量的代谢能力外,植物人的认知能力已完全丧失,无任何主动活动。植物人的脑干仍具有功能,向其体内输送营养时,还能消化与吸收,并可利用这些能量维持身体的代谢,包括呼吸、心跳、血压等,对外界刺激也能产生一些本能的反射,如咳嗽、打喷嚏、打哈欠等。但机体已没有意识、知觉、思维等人类特有的高级神经活动。

 目 标 检 测

简答题

1.脑死亡的概念及判断标准是怎样的?

2.简述疾病的经过。

在线答题

扫码看答案

第五章　疾病的基本病理变化

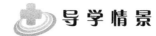

■ 情景描述

俗话说：人吃五谷杂粮哪能没病没灾。可人为什么会生病？为什么会死亡？患病时机体会发生怎样的改变？对于疾病的认识历程，古时人们用鬼神来解释生病，生病就是身体住有鬼神，鬼神走了病就好了。到"四体液学说"时期，最常用的治疗办法就是放血，华盛顿在喉炎发病中也放了很多血，导致死亡更快降临。解剖学、生理学、病理学的建立，提供了科学方法，慢慢研究疾病的发病部位、发病机制、致病因子。但有些病找到病源却发现不了发病机制（如"渐冻症"）。区分"病"与"症"非常重要。所有不舒服的感觉都是症状。症状对人有保护机制，可引起我们的注意，如人体的发热、过敏、腹泻、咳嗽等。18世纪中叶，意大利解剖学家莫尔加尼对700多例尸体进行解剖研究后认为：不同的疾病是由相应器官的形态改变引起的。19世纪中叶，德国病理学家魏尔啸借助显微镜对病变的细胞、组织进行了深入观察，指出细胞的病变是一切疾病的基础，进一步揭示了疾病的本质。现代医学已经能够从器官、组织、细胞、亚细胞以及分子、基因水平研究疾病的发生、发展，了解生命的特征。

■ 学前导语

本章将带领大家学习疾病的基本病理变化，为后面常见疾病的学习打下必要的理论基础。

疾病的种类纷繁复杂，但其发生、发展有着共同的规律，都是由基本的病理变化组成，主要包括了组织细胞的适应、损伤、修复，血液循环障碍，炎症，肿瘤等。疾病过程中发生的细胞、组织和器官的结构、功能和代谢方面的改变主要包括水、电解质代谢平衡紊乱，发热和休克等。学习和研究疾病的基本病理变化，有助于为后续各种疾病的学习打下基础。

扫码看本章
彩图

第一节　细胞和组织的适应、损伤与修复

正常的组织和细胞可以对机体内、外环境变化的刺激作出不同的反应性调整。在机体遇到轻度持续的病理性刺激时，细胞、组织和器官可表现为适应性变化。若不利因素刺激超过了细胞、组织和器官的耐受与适应能力，则会引起细胞、组织出现损伤性变化。细胞的轻度损伤大部分是可逆的，但严重者可导致细胞的不可逆性损伤（细胞死亡）。正常细胞、适应细胞、可逆性损伤细胞和不可逆性损伤细胞在形态学上是一个连续变化的过程，在一定条件下可以相互转化，其界限有时不清楚（图5-1）。

一、细胞和组织的适应

机体内、外环境发生改变时，细胞和由其构成的组织、器官对于内、外环境中的持续性刺激和各种有害因子而产生的非损伤性应答反应，称为适应（adaptation）。适应在形态上主要表现

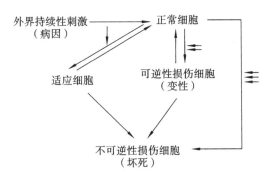

图 5-1 组织细胞的适应、损伤和修复的关系图

为萎缩、肥大、增生和化生。

（一）萎缩

发育正常的器官、组织或细胞的体积缩小称为萎缩（atrophy）。在形态学上萎缩通常是由于该组织、器官的实质细胞的体积变小和（或）数量减少所致，萎缩细胞的细胞器减少甚至消失，细胞的合成代谢低于分解代谢。萎缩一般因细胞的功能活动降低、血液及营养物质供应不足以及神经和（或）内分泌刺激减少等而引起。

1. 萎缩的类型 根据病因，萎缩可分为生理性萎缩和病理性萎缩两大类。

1）生理性萎缩（physiological atrophy） 生理性萎缩是生命过程中的正常现象，随年龄的增长自然而然发生。比如，青春期后胸腺的萎缩；女性绝经后乳腺、卵巢、子宫的萎缩；老年人几乎全身各个器官和组织都会出现不同程度的萎缩，尤以脑、心、肝、皮肤、骨骼较明显。

2）病理性萎缩（pathological atrophy） 按其发生原因分为以下几种。

（1）营养不良性萎缩：根据累及部位可分为全身性营养不良性萎缩和局部性营养不良性萎缩两种。全身性营养不良性萎缩由营养物质供应不足、摄入不足或消耗过度等因素引起，见于长期饥饿、慢性消耗性疾病及恶性肿瘤患者晚期的恶病质状态。正常脑组织和脑萎缩见图5-2。

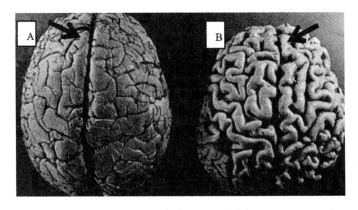

图 5-2 正常脑组织和脑萎缩

脑回变窄，脑沟加深

（2）压迫性萎缩：局部组织或器官由于长期受压而导致的萎缩。如尿路梗阻时，由于尿液排泄不畅，大量尿液蓄积在肾盂，引起肾盂积水，肾实质长期受压最终导致肾实质发生萎缩。

（3）废用性萎缩：组织器官由于长期不活动、功能减退、代谢降低而引起的萎缩。例如肢体骨折后由于石膏固定、长期不活动，局部血液供应减少、代谢降低，使得患肢骨骼肌萎缩、变细。

（4）去神经性萎缩：正常情况下神经对于所支配的肌肉具有支持、营养和调节的作用。如果因神经、脑或脊髓损伤,神经失去了调节作用,则其所支配的肌肉逐渐发生萎缩。

(5)内分泌性萎缩:内分泌器官功能低下时可引起相应靶器官的萎缩,如垂体功能减退引起的肾上腺、甲状腺、性腺等器官的萎缩。

2. 萎缩的病理变化 肉眼观,萎缩的器官体积缩小,重量减轻,颜色变深或褐色,质地硬韧,包膜增厚。镜下观,萎缩的组织或器官中实质细胞体积变小或数量减少,间质纤维组织或脂肪组织增生(图5-3),萎缩细胞胞质内可见脂褐素沉着,常发生在心肌细胞、肝细胞和肾上腺皮质网状带的细胞胞质内。

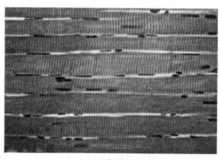 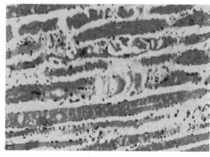

(a) 正常骨骼肌　　　　　　　　　　(b) 骨骼肌萎缩

图 5-3　正常骨骼肌和骨骼肌萎缩

（二）肥大

细胞、组织或器官体积增大,称为肥大。组织和器官的肥大通常是由于实质细胞体积的增大所致,但也可伴有实质细胞数量的增加。

1. 肥大的类型 在性质上,肥大分为生理性肥大和病理性肥大两种;在原因上,则可分为代偿性肥大和内分泌性肥大等。

1)生理性肥大

(1)代偿性肥大:生理状态下,运动员四肢骨骼肌的增粗肥大。需求旺盛、负荷增加是常见的原因。

(2)内分泌性肥大:妊娠期由于雌激素、孕激素及受体作用,子宫平滑肌细胞肥大。

2)病理性肥大

(1)代偿性肥大:高血压时,由于心脏后负荷增加,引起左心室心肌肥大。一侧肾脏摘除可引起另一侧肾脏肥大。

(2)内分泌性肥大:甲状腺功能亢进时,甲状腺素分泌增多,引起甲状腺滤泡上皮细胞肥大;垂体嗜碱性细胞腺瘤造成促肾上腺激素分泌增多,导致肾上腺皮质细胞肥大。

2. 肥大的病理变化 肥大细胞体积增大,细胞核肥大深染,肥大组织与器官体积均匀增大。但若器官过度肥大,则会发生失代偿改变,如心肌失代偿性肥大可引起心功能不全。

▶▶▶课堂活动

某尸检的心脏所见:右心室体积增大,右心室壁肥厚,乳头肌和肉柱增粗。镜下观,心肌细胞体积增大,核染色加深。据此描述,该心脏病变的最可能诊断是什么?

（三）增生

组织或器官内细胞数目增多的现象,称为增生。增生常导致组织或器官体积增大和功能活跃。

增生的类型 增生根据性质可分为生理性增生和病理性增生两种。

1)生理性增生

(1)代偿性增生:见于部分切除后的组织增生,如部分肝切除后肝细胞的增生。

（2）内分泌性增生：如青春期女性乳腺上皮和妊娠期子宫平滑肌的增生。

2）病理性增生

（1）代偿性增生：在组织损伤后的创伤愈合或炎症中，局部组织的细胞增生。

（2）内分泌性增生：常见的原因是激素过多或生长因子过多。如过量雌激素引起的子宫内膜增生；缺碘后引起的甲状腺增生；雄激素过高后导致的前列腺增生。

（四）化生

一种分化成熟的细胞类型被另一种分化成熟的细胞类型取代的过程，称为化生。

1. 化生的类型

1）上皮组织的化生

（1）鳞状上皮化生：被覆上皮组织的化生以鳞状上皮化生（简称鳞化）最为常见。如吸烟者支气管假复层纤毛上皮易发生鳞状上皮化生。

（2）肠上皮化生（简称肠化）：常见于慢性萎缩性胃炎，胃黏膜上皮被含有潘氏细胞或杯状细胞的小肠或大肠型黏膜上皮所取代（图 5-4 ）。

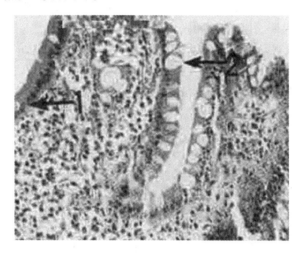

图 5-4　胃黏膜上皮化生为肠黏膜上皮

2）间叶组织化生　间叶组织中幼稚的成纤维细胞在损伤后，可转变为成骨细胞或成软骨细胞，称为骨或软骨化生。这类化生多见于骨化性肌炎等受损软组织，也见于某些肿瘤的间质。

2. 化生的影响　化生是机体对不利环境和有害因素损伤的一种适应性反应，虽然化生的组织可增强对有害的局部环境因素的抵抗力，但却丧失了原来正常组织的固有功能，局部的防御能力反而被削弱。更为重要的是化生还可能成为肿瘤发生的基础。

点滴积累

　　组织细胞的损伤可分为可逆性损伤和不可逆性损伤两大类。可逆性损伤，在环境改变时，组织细胞通过调整其自身的代谢、功能和结构得以存活，这个过程称为适应。适应是一切生物对内、外环境变化所做的一种非损伤性的应答反应，常见有萎缩、肥大、增生和化生。如果各种有害因子持续作用，会引起组织细胞发生可逆性损伤即变性，包括细胞水肿、脂肪变性、玻璃样变性、黏液样变性、病理色素沉积及病理性钙化。当各种损伤进一步加重时，组织细胞可能发生不可逆性代谢、结构和功能障碍，进而出现死亡。细胞的死亡主要有两种类型：坏死和凋亡。

二、细胞和组织的损伤

当机体内、外环境改变超过组织和细胞的适应能力后,可引起受损细胞和细胞间质发生物质代谢、形态结构和功能等方面的异常变化,这些异常变化称为损伤。

组织和细胞损伤后,最早呈现的是生化代谢方面的改变,继而出现组织化学和超微结构变化,然后才会产生一系列光镜下和肉眼可见的形态学改变,最终引起功能的变化。根据损伤的表现形式和轻重程度,可分为可逆性损伤(变性)和不可逆性损伤(坏死)两大类。

1.变性 变性是指细胞或细胞间质受损伤后,由于代谢障碍,细胞内或细胞间质内出现异常物质或正常物质异常增多的现象,通常伴有细胞功能低下。当病因消除后大部分此类损伤可以恢复。

1)细胞水肿 细胞水肿或称为水变性,是损伤后细胞出现得最早的变化,以心、肝、肾等代谢活跃器官的实质细胞最为多见。

(1)细胞水肿的机制:细胞水肿的主要原因是急性感染、缺氧、中毒等。其发生机制是在感染、缺氧、中毒等有害因素作用下,影响线粒体生物氧化,ATP 生成减少,细胞膜钠泵受损,造成细胞内钠、水过多积聚,引起细胞肿胀。

(2)病理变化:肉眼观,受累脏器体积肿大,被膜紧张,边缘变钝,颜色苍白混浊而无光泽,切面隆起,切缘外翻。光镜下,水肿细胞的体积增大,胞质疏松、淡染,称为胞质疏松化;当钠、水进一步积聚,整个细胞胀大,胞质透明呈空泡状,如气球状,称为气球样变(图 5-5)。

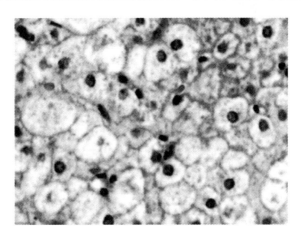

图 5-5 肝细胞水肿
病毒性肝炎,细胞质疏松而淡染,肝细胞气球样变(重度水肿)

(3)影响与结局:细胞水肿可使细胞功能下降,如心肌细胞水肿致心肌收缩力减弱。

轻度的细胞水肿,在病因消除后可以恢复正常,如果病因持续存在,可导致细胞溶解而死亡。

2)脂肪变性 正常情况下,除脂肪细胞外的实质细胞内一般不见或仅见少量脂滴。如果这些细胞中出现脂滴或脂滴明显增多,则称为脂肪变性或脂肪变。多见于肝、心、肾实质性器官,主要由缺氧、感染、中毒、营养不良、糖尿病及肥胖等因素引起。

肉眼观,脂肪变性的器官体积增大,呈淡黄色,质软,触之有油腻感。镜下观,脂肪变性时,沉积在细胞内的脂滴的主要成分为中性脂肪,即甘油三酯,也可有磷脂和胆固醇。在石蜡切片中,因制片时脂肪被有机溶剂溶解,光镜下可见脂滴变成大小不等的空泡状(图 5-6)或融合成大泡而将细胞核挤到一边。为了与水样变性组织中的空泡区别,可将冷冻切片用苏丹Ⅲ染色,呈橘红色。

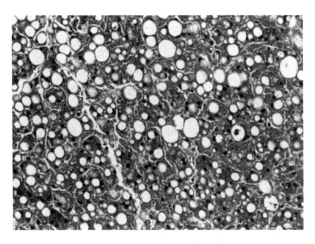

图 5-6 肝细胞的脂肪变性

（1）肝脂肪变性：最常见，严重的肝脂肪变性称为脂肪肝。肝脂肪变性在肝小叶中的分布与病因有关，如慢性肝淤血时，脂肪变性首先见于肝小叶中央区，这是因为淤血时肝小叶中央区缺氧较重；如果长期缺血，肝小叶中央区肝细胞可萎缩，甚至消失，肝小叶周边区肝细胞也可因缺氧发生脂肪变性。

（2）心肌脂肪变性：多见于贫血、缺氧 中毒及严重感染等，常累及左心室心内膜下心肌和乳头肌。心肌脂肪变性时所呈现的黄色条纹与正常心肌的暗红色条纹相间，状似虎皮的斑纹，故称"虎斑心"。

3）玻璃样变性　玻璃样变性是指在细胞内或细胞外间质中出现均质、红染（HE 切片）、半透明似毛玻璃样物质。因其半透明，又称为透明变性（hyaline degeneration）。玻璃样变性可由很多原因引起，不同的组织其发生的原因和机制有所不同。它常发生在结缔组织、血管壁和细胞内。

（1）结缔组织玻璃样变性：常见于生理性或病理性的结缔组织增生，是胶原纤维老化的表现，如瘢痕组织、纤维化的肾小球和动脉粥样硬化的纤维斑块等。

（2）血管壁玻璃样变性：多发生于缓进型高血压和糖尿病时的肾、脑、脾和视网膜的细小动脉。

（3）细胞内玻璃样变性：细胞内玻璃样变性是指多种原因引起细胞内过多的蛋白质沉积而引起的细胞在形态学上的改变。光镜下可在细胞胞质内见到许多大小不等的圆形红染的小滴。见于肾小管上皮细胞、浆细胞、肝细胞。

4）黏液样变性　细胞间质内黏多糖和蛋白质的蓄积，称为黏液样变性。常见于间叶组织的肿瘤、动脉粥样硬化斑块、风湿病灶和营养不良的骨髓和脂肪组织等。

5）病理性色素沉积　正常人体有含铁血黄素、脂褐素、黑色素及胆红素等多种内源性色素；炭尘、煤尘和文身色素等外源性色素有时也会进入人体内。病理情况下，上述某些色素增多并积蓄于细胞内外，称为病理性色素沉积。

（1）含铁血黄素：含铁血黄素为铁蛋白微粒聚集而成的颗粒状结晶，呈金黄色或棕黄色，具有折光性。

（2）黑色素：黑色素是黑色素细胞内的酪氨酸在酪氨酸酶的作用下氧化、聚合而成的深褐色颗粒。正常人黑色素多存在于皮肤、毛发、虹膜、脉络膜等处。局限性黑色素增多常见于黑色素瘤和色素痣。

（3）脂褐素：为一种黄褐色细颗粒状色素。脂褐素颗粒为细胞内自噬溶酶体中的细胞器

知识链接 5-1

碎片,因其不能被溶酶体酶消化而形成的一种不溶性残存小体。老年人和一些慢性消耗性疾病患者的肝细胞、肾上腺皮质网状带细胞和心肌细胞的胞质中也可出现脂褐素。

(4)胆红素:胆红素是由血红蛋白衍生,不含铁,为棕黄色或黄绿色。如果血液中过多并沉积在组织中,则为胆红素沉积,可将皮肤、黏膜甚至全身组织染成黄色,此时称为黄疸。

6)病理性钙化 骨和牙齿之外的组织中固态钙盐沉积,称为病理性钙化。沉积的钙盐主要是磷酸钙,其次为碳酸钙。HE 染色时,钙盐呈蓝色细颗粒,以后可聚集成片、块。

2. 细胞死亡 当细胞受到严重损伤时,可出现代谢停止、结构破坏和功能丧失等不可逆性变化,导致细胞死亡。细胞死亡可分为坏死和凋亡。

1)坏死 活体内局部细胞、组织的死亡称为坏死(necrosis)。死亡细胞的质膜(细胞膜、细胞器膜等)崩解,细胞结构溶解(坏死细胞自身性溶酶体消化),并引发急性炎症反应。

坏死组织、细胞的代谢停止,功能丧失,并出现一系列形态学特征。

(1)坏死的基本病变:细胞核的改变是细胞坏死的主要形态标志,主要表现如下。①核固缩,核体积缩小,染色质浓缩,染色变深,提示 DNA 停止转录。②核碎裂,核膜破裂,染色质崩解成小碎片,分散于胞质中。③核溶解,在 DNA 酶的作用下,染色质中的 DNA 分解,染色质失去对碱性染料的亲和力,因而染色变淡,最后消失(图 5-7)。

细胞质的改变是胞质红染,结构崩解呈颗粒状。间质开始无明显改变,继之在各种溶解酶的作用下,基质崩解,胶原纤维肿胀、断裂或液化,最后坏死的细胞与崩解的间质融合成一片红染的、无结构的颗粒状物质。

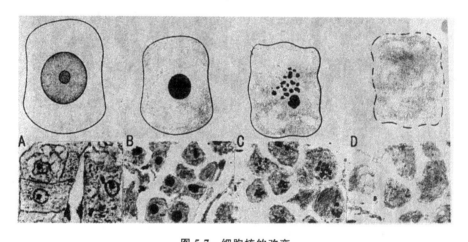

图 5-7 细胞核的改变
A,正常细胞核;B,核固缩;C,核溶解;D,核碎裂

坏死组织在早期一般不易被识别,临床上一般称为失活组织。失活组织的特点包括:颜色苍白、混浊,失去原有光泽;刺激后回缩不良,失去原有弹性;无血管搏动,切开后无新鲜血液流出;无正常感觉和运动(如肠蠕动)功能等。

(2)坏死的类型:根据坏死的形态变化可将坏死分为以下几类。

①凝固性坏死:坏死组织因蛋白质凝固而溶酶体酶水解作用较弱时,形成凝固状态,故称凝固性坏死。多见于心、肾、脾等器官的肉眼观,坏死灶因蛋白质凝固而呈灰白色或黄白色,质地较硬,其周围与健康组织间可形成一条暗红色充血出血带。镜下观,细胞的外形和组织结构轮廓依稀可见,但细胞的微细结构消失。

干酪样坏死是凝固性坏死的特殊类型,主要见于结核分枝杆菌引起的坏死。由于干酪样坏死组织分解比较彻底,坏死组织肉眼观呈淡黄色,切面均匀细腻,形似奶酪,因而称为干酪样坏死(图 5-8)。

②液化性坏死：组织坏死后因蛋白质少或酶性分解呈液体状态，称为液化性坏死。坏死组织很快被液化分解成混浊液体状。脑组织中含水分和磷脂多，蛋白质成分少，坏死后呈液态，又称脑软化。

③坏疽：大块组织坏死，继发腐败菌感染而呈现黑色、暗绿色等特殊形态改变，称为坏疽。

根据坏疽的形态特点，坏疽可分为以下三种类型。

(a)干性坏疽：常发生在肢体末端，常见于动脉粥样硬化、血栓闭塞性脉管炎及冻伤等疾病所致的肢体缺血性坏死。此时动脉受阻而静脉回流通畅，坏死组织水分少，再加上四肢末端水分易于蒸发，故肉眼观，病变局部干燥而皱缩，呈黑褐色，质硬，病变区与正常组织分界清楚。由于干燥，细菌不易繁殖，因而病变发展慢，全身中毒症状轻。

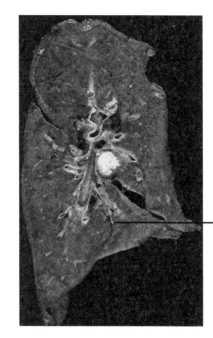

干酪样坏死区域

图 5-8 肺门淋巴结核干酪样坏死

(b)湿性坏疽：多发生在与外界相通的内脏器官（如肺、肠、阑尾、子宫、胆囊），也可见有淤血水肿的四肢。因坏死组织水分多，适合腐败菌繁殖，因而感染重，病变组织明显肿胀，呈黑色或灰绿色，伴有恶臭。由于病变进展快，病变比较弥漫，坏死组织与正常组织分界不清。

(c)气性坏疽：为湿性坏疽的一种特殊类型，见于深部肌肉的开放性创伤特别是战伤，伴产气夹膜杆菌等厌氧菌感染。细菌分解坏死组织产生大量气体，使坏死组织内含大量气泡而呈蜂窝状，按之有"捻发音"。

(3) 坏死的结局：坏死的结局如下。

①溶解吸收：坏死组织范围较小时，可被坏死细胞或中性粒细胞的溶酶体酶分解液化，再由淋巴管或血管加以吸收，碎片由巨噬细胞吞噬消化。小的坏死灶可被完全吸收，较大的坏死灶液化后可形成囊腔。

②分离排出：坏死组织范围较大时，不易完全吸收，周围发生炎症反应，中性粒细胞释放水解酶将坏死组织溶解、吞噬、吸收，使坏死组织与健康组织分离，并通过各种途径排出。坏死发生于皮肤、黏膜时，坏死物脱落后形成浅表缺损称为糜烂，较深的缺损称为溃疡；肾、肺等内脏的坏死组织液化后可通过自然管道（如输尿管、支气管）排出，留下的空腔称为空洞。

③机化：坏死组织如不能完全溶解吸收或分离排出，则由肉芽组织长入坏死组织将其取代，最后成为瘢痕组织。这种由新生肉芽组织取代坏死组织、血栓、异物的过程称为机化。

④包裹和钙化：大范围组织坏死时，不能完全机化，则常由周围新生的肉芽组织加以包裹，其内坏死物质可有钙盐沉积。

2) 凋亡(apoptosis) 凋亡是活体内局部组织中单个细胞程序性死亡的表现形式，是由体内、外因素触发细胞内预存的死亡程序而导致的细胞主动性死亡方法，在形态和生化特征上都有别于坏死（表5-1），一般表现为单个细胞或小团细胞的死亡，不引起周围组织的炎症反应。

知识链接 5-2

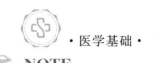

表 5-1　细胞凋亡与坏死的区别

	凋　　亡	坏　　死
机制	进行调控的程序化细胞死亡,主动进行(自杀性)	意外事故性细胞死亡,被动进行(他杀性)
诱因	生理性或轻微病理性刺激因子诱导发生,如生长因子缺乏	病理性刺激因子诱导发生,如严重缺氧、感染、中毒等
死亡范围	多为散在的单个细胞	常为集聚的多个细胞
形态特征	细胞固缩,核染色质边集,细胞及细胞器膜完整,膜可发泡成芽,形成凋亡小体	细胞肿胀,核染色质絮状或边集,细胞膜及细胞器膜溶解破裂,溶酶体酶释放使细胞自溶
生化特征	耗能的主动过程,依赖 ATP,有新蛋白合成,凋亡早期 DNA 规律降解为 $180\sim200$ bp 片段,琼脂凝胶电泳成特征性梯状带	不耗能的被动过程,不依赖 ATP,无新蛋白合成,DNA 降解不规律,片段大小不一,琼脂凝胶电泳通常不成梯状带
周围反应	不引起周围组织炎症反应和修复再生,但凋亡小体可被邻近实质细胞核巨噬细胞吞噬	引起周围组织炎症反应和修复再生

凋亡的意义:细胞凋亡普遍存在于生物界,生理状态和病理状态下均能见到。由于凋亡对胚胎的发生及器官的形成发育、组织内正常细胞群的稳定、机体的防御和免疫反应以及各种原因引起的细胞损伤、老化、肿瘤的发生及发展等起着重要作用,研究、利用细胞凋亡机制可以治疗多种疾病,具有不可估量的前景。因此,目前细胞凋亡仍是生物医学领域研究的热点。

点滴积累

　　如果各种有害因子持续作用,会引起组织细胞发生可逆性损伤即变性,包括细胞水肿、脂肪变性、玻璃样变性、黏液样变性、病理性色素沉积及病理性钙化。当各种损伤进一步加重时,组织细胞可能发生不可逆性代谢、结构和功能障碍,进而出现死亡。细胞的死亡主要有两种类型:坏死和凋亡。

三、损伤的修复

机体在受到损伤因素作用后对缺损部分在结构和功能上进行修补恢复的过程,称为修复。组织修复是通过细胞的再生来完成的,因此修复是以细胞的再生为基础,细胞再生的结果是损伤组织的修复。

（一）再生

组织和细胞损伤后,由周围健康存活的同种组织细胞通过分裂增殖加以修补恢复的过程称为再生。

1. 再生的种类　再生可分为生理性再生和病理性再生两种类型。

（1）生理性再生:在生理过程中,有些细胞、组织不断老化、消耗,由新生的同种细胞分裂增殖来补充,保持原有组织的结构和功能。如表皮角化细胞脱落,基底细胞不断增生、补充;月经期子宫内膜脱落后又被新生子宫内膜代替。

(2)病理性再生:病理状态下,细胞、组织缺损后所发生的再生,称为病理性再生。病理性再生根据能否恢复原有的结构和功能,又分为完全性再生和不完全性再生。若细胞和组织的损伤由周围同种细胞来修复,并完全恢复了原组织的结构及功能,称为完全性再生;若实质细胞不能再生或仅部分再生,组织缺损则通过纤维结缔组织来修复、填补缺损并形成瘢痕,称为纤维性修复,又称为瘢痕修复,属不完全修复。在多数情况下,损伤往往同时发生于多种组织,故上述两种再生、修复过程常同时存在。

2.细胞周期和不同类型细胞的再生能力 按再生能力的强弱,可将人体的细胞分为三类。

(1)不稳定细胞:见于表皮细胞、呼吸道、消化道和泌尿生殖道的被覆上皮、淋巴、造血细胞等。这些细胞时刻都在进行衰老与更新,损伤后具有强大的再生能力。

(2)稳定细胞:在生理情况下这类细胞增殖不明显,当受到损伤的刺激时,表现出较强的再生能力。见于各种腺体和腺样器官的实质细胞,如肝、胰、内分泌腺、汗腺、皮脂腺及肾小管上皮细胞等。成纤维细胞、血管内皮细胞和原始间叶细胞也属于此类细胞。

(3)永久性细胞:这类细胞再生能力很弱或无再生能力。目前认为属于这类细胞的有神经细胞、心肌细胞和骨骼肌细胞。

(二)纤维性修复

损伤的组织包括实质和间质,如果组织损伤范围大、不能由同类细胞再生修复,即由肉芽组织取代,最后可形成瘢痕。

1.肉芽组织

(1)肉芽组织的概念:肉芽组织是富含新生的毛细血管、成纤维细胞,并伴有炎症细胞浸润的幼稚阶段的结缔组织,大体呈鲜红色、颗粒状,质地柔软,似鲜嫩的肉芽,故称为肉芽组织。

(2)肉芽组织的结构:主要包括由内皮细胞增生形成的实性细胞索及扩张的毛细血管。新生毛细血管的排列方向与创面垂直,近伤口表面时互相吻合,形成袢状弯曲的毛细血管网,在毛细血管之间有许多新生的成纤维细胞及肌成纤维细胞和多少不等的巨噬细胞、中性粒细胞及淋巴细胞(图5-9)。

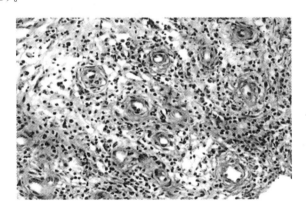

图5-9 肉芽组织

镜下:新生毛细血管向创面垂直生长,周围成纤维细胞和炎症细胞浸润

(3)肉芽组织的作用及结局:肉芽组织在伤口愈合中的三个重要作用如下。①抗感染,保护创面。②填补创口及其他组织缺损。③机化或包裹坏死组织、血栓、血凝块、炎性渗出物及其他异物。

2.瘢痕组织 瘢痕组织是指肉芽组织经改建成熟后形成的纤维结缔组织。瘢痕组织由大量平行或交错排列的胶原纤维组成,常发生玻璃样变性,其外观颜色苍白或灰白透明,质地坚韧并缺乏弹性。

瘢痕组织对机体的影响包括以下两个方面。

(1)瘢痕组织对机体有利的方面:①填补和连接损伤的创口或其他缺损,保持组织器官的完整性;②保持器官的坚固性,因瘢痕组织含有大量胶原纤维,抗拉力较肉芽组织强。

(2)瘢痕组织对机体不利的方面:①瘢痕收缩,当其发生于关节附近时,常常引起关节挛缩或活动受限;如胃溃疡瘢痕可引起幽门狭窄。②瘢痕粘连,特别是在各器官之间或器官与体腔壁之间发生的纤维性粘连,常常不同程度影响其功能。③器官内广泛损伤导致广泛纤维化、玻璃样变性,可发生器官硬化。④瘢痕组织增生过度,又称为肥大性瘢痕。如果这种肥大性瘢痕凸出于皮肤表面并向周围不规则扩延,称为瘢痕疙瘩。

(三)创伤愈合

创伤愈合是指机体因外力作用所引起的皮肤等组织出现缺损或离断后的愈合过程,包括组织再生、肉芽组织增生和瘢痕形成的复杂过程,表现出各种修复过程的协同作用。

1.创伤愈合的类型 根据组织损伤程度及有无感染,创伤愈合可分为三种类型。

(1)一期愈合:见于组织缺损小、创缘整齐、无感染、经黏合或缝合后创面对合严密的伤口。常见于无菌的手术切口。这种伤口内只有少量血凝块,炎症反应轻微,表皮再生在 24~48 h 内便可将伤口覆盖。肉芽组织在第三天就可从伤口边缘长出并很快将伤口填满,5~7 天伤口两侧出现胶原纤维连接,此时切口达临床愈合标准,可以拆线(图 5-10)。

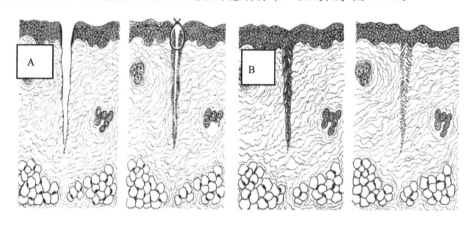

图 5-10 创伤一期愈合模式图
A.创缘整齐,组织破坏少;B.经缝合,创缘对合,炎症反应轻

(2)二期愈合:见于组织缺损较大、创缘不整、无法整齐对合或伴有感染的伤口。这种伤口由于坏死组织多、伤口大或由于感染引起局部组织变性、坏死,需大量肉芽组织填满伤口及清除坏死组织控制感染等,因此二期愈合比一期愈合所需时间长,形成的瘢痕组织多,常影响组织器官的外形和功能(图 5-11)。

(3)痂下愈合:多见于皮肤擦伤,伤口内的渗出物、血液和坏死组织凝固干燥后形成硬痂覆盖伤口表面,在痂下进行上述愈合过程。当上皮再生完成后,硬痂即脱落,其愈合时间一般较无硬痂者长。如痂下渗出物多,痂皮妨碍其引流,则不利于愈合。

2.影响创伤愈合的因素 创伤愈合时间的长短和愈合效果的好坏,除与损伤的范围、性质和组织的再生能力强弱有关外,也与机体的全身和局部因素有密切关系。

1)全身因素

(1)年龄:青少年的组织再生能力强,愈合快;老年人因血管硬化、血液供应减少、组织再生能力差等因素,愈合较慢。

知识链接 5-3

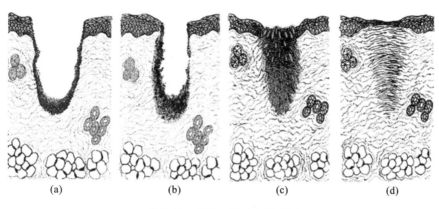
图 5-11　创伤二期愈合模式图

（2）营养：严重的蛋白质缺乏，尤其是含硫氨基酸（如甲硫氨酸、胱氨酸）缺乏时，肉芽组织及胶原形成不良，伤口愈合延缓。维生素 C 缺乏时前胶原分子难以形成，可影响胶原纤维的形成，进而影响创伤愈合。在微量元素中锌对创伤愈合也有重要作用，因此补给锌能促进愈合。

2）局部因素

（1）感染与异物：感染对再生修复的影响甚大。许多化脓菌产生的毒素和酶能引起组织坏死、基质或胶原纤维溶解，这不仅加重局部组织损伤，也妨碍愈合。

（2）局部血液循环：局部血液循环一方面保证组织再生所需的氧和营养，另一方面对坏死物质的吸收及控制局部感染也起重要作用。

（3）神经支配：完整的神经支配对组织再生有一定的作用。例如，麻风引起的溃疡不易愈合，这是因为神经受累致使局部神经性营养不良。

（4）电离辐射：能破坏细胞、损伤小血管、抑制组织再生，进而影响创伤的愈合。

点滴积累

　　当组织细胞出现耗损时，机体进行吸收清除，并以实质细胞再生或纤维结缔组织增生的方式加以修补恢复的过程，称为修复，修复后可完全或部分恢复原组织的结构和功能。参与修复过程的主要成分包括细胞外基质和各种细胞。再生修复过程可概括为两种不同的形式：完全性再生和纤维性修复。

第二节　局部血液循环障碍

　　血液循环是机体重要的生理功能，细胞和组织的正常结构和功能依赖完善的局部血液循环提供氧和营养，并维持内环境稳定。局部血液循环障碍可导致局部组织甚至器官的充血、水肿、出血、血栓形成、栓塞或梗死的发生。某些致病因素作用可以引起血液循环障碍，会影响相应组织器官的功能、代谢以及形态结构的改变，严重者甚至导致机体死亡。

一、充血和淤血

　　局部组织和器官血管内血液含量增多称为充血。充血可分为动脉性充血（简称充血）和静脉性充血（简称淤血）。

（一）充血

局部组织或器官因动脉输入血量增多而引起的充血,称为动脉性充血。充血是一个主动过程,表现为局部组织和器官细动脉和毛细血管扩张、血液输入量增加。

1. 充血类型　常见的充血类型有以下几种。

（1）生理性充血:当组织、器官代谢功能增强时而发生的充血称为生理性充血,如进食后的胃肠道充血、运动时的骨骼肌充血等。

（2）病理性充血:常见的病理性充血有炎性充血和减压后充血。

①炎性充血:较为常见的病理性充血,尤其是在炎症的早期,由于致炎因子的刺激,局部细动脉扩张,含血量增多,这种充血称为炎性充血。

②减压后充血:局部组织和器官长期受压,当压力突然解除时,该处细动脉反射性扩张而导致的充血,如大量抽取腹腔积液(简称腹水)时腹腔压力突然降低,细小动脉反射性扩张而导致的腹腔充血等。

2. 病变和后果　动脉性充血多数情况下对机体是有利的。由于局部血液循环加快,氧和营养物质供应增多,组织、器官的代谢、功能增强。动脉性充血有时对机体不利,如脑充血时会引起头痛、头晕等;在原有血管病变(如动脉硬化、脑血管畸形等)的基础上,可引起血管破裂出血等。

（二）淤血

由于静脉血液回流受阻,血液淤积在局部组织或器官小静脉和毛细血管内,称为淤血,又称为静脉性充血。淤血通常为病理性的,比充血具有更重要的临床意义。

1. 原因

（1）静脉受压:静脉受压时,静脉管腔狭窄或闭塞,血液回流障碍,导致器官或组织淤血,如肿瘤、妊娠时增大的子宫压迫髂总静脉引起下肢淤血水肿。

（2）静脉腔阻塞:常见于静脉内血栓、肿瘤细胞形成的瘤栓,可导致管腔阻塞,引起局部淤血。

（3）心力衰竭:心力衰竭时心脏不能排出正常容量的血液进入动脉,心腔内血液滞留,压力增高,阻碍了静脉的回流可造成淤血。左心衰竭引起肺淤血,右心衰竭引起体循环淤血。

2. 病变和后果　淤血的后果取决于程度、部位及持续时间、侧支循环建立等因素。淤血往往导致局部组织或器官缺氧,对人体不利,轻度、短时间的淤血,后果轻微,仅引起局部器官的功能降低、代谢减弱,且引起淤血的原因去除后,其功能、代谢可逐渐恢复正常。但长期淤血可引起淤血性水肿、淤血性出血、组织损伤和淤血性肝硬化。

知识链接 5-4

▶▶▶ 课堂互动

请同学们讨论,为什么慢性肝淤血时肝组织切片红黄相间?

点滴积累

局部组织和器官血管内血液含量增多称为充血,充血可分为动脉性充血和静脉性充血,后者比前者在临床上更加常见,对机体的影响更大。

二、出血

血液(主要是红细胞)从血管或心腔逸出,称为出血。血液逸入组织内或体腔,称为内出血,血液流出体外称为外出血。

NOTE

出血有生理性出血和病理性出血。前者如正常月经的子宫内膜出血;后者多由创伤、血管病变及血性疾病等引起。按血液逸出的机制,出血分为破裂性出血和漏出性出血。

1. 破裂性出血 破裂性出血由心脏或血管壁破裂所致,通常出血量较多,常见原因有以下几个方面。

(1) 血管机械性损伤:如切割伤、刺伤或枪弹伤等可使动脉、静脉甚至心脏破裂出血。

(2) 血管壁或心脏病变:如心肌梗死后的室壁瘤、主动脉瘤、动脉粥样硬化等可造成心血管壁破裂,引起出血。

(3) 血管壁周围病变侵蚀:如恶性肿瘤对血管壁的侵蚀、炎症对血管壁的损伤、溃疡病对溃疡底部血管壁的破坏等。

(4) 静脉破裂:常见于肝硬化食管下段静脉曲张破裂,引起出血。

(5) 毛细血管破裂:多见于软组织损伤。

2. 漏出性出血 由于微循环的毛细血管和微静脉壁通透性增高,血液通过扩大的内皮细胞间隙和受损的基底膜漏出血管外,称为漏出性出血。常见原因有以下几个方面。

(1) 血管壁的损伤:缺氧使毛细血管内皮细胞变性和酸性代谢产物堆积,基底膜受损后引起毛细血管管壁的损伤。败血症、钩端螺旋体感染、蛇毒、有机磷中毒等,均可损伤毛细血管管壁,使其通透性增加。

(2) 血小板减少或功能障碍:如血小板减少性紫癜、弥散性血管内凝血(DIC)造成的血小板破坏或消耗过多;再生障碍性贫血或急性白血病时造成的血小板生成减少;某些药物在体内诱发免疫反应所形成的抗原抗体复合物吸附于血小板表面,使血小板连同免疫复合物被巨噬细胞吞噬。

(3) 凝血因子缺乏:如先天性缺乏凝血因子Ⅷ的血友病 A;肝炎、肝硬化和肝癌患者,凝血因子Ⅶ、Ⅸ、Ⅹ合成减少;DIC 时凝血因子消耗过多等,均可引起凝血障碍而出血。

3. 病理变化

(1) 内出血:内出血可发生在人体内任何部位。皮下、黏膜或浆膜的少量出血,形成的出血点的直径小于 2 mm 称为瘀点,直径 3～5 mm 者称为紫癜,直径超过 5 mm 者称为瘀斑;组织内局限性的大量出血称为血肿,如皮下血肿、硬脑膜下血肿等;血液积聚于体腔内称为体腔积血,如心包积血、胸腔积血和腹腔积血等。少量出血时,仅能在显微镜下看到组织内有数量不等的红细胞。

(2) 外出血:外出血时可见伤口处血液外流或有凝血块。

4. 后果 人体具有止血的功能,缓慢少量的出血多可自行止血,主要由于局部受损血管发生反射性收缩,以及血管受损激活凝血系统形成血凝块,阻止继续出血。局部组织或体腔内的少量血液,可通过吸收消除,较大的血肿吸收不完全则可机化或被纤维包裹。

出血对机体的影响取决于出血的类型、出血量、出血速度和出血部位。破裂性出血若出血过程迅速,在短时间内丧失循环血量 20％～25％时,可发生失血性休克。局部组织或器官的出血,可导致相应的功能障碍,如脑内囊出血引起对侧肢体的偏瘫,视网膜出血可引起视力减退或失明;慢性反复性出血可引起贫血。发生在重要器官的出血,即使出血量不多,亦可引起严重的后果,如心脏破裂引起的心包积血,由于心包填塞,可导致急性心力衰竭;脑出血,尤其是脑干出血,往往导致死亡。

三、血栓形成

在活体的心脏或血管腔内,血液发生凝固或血液中的某些成分凝固形成固体质块的过程称为血栓形成(thrombosis)。所形成的固体质块称为血栓。

NOTE

（一）血栓形成的条件和机制

血栓形成是血液在流动状态中由于血小板活化或凝血因子被激活而发生的异常凝固。

血栓形成的条件主要有以下三个方面。

1. 心血管内膜损伤　心血管内皮细胞具有抗凝作用，心血管内膜的损伤是血栓形成最重要最常见的原因。由于心血管内膜的炎症、外伤、手术等引起内皮下胶原纤维暴露，内皮受损失去其抗凝的功能，暴露的胶原纤维可激活血小板和活化因子，从而在损伤的局部发生血液凝固，形成血栓。

2. 血流状态的改变　血流状态的改变主要指血流缓慢或血流产生漩涡。血液在正常血流状态下，由于比重的关系，血细胞在血流的中轴流动，构成轴流。其外是血小板，最外层是血浆带，称为边流，阻止了血小板和血管内膜的接触。当血流缓慢或漩涡形成时，血小板得以进入边流，增加了与血管内膜接触的可能性；同时，凝血因子也可在局部聚集、活化并达到一定的浓度而促进血栓的形成。因此在其他条件相同的情况下，血流缓慢使得局部凝血因子的浓度升高，更有利于血栓的形成。

3. 血液凝固性增高　当血液中凝血因子、血小板的数量增多，血液凝固性增高或纤维蛋白溶解系统活性降低，血液处于高凝状态，比正常血液易于形成血栓而发生凝固。临床上常见于严重创伤、大面积烧伤、大手术或产后严重失血的患者，此时血液中补充了大量的新生血小板，这种血小板的黏附性较强，并且患者失血失液，血液浓缩，血液中纤维蛋白原、凝血酶原和其他凝血因子增多，血小板的数量也增多，易于形成血栓。需要强调的是，上述血栓形成的条件，往往是同时存在，共同起作用的。

（二）血栓形成的过程和类型

1. 血栓形成的过程　血小板堆的形成是血栓形成的第一步，血栓形成后的发展、形态、组成和血栓的大小则取决于血栓发生的部位和局部血流的状态。

2. 血栓类型和形态　血栓可分为以下四种类型。

（1）白色血栓：常位于血流较快的心腔、心瓣膜和动脉内。血管内皮损伤后，暴露血管壁的胶原纤维可激活血小板，使其不断黏附聚集于损伤处，形成血小板的黏集堆即白色血栓。肉眼观，血栓呈灰白色，表面粗糙，质地较硬，表面呈沙滩冲积的波纹状，与心血管壁黏着紧密，不易脱落。

（2）混合血栓：多见于血流缓慢的静脉，构成血栓的体部。在白色血栓形成后，由于血栓头部的阻挡，其下游血流出现漩涡，并导致新的血小板聚集成堆，如此反复进行，可形成多个珊瑚状的血小板小梁。血小板小梁间血流缓慢，凝血因子浓度增高形成纤维蛋白网，并网罗了大量的红细胞。肉眼观，混合血栓表面呈红褐色与灰白色相间的条纹状结构。在动脉瘤或心肌梗死区相应的心内膜处形成的混合血栓，称为附壁血栓。

（3）红色血栓：见于静脉内，当混合性血栓基部增大而阻塞血管腔时，血栓下游血流停止，血液凝固，成为延续性血栓的尾部。新鲜时湿润，有一定的弹性，与血管壁无粘连。经过一段时间后，由于水分被吸收，血栓变得干燥，易碎，可脱落引起血栓栓塞。

（4）透明血栓：一般发生于微循环内的血栓。由于体积小，只能通过显微镜才能观察到，故又称微血栓。其主要由纤维蛋白构成，又称为纤维素性血栓。常见于 DIC、休克。

3. 血栓的结局

（1）溶解、软化、脱落：血栓内纤维蛋白溶解酶和白细胞崩解释放的蛋白溶解酶，使血栓中的纤维蛋白逐渐溶解、软化。较小的新鲜血栓可完全溶解；大的血栓多被部分溶解而软化，在血流冲击下，整个血栓或血栓的一部分脱落，成为血栓栓子，随血流运行引起与血栓相应大小的血管阻塞，造成血栓栓塞。

（2）机化与再通：血栓形成时间较长时则发生机化。血栓形成后 1～2 天，自血栓附着处的血管壁上开始长出肉芽组织，逐渐替代血栓，此过程称为血栓机化。在血栓机化过程中，血栓逐渐干燥收缩，使血栓内或血栓与血管壁之间出现裂隙，新生的血管内皮细胞长入并覆于裂隙表面形成新的血管，使阻塞的血管重新恢复血流的过程，称为再通。

（3）钙化：长时间未能完全机化的血栓，可发生钙盐沉积，形成坚硬的质块，在静脉内称为静脉石，在动脉内称为动脉石。

4.血栓对机体的影响 血管损伤处，血栓形成对破裂的血管起止血的作用。这是血栓形成对机体有利的方面。但多数情况下血栓形成对机体有不利的影响，引起局部甚至全身性血液循环障碍。

（1）阻塞血管：血栓形成后，可阻塞血管，如不能建立有效的侧支循环时，则可引起局部血液循环障碍。如脑动脉血栓形成引起的脑梗死、冠状动脉血栓形成引起心肌梗死等。静脉血栓形成后，则引起局部组织淤血、水肿，甚至坏死，如肠系膜静脉血栓形成引起肠出血性梗死。

（2）栓塞：血栓脱落后形成栓子，可引起栓塞。

（3）心瓣膜变形：发生在心瓣膜上的血栓，机化后可以引起瓣膜口狭窄和瓣膜关闭不全。

（4）出血：DIC 时微循环内广泛性微血栓形成，引起患者全身广泛性出血、休克，甚至死亡。

点滴积累

当某些因素激活凝血系统，导致凝血系统和纤维蛋白溶解系统之间的动态平衡被破坏，血液在心、血管腔内凝固，形成血栓。血栓可以分为红色血栓、白色血栓、混合血栓和透明血栓四种类型。

四、栓塞

栓塞是指在循环血液中出现的不溶于血液的异常物质，随血液运行阻塞血管腔的现象。阻塞血管的异常物质称为栓子，栓子可以是固体、液体或气体，其中最常见的是血栓栓子。

（一）栓子的运行途径

血栓栓塞是由脱落的血栓栓子引起的栓塞，是栓塞类型中最常见的。

栓子的运行途径一般与血流方向一致（图5-12），并阻塞相应大小血管而阻断血流。来自不同血管系统的栓子，其运行途径不同。

（1）静脉系统和右心栓子：来自体循环静脉和右心的栓子，随血流运行，栓塞于肺动脉主干或其分支。某些体积小、富有弹性的栓子（如气体、脂肪栓子）可通过肺泡壁毛细血管流入左心，再进入体循环动脉系统，引起体循环动脉栓塞。

（2）动脉系统和左心栓子：来自体循环动脉系统和左心的栓子，随血流运行，栓塞于与其口径相当的体循环动脉血管，常见于脑、脾、肾和四肢动

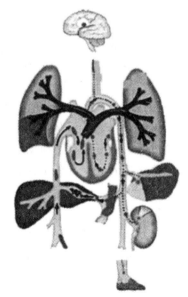

图 5-12 栓子运行途径与栓塞模式图

NOTE

脉等。

（3）门静脉系统栓子：来自静脉系统的栓子，随血流进入肝内，引起肝内门静脉分支的栓塞。

（4）交叉性栓子：房间隔缺损、法洛四联症等先天性心脏病患者，其心血管腔内的栓子可由压力高的一侧通过缺损进入另一侧心血管腔，再随血流栓塞于相应的动脉分支。此种情况在临床较少见。

（5）逆行性栓子：罕见于下腔静脉内的栓子，在胸、腹腔内压骤然升高（如咳嗽、呕吐等）时，可逆血流方向运行，栓塞于肝、肾或髂静脉等静脉分支。

（二）栓塞类型及其对机体的影响

由血栓或血栓的一部分脱落引起的栓塞，称为血栓栓塞（thromboembolism）。血栓栓塞是栓塞中最常见的类型，占所有栓塞的 99% 以上。血栓栓子的来源、大小、数目和栓塞的部位不同，对机体的影响也有所不同。

知识链接 5-5

1）肺动脉栓塞　肺动脉栓塞对机体的影响取决于血栓栓子的大小和数目。如果血栓栓子较小且栓塞肺动脉的个别小分支，一般不引起严重后果，因为肺具有双重血液循环，肺动脉和支气管动脉间有丰富的吻合支；若栓塞前肺已有严重淤血，肺动脉栓塞可引起组织缺血坏死，即肺梗死；大的血栓栓子常栓塞于肺动脉主干或大的分支，患者可突然出现呼吸困难、发绀、休克，甚至急性呼吸循环衰竭而猝死。

2）体循环动脉栓塞　造成动脉系统栓塞的血栓栓子 80% 来自左心，动脉栓塞可发生于全身各处，但以下肢、脾、肾和脑等处常见。动脉栓塞的影响取决于栓塞的部位以及局部侧支循环的情况。

（1）脂肪栓塞：脂肪栓塞是脂滴进入血流而引起的栓塞，多见于长骨骨折或脂肪组织挫伤时，脂肪细胞破裂并释放出脂滴，脂滴通过破裂的静脉血管进入血流，引起脂肪栓塞。

脂肪栓子进入静脉随血流到右心，引起肺动脉小分支、小动脉或毛细血管的栓塞，如果脂滴数量少，对机体无不良影响，并被巨噬细胞吞噬或由血中酯酶分解清除；大量的脂滴进入肺循环，使肺部血管广泛受阻，可引起窒息和急性右心衰竭而猝死。更小的脂肪栓子可通过肺泡壁毛细血管经肺静脉到左心，进入体循环动脉引起栓塞，最常栓塞脑血管，引起脑水肿和血管周围点状出血。

（2）气体栓塞：气体栓塞是由大量空气迅速进入血流，或原溶解于血液中的气体迅速游离出来，形成气泡并阻塞心血管腔的栓塞。气体栓塞分为空气栓塞和减压病两种情况。

①空气栓塞：多由静脉损伤，外界空气由破裂处进入血液循环所致。头颈、胸壁和肺的大静脉，如颈静脉和锁骨下静脉，呈负压状态，一旦这些血管损伤破裂，外界空气可快速进入血液。如果短时间内空气量大于 100 mL，随血流到达右心后，由于心脏的搏动，将空气和血液搅拌成泡沫状，这些泡沫状液体有可缩性，能随心脏的收缩、舒张而被压缩或膨胀，并占据右心室，阻碍静脉血的回流并阻塞肺动脉出口，导致严重的血液循环障碍。空气栓塞对人体的影响，主要取决于进入血液中空气的量和速度。若少量的空气入血，可溶解在血液中而不发生气体栓塞。

▶▶▶ 课堂互动

试分析：护士为患者输液时为何要排出输液管中的气泡？

②减压病：在气压较高的情况下，溶解在血液、组织液中的气体较多，当气压骤降时，原来溶解在血液、组织液中的气体在血液或组织内形成许多小气泡或互相融合成较大的气泡引起栓塞，故称为减压病。

（3）其他栓塞：细菌、真菌、寄生虫或虫卵进入血液循环引起栓塞，可导致疾病的播散蔓延。肿瘤细胞侵入毛细血管或小静脉，可引起肺、肝或其他器官小血管栓塞，造成肿瘤的转移。羊水栓塞是分娩过程中一种少见的严重并发症，可导致孕妇死亡。

五、梗死

器官或局部组织由于血管阻塞、血流停止导致缺氧而发生的坏死，称为梗死（infarct）。梗死一般是由于动脉的阻塞而引起的局部组织缺血坏死。静脉阻塞可使局部血流停滞缺氧，也可引起梗死。

（一）梗死的原因和条件

器官或局部组织由于血管管腔阻塞，导致局部组织血流中断和缺血，且不能建立有效侧支循环者均可引起梗死。

1. 血栓形成 血栓形成是梗死最常见的原因。主要见于冠状动脉、脑动脉粥样硬化继发血栓形成引起的心肌梗死和脑梗死。静脉内血栓形成一般只引起淤血，但肠系膜静脉血栓形成可引起所属静脉引流段肠的梗死。

2. 动脉栓塞 常见于血栓栓塞，也可为气体栓塞、脂肪栓塞等。常引起肾、脾、脑和肺梗死。

3. 动脉受压闭塞 如肠扭转、肠套叠和嵌顿性肠疝时，肠系膜动脉和静脉均受压迫而引起肠梗死；卵巢囊肿蒂扭转压迫血管，导致血流中断而引起囊肿坏死。

4. 动脉痉挛 单纯动脉痉挛一般不引起梗死，但在血管有病变的基础上可引起梗死。最常见的是在冠状动脉粥样硬化的基础上，冠状动脉发生强烈而持久的痉挛，引起心肌梗死。

知识链接 5-6

（二）梗死的病变及类型

1. 梗死的形态特征 梗死是局部组织坏死，其形态因不同组织器官而有不同差异。

2. 梗死的类型及病变 根据梗死灶内含血量多少以及有无合并细菌感染，梗死分为以下三种类型。

（1）贫血性梗死：梗死灶含血量少，呈灰白色。发生于组织较致密、无侧支循环或侧支循环不丰富的实质器官，如肾、脾、心和脑。脾、肾梗死灶呈圆锥形，切面呈扇形或三角形，尖端朝向脾门或肾门，底部靠近该器官的表面（图 5-13）；心肌梗死灶呈地图形。

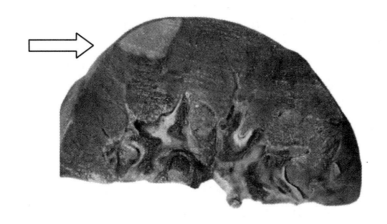

图 5-13 肾动脉分支栓塞及肾梗死模式图（箭头所指为梗死灶）

（2）出血性梗死：主要发生在组织疏松，具有双重血液循环或血管吻合支丰富的肺和肠。出血性梗死的先决条件是严重淤血。梗死灶呈暗红色，肺梗死灶为锥体形，切面为楔形，其尖端朝向肺门，底部紧靠肺膜，肺膜表面有纤维素性渗出物；肠梗死呈节段形，肠壁明显增厚，质

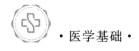

脆易破裂穿孔。

（3）败血性梗死：由带菌栓子阻塞血管引起。多见于急性细菌性心内膜炎。梗死灶内可见有菌团和大量炎症细胞浸润，如为化脓菌感染，常有多发性脓肿形成。

3. 梗死对机体的影响和结局　梗死对机体的影响取决于梗死的器官和部位、梗死灶的大小，以及有无细菌感染等因素。心肌梗死可影响心脏功能，严重者可导致心力衰竭、猝死等；脑梗死视梗死灶大小及梗死的部位可引起相应的功能障碍，如失语、偏瘫，重者死亡；肾、脾梗死一般影响较小，肾梗死通常只引起腰痛和血尿，但不影响肾功能。肺梗死会引起咯血胸痛，呼吸困难，甚至死亡；肠梗死往往出现剧烈腹痛、腹胀，甚至肠穿孔。败血性梗死的梗死灶内可有脓肿形成，后果严重。

> **点滴积累**
>
> 　　栓塞是指在循环血液中出现不溶于血液的异常物质，随血液运行阻塞血管腔的现象。阻塞血管的异常物质称为栓子，其中最常见的是血栓栓子。器官或局部组织可因血管阻塞、血流停止导致缺氧而发生梗死。

第三节　炎　　症

一、概述

（一）炎症的概念

炎症是具有血管系统的活体组织对致炎因子所致局部损伤的防御性反应。其中血管反应是炎症防御反应的中心环节，它可以使血液中的抗体、补体和各种白细胞进入局部组织，局限消灭致炎因子，清除吸收坏死组织细胞，使受损组织得以修复。如果没有炎症反应，人类将难以在充满致病因子的自然环境中生存。

（二）炎症的原因

任何能够引起组织和细胞损伤的因素都可以成为炎症的原因，也称为致炎因子。其可以归纳为以下几种类型。

1. 物理性因子　低温（冻伤）、高温（烧伤、烫伤）、电击、紫外线（晒伤）、放射线、切割、挫伤、挤压等都可引起组织细胞损伤发生炎症。

2. 化学性因子　分为外源性和内源性两类。外源性化学物质如强酸、强碱、强氧化剂等。内源性化学物质有坏死组织的崩解产物，以及在病理条件下堆积于体内的代谢产物如尿素等。

3. 生物性因子　由细菌、病毒、真菌、支原体、寄生虫等生物性因子引起的炎症，称为感染（infection）。生物性因子是引起炎症最常见的原因。

4. 免疫因子　当机体免疫反应不适当或过度时，可引起过敏性炎症。

5. 组织坏死因子　体内、外各种坏死病灶刺激周围组织可出现炎症反应。

（三）炎症的基本病理变化

炎症的基本病理变化包括局部组织损伤、血管反应和组织增生。炎症都具有变质、渗出和增生这三种基本病理改变。一般来说，变质属于损伤，而渗出和增生属于抗损伤。炎症早期和急性炎症通常以变质和渗出为主，炎症后期和慢性炎症则以增生为主。

1.变质 炎症局部组织发生的不同程度变性和坏死,称为变质(alteration)。变质多发生于实质细胞。变质可以是致炎因子直接作用引起的,也可以是局部血液循环障碍引起的。少数炎症以变质为主,而增生、渗出相对较轻,称为变质性炎症,如急性病毒性肝炎、流行性乙型脑炎等。

2.渗出 炎区血管内的液体和细胞成分通过血管壁进入组织间隙、体腔、体表及黏膜表面的过程,称为渗出(exudation)。渗出的液体和细胞成分,统称为渗出物。以血管反应为中心的渗出性病变是炎症的重要标志,在局部具有防御作用。

炎症反应最重要的特征是白细胞的渗出。各种白细胞通过血管壁主动到达血管外的过程,称为白细胞渗出。渗出到血管外的白细胞,称为炎症细胞。

3.增生 增生(proliferation)是指在致炎因子和组织崩解产物或某些理化因素的作用下,炎症局部的血管内皮细胞、成纤维细胞和巨噬细胞增生。在某些情况下,炎症病灶周围的上皮细胞和实质细胞也可增生。

综上所述,致炎因子引起的炎症都具有变质、渗出和增生这三种基本病理变化。一般以其中一种病变为主,有的以变质为主,有的以渗出或增生为主。三者之间存在着内在的密切联系,互相影响又互相联系,构成了一个复杂的炎症反应过程。变质是损伤性反应,而渗出和增生是抗损伤性反应。但在炎症过程中,变质可以促进渗出或增生性变化,渗出又可以加重变质。过度的增生可压迫周围组织器官,使疾病不易痊愈而导致不良后果。所以,炎症过程并非对机体都是有利的。

(四)炎症的局部临床表现及全身反应

1.炎症的局部临床表现 炎症的局部临床表现为红、肿、热、痛和功能障碍。体表的炎症表现最显著。

(1)红:炎症局部发红是由于炎性充血所致。炎症病灶的早期呈鲜红色,是由于动脉性充血,血中氧合血红蛋白增多。随着炎症发展,血流速度逐渐减慢,甚至停滞,形成静脉性充血,血液中还原血红蛋白增多,故炎症病灶的后期逐渐变成暗红色。急性炎症发红表现很明显,慢性炎症因充血不明显,发红表现也不明显。

(2)肿:急性炎症病变区明显肿胀,主要与炎性充血,特别是炎性水肿有关。而慢性炎症局部肿胀多由局部组织增生所引起。如慢性扁桃体炎时,扁桃体可因大量淋巴细胞增生而明显肿大。

(3)热:炎症时,局部温度升高,是由于动脉性充血,血流速度快,局部组织代谢增强,产热增多所致。这种局部发热的表现体表炎症较明显,因为在正常情况下,体表容易散热,温度低于内脏,所以,病灶区因动脉性充血要比周围正常组织的温度高。

(4)痛:炎症时局部组织疼痛的原因常与缓激肽、前列腺素等炎症介质的释放;炎症组织损伤、细胞破坏,局部酸中毒使钾离子浓度增高;局部炎性水肿、张力增加,压迫和牵拉感觉神经末梢等因素有关。

(5)功能障碍:致炎因子作用和实质细胞变性、坏死、代谢改变以及炎症渗出物增多必然导致炎症局部组织器官肿胀、疼痛或机械性阻塞,继而引起相应组织器官的功能障碍,甚至还可引起全身功能障碍。

2.炎症的全身反应 炎症的全身反应主要有发热、白细胞变化、单核巨噬细胞系统细胞增生,严重时还可有实质器官的功能障碍。

1)发热 炎症性疾病,特别是急性炎症常常伴有发热的症状。发热是由内、外源性致热原引起的。

(1)外源性致热原:如病毒、细菌、寄生虫等。不能直接作用于体温调节中枢,它们的主要作用是促使内源性致热原产生和释放。

（2）内源性致热原：内源性致热原主要是细胞因子如前列腺素、白细胞介素-1、肿瘤坏死因子等，是在细菌、真菌、病毒等外源性致热原的刺激下激活吞噬细胞释放的小分子物质。引起发热的机制，一般认为是内源性致热原作用于体温调节中枢，使其调定点上移所致。

2）白细胞变化　炎症特别是急性炎症时，血液中某些白细胞不同程度增多，具有重要的防御意义。可能是骨髓受病毒、细菌毒素等致炎因子刺激所致。

3）单核巨噬细胞系统细胞增生　单核巨噬细胞系统细胞增生是炎症防御反应的表现。炎区的病原体、抗原性物质和组织崩解产物等可经局部淋巴管进入附近淋巴结或经血液到达其他单核巨噬细胞系统，使单核巨噬细胞系统出现不同程度的增生性反应，表现为局部淋巴结肿大或肝、脾肿大。

4）实质器官的功能障碍　比较严重的炎症，因局部血液循环障碍、发热、病原微生物及其释放的毒素作用，患者心、肝、肾等实质器官可出现不同程度的变性、坏死，发生功能障碍。如肝炎时，由于肝细胞水肿及溶解坏死，常常出现肝功能障碍。

二、急性炎症

急性炎症是临床上最常见的炎症类型，在病变过程中主要有三方面的改变：血流状态改变、血管通透性增加、白细胞渗出等。

（一）基本病变过程

1.血流状态改变　致炎因子作用于局部组织时，可迅速出现细动脉短暂收缩，随后扩张并伴血流加速，血流量增加，形成炎性充血；同时，局部毛细血管和小静脉进一步扩张，通透性升高，血浆液体渗出，血液浓缩，黏滞度增加，血流减慢，血液淤积，以致血流停滞，白细胞可游出管壁（图 5-14）。

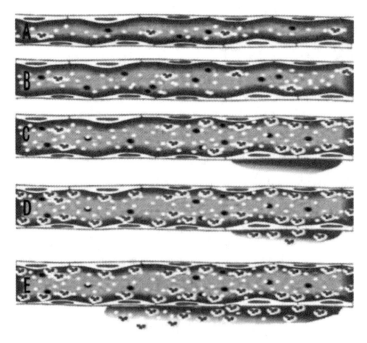

图 5-14　急性炎症时血流状态改变

A,正常血流；B,血管扩张,血流加快；C,血管进一步扩张,血流开始变慢,血浆渗出；

D,血流变慢,白细胞游出；E,血流显著变慢,白细胞游出细胞外,红细胞漏出

2 血管通透性增加 在炎症介质的作用下,炎症局部组织的毛细血管和小静脉进一步扩张,管壁通透性升高,使富含蛋白质的血浆液体大量渗出,此时渗出的液体称为渗出液。渗出液在组织间隙可形成炎性水肿。渗出液具有重要的防御作用,主要表现如下。①渗出的液体可以稀释毒素及有害物质,以减轻对局部组织的损伤。②给局部组织细胞带来营养物质,并运走代谢产物。③渗出液中含有抗体、补体,有利于消灭病原体。④渗出的纤维蛋白交织成网,阻止病原体的扩散,有利于白细胞的游走和吞噬,还可作为组织修复的支架。⑤渗出液中的病原体可随淋巴液带至局部淋巴结,以刺激机体的免疫反应。

3. 白细胞渗出 炎症时,除了液体成分的渗出外,还可有各种白细胞的渗出。白细胞的渗出是炎症反应的重要形态学特征,是炎症防御反应的主要表现。渗出于血管外的白细胞,称为炎症细胞。渗出的炎症细胞聚集于炎症病灶的现象,称为炎症细胞浸润。

(1)白细胞渗出过程:①边集与附壁:随着血管扩张、血管通透性增加和血流减缓,白细胞进入边流,靠近血管壁,并沿内皮滚动,最后黏附于血管内皮细胞上。②游出:附壁的白细胞在内皮细胞连接处伸出伪足,以阿米巴运动方式穿过内皮间隙、基底膜到达血管外;白细胞的游出是一个主动过程,各种白细胞均以同样方式游出,但以中性粒细胞游出最快,淋巴细胞运动能力最差。不同类型的炎症,由于致炎因子不同,游出的白细胞种类不尽相同。如化脓性感染以中性粒细胞渗出为主。病毒感染以淋巴细胞渗出为主,超敏反应或寄生虫感染以嗜酸性粒细胞渗出为主。③趋化作用:某些化学物质能使游出血管壁的白细胞主动向炎症部位定向移动,称为趋化作用。

(2)白细胞在炎症局部的作用:白细胞到达炎症局部后发挥其吞噬、消化病原体及其他异物的作用。具有较强吞噬能力的是中性粒细胞和巨噬细胞。

(3)炎症细胞的种类、主要作用和临床意义如下。

①中性粒细胞:来自血液。胞核杆状或分叶状。胞质中含有中性颗粒即溶酶体,溶酶体中含有多种酶。中性粒细胞有较强的运动能力,游出早而且快,故常出现在急性炎症、炎症早期及化脓性炎症。

②单核细胞和巨噬细胞:单核细胞来自血液,巨噬细胞来自结缔组织、肝、脾、淋巴结和肺。巨噬细胞具有很强的吞噬能力,可以吞噬中性粒细胞不能吞噬的较大病原体、坏死组织碎片、异物、抗原抗体复合物等,又称为大吞噬细胞。

③淋巴细胞和浆细胞:淋巴细胞来自血液及局部淋巴组织,核圆形深染,胞质极少。淋巴细胞运动能力最弱,无趋化性,也无吞噬作用,是参与免疫反应的主要细胞。常出现在病毒感染和慢性炎症中。淋巴细胞分为 T 细胞和 B 细胞两类。

④嗜酸性粒细胞:来自血液,嗜酸性粒细胞运动能力弱,有一定的吞噬能力,可吞噬抗原抗体复合物。主要见于炎症的后期、寄生虫感染及某些变态反应性炎症。

⑤嗜碱性粒细胞和肥大细胞:嗜碱性粒细胞来自血液,肥大细胞主要分布于结缔组织和血管周围。这两种细胞胞质中均含有粗大的嗜碱性颗粒。脱颗粒后,可释放出肝素、组胺等;这两种细胞多见于变态反应性炎症。

(4)白细胞在局部的作用可总结为吞噬作用、免疫作用、组织损伤作用。

(二)炎症的分类

任何炎症都有变质、渗出和增生这三个基本病理变化,但往往以其中一种基本病理变化为主。故可将炎症分为变质性炎、渗出性炎、增生性炎三类。急性炎症往往表现为变质性炎和渗出性炎。

1. 变质性炎 以组织细胞变性、坏死为主的炎症称为变质性炎。其病变特点是炎症局部以变质为主,呈急性经过,在一定条件下也可迁延为慢性炎症。常发生于实质性器官,并可出现明显的器官功能障碍。如病毒性肝炎、流行性乙型脑炎等。

2. 渗出性炎 以渗出改变为主的炎症称为渗出性炎。渗出性炎是临床最常见的炎症类型。根据渗出物的主要成分和病变特点,将渗出性炎分为浆液性炎、纤维素性炎、化脓性炎和出血性炎。

(1) 浆液性炎:以浆液渗出为主的炎症。渗出的液体主要是以白蛋白为主的血清,其间混有少量的白细胞和纤维蛋白。常发生于黏膜、浆膜、滑膜、皮肤和疏松结缔组织等处。黏膜的浆液性炎,如感冒初期,鼻黏膜排出大量浆液性分泌物;毒蛇咬伤后,常出现局部疏松组织明显的水肿;浆膜的浆液性炎,如结核分枝杆菌感染时引起的结核性胸膜炎常形成浆膜腔积液。浆液性炎病变一般较轻,容易消退。

(2) 纤维素性炎:渗出物中含有大量的纤维蛋白原,继而形成纤维蛋白,即纤维素。常见于黏膜、浆膜和肺。发生在黏膜的纤维素性炎又称为假膜性炎。渗出的纤维素、中性粒细胞和坏死的黏膜组织以及病原微生物混合在一起,形成一层灰白色的膜状物覆盖在黏膜表面,此膜称为假膜。有的假膜覆着牢固,不易脱落(如咽白喉),称为固膜性炎;有的假膜附着不牢固,易脱落(如气管白喉),称为浮膜性炎,脱落的假膜易引起窒息。浆膜发生的纤维素性炎常见于心包膜和胸膜。心包膜的纤维素性炎,渗出的纤维素随着心脏搏动形成绒毛状覆盖于心脏表面,故称"绒毛心"(图5-15),渗出物少可被吸收,渗出物过多不易被吸收,则被机化导致心包腔粘连。

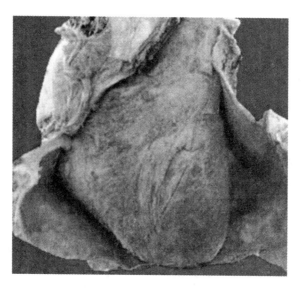

图5-15 绒毛心
在心包脏层表面可见大量纤维素渗出呈绒毛状

发生于肺的纤维素性炎见于大叶性肺炎,肺泡腔内有大量渗出的纤维素,纤维素网眼中可见中性粒细胞,并造成肺实变,患者常出现呼吸困难等症状。

(3) 化脓性炎:渗出物中以中性粒细胞渗出为特征,同时伴有不同程度组织坏死和脓液形成,多由化脓性细菌(链球菌、葡萄球菌、大肠杆菌、脑膜炎球菌等)感染引起。脓性渗出物称为脓液,脓液是一种混浊的灰黄色或黄绿色的凝乳状液体,脓液的主要成分为变性、坏死的中性粒细胞,称为脓细胞。除脓细胞外,还含有细菌、坏死组织和少量浆液。其多呈急性过程,但有时也可呈慢性经过。根据其发生的原因、部位、病变特征不同,分为以下三种类型。

①表面化脓和积脓:黏膜的化脓性炎,脓性渗出物主要向黏膜表面渗出,称为表面化脓;若发生在浆膜、胆囊和输卵管时,脓液不能排出则蓄积在浆膜腔、胆囊和输卵管腔内(图5-16),称为积脓。

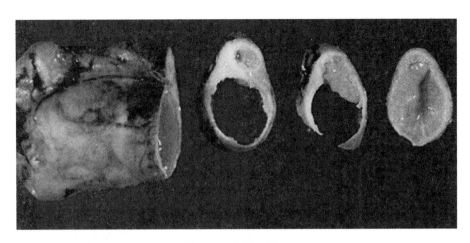

图 5-16　输卵管积脓

②蜂窝织炎：疏松结缔组织的弥漫性化脓性炎症，常发生于皮肤、阑尾和肌肉。多由溶血性链球菌引起。溶血性链球菌可分泌透明质酸酶和链激酶，此酶可溶解结缔组织中的透明质酸和纤维素；因此，细菌易于在组织内扩散，并沿着组织间隙和淋巴管向周围蔓延，与周围正常组织分界不清。

③脓肿（abscess）：为局限性化脓性炎，其主要特点是组织发生溶解坏死，形成充满脓液的腔，即脓腔。多发生于皮下组织、肺、肝、脑等处，多由金黄色葡萄球菌引起。如果脓肿较小可逐渐吸收愈合；脓肿较大则需切开排脓。

▶▶▶课堂互动

请学生思考一下脓液的成分是什么？

疖（furuncle）是毛囊、皮脂腺及周围组织发生的脓肿；痈（carbuncle）是多个疖的融合，患者全身中毒症状明显，必须及时切开引流，才能修复愈合。

（4）出血性炎（hemorrhagic inflammation）：炎症病灶的血管损伤严重，渗出液中含有大量红细胞。常见于毒力很强的病原微生物感染，如流行性出血热、鼠疫等传染病。

（三）急性炎症的结局

多数急性炎症会痊愈，少数会迁延为慢性炎症，极少数会蔓延扩散到全身。

1. 痊愈　多数情况下，当机体抵抗力强或经过适当治疗时，病原微生物被消灭，炎症区坏死组织和渗出物被溶解、吸收，组织周围健康细胞的再生可以完全恢复其以前的结构和功能；如炎症灶内坏死范围较大，或渗出的纤维素较多，不易完全溶解吸收，则有肉芽组织增生，瘢痕修复。

2. 迁延不愈　若机体抵抗力低下或治疗不彻底，致炎因子短期内不能被彻底清除而持续作用于机体时，导致炎症经久不愈，可转变为慢性炎症，病情可时轻时重。

3. 蔓延扩散　当机体抵抗力低下或病原微生物数量多、毒力强时，病原微生物可在机体内大量生长繁殖，炎症可沿组织间隙、器官的自然管道或血管或淋巴管向周围或全身蔓延，造成炎症的蔓延扩散。

（1）局部蔓延：炎症区域的病原微生物可沿组织间隙或器官的自然管道向周围组织和器官蔓延扩散。如肾结核可沿泌尿路扩散至输尿管和膀胱。

（2）淋巴道播散：病原微生物侵入淋巴管，可引起淋巴管炎，随淋巴液到达局部淋巴结，引起淋巴管和局部淋巴结炎。常表现为局部淋巴结肿大、质硬和压痛。如足部被毒蛇咬伤后，下肢因淋巴管炎可出现红线，腹股沟淋巴结也可因炎症肿大，伴有疼痛。淋巴道的变化有时可限制炎症的蔓延,但感染严重时,病原微生物可经淋巴道入血,引起血道播散。

(3) 血道播散:病原微生物及其毒素侵入或吸收入血,可引起菌血症、毒血症、败血症和脓毒败血症。

①菌血症:细菌由局部病灶侵入血液,但无明显的全身中毒症状,可从血液中查到细菌,称为菌血症。多见于炎症性疾病的早期,如大叶性肺炎。侵入的细菌可被肝、脾、淋巴结等的巨噬细胞吞噬。

②毒血症:细菌的毒素或毒性代谢产物吸收入血,称为毒血症,但血培养细菌为阴性。临床上常出现寒战、高热、休克等全身中毒症状,同时伴有心、肝、肾等实质细胞变性或坏死,严重者可出现中毒性休克。

③败血症:细菌入血并在血液中大量生长繁殖可产生毒素,引起全身中毒症状,称为败血症;同时伴有皮肤和黏膜的多发性出血点以及脾、淋巴结肿大等,严重患者可因中毒性休克而死亡。败血症的血培养常可查到细菌。

④脓毒败血症:化脓性细菌引起的败血症。脓毒败血症时化脓性细菌随血流到达全身,除可引起败血症的症状外,可见在皮下、软组织和肺、肝、肾、脑等多处组织器官引起多发性栓塞性脓肿。脓肿的中央小血管中常可见到细菌菌落。

三、慢性炎症

慢性炎症的病程较长,一般数月至几年以上。炎症发生缓慢,可一开始即为慢性炎症,也可由急性炎症迁延而来,或由于致炎因子的刺激较轻而长时间存在,一开始即呈慢性经过,如结核病。局部病变以增生为主,变质和渗出变化较轻微。以淋巴细胞、浆细胞和单核细胞浸润为主。根据细胞增生成分及病变特点不同,慢性炎症可分为一般性慢性炎症和肉芽肿性炎。

(一) 一般性慢性炎症

一般性慢性炎症主要表现为血管内皮细胞、成纤维细胞、组织细胞增生,并伴有慢性炎症细胞(淋巴细胞、浆细胞、单核细胞)浸润,同时伴有实质细胞、被覆上皮细胞、腺上皮细胞增生。

(二) 肉芽肿性炎

以肉芽肿的形成为主要病变特点的炎症,称为肉芽肿性炎或炎性肉芽肿。肉芽肿时以巨噬细胞及其演化细胞增生为主而形成边界清楚的结节性病灶。

根据致炎因子种类及发病机制不同,所形成的肉芽肿的形态也不同,分为以下类型。

1. 感染性肉芽肿 由病原微生物感染引起的肉芽肿。如风湿性肉芽肿(即风湿小体)、结核性肉芽肿(即结核结节)、伤寒肉芽肿(即伤寒小结)、血吸虫病(慢性虫卵结节)及梅毒肉芽肿等。

2. 异物性肉芽肿 由手术缝线、滑石粉等异物引起的肉芽肿性病变,在异物的周围常有增生的巨噬细胞、异物型多核巨噬细胞、成纤维细胞及多少不等的淋巴细胞包绕,形成结节状病灶。

3. 炎性息肉 在致炎因子的长期刺激下,局部黏膜上皮、腺体及肉芽组织增生形成向黏膜表面突出、根部带蒂的肿物,称为炎性息肉。常见的有鼻息肉、宫颈息肉、肠息肉等。

4. 炎性假瘤 炎性假瘤是指局部组织炎性增生形成边界清楚的肿瘤样团块。肉眼和 X 线表现与肿瘤相似,需注意与肿瘤鉴别。

点滴积累

炎症是具有血管系统的活体组织对致炎因子所致局部损伤的防御性反应,是损伤、抗损伤和修复同时存在的综合过程,其中血管反应是炎症过程的中心环节。炎症的基本病理变化为变质、渗出和增生。当炎症发生时,局部表现为红、肿、热、痛和功能障碍的症状,同时常常伴有发热、白细胞计数升高等全身反应。炎症导致的渗出液和因为血液循环障碍引起的漏出液之间有着显著的区别。炎症根据发生的缓急和持续时间的长短,分为超急性炎症、急性炎症、亚急性炎症和慢性炎症四种类型。根据其基本病理变化不同又可将炎症分为变质性炎、渗出性炎和增生性炎,其中渗出性炎临床工作中更为多见。损伤和抗损伤斗争的结果决定炎症的结局,因此炎症的结局会出现痊愈、迁延不愈或转为慢性炎症及蔓延扩散。

第四节 休 克

休克指机体在严重失血失液、感染、创伤等强烈致病因素作用下,有效循环血量急剧减少、组织血液灌流量严重不足,以致重要生命器官和细胞功能代谢障碍及结构损害的全身性病理过程。若不及时抢救,可因器官功能衰竭和组织细胞的不可逆损伤引起死亡。

一、休克的病因和分类

(一)休克的病因

导致休克发生的病因很多,临床上亦有多种分类方法。按病因可分为以下几类。

1.失血与失液性休克 大量失血可引起失血性休克,见于外伤引起的大出血、消化性溃疡出血、食管静脉曲张破裂、妇产科疾病出血等。休克发生与否,取决于失血的量和速度。剧烈呕吐、腹泻及大汗淋漓、糖尿病时的多尿等均可导致大量体液丢失,引起血容量和有效循环血量锐减而发生休克。

2.烧伤 大面积烧伤除伴有大量血浆渗出,有效循环血量锐减,同时还有疼痛,可引起烧伤性休克。

3.严重创伤 严重创伤时,机体可因剧烈的疼痛刺激和失血而导致创伤性休克。尤其是在自然灾害、意外事故和战争时期中多见。

4.严重感染 严重感染可引起感染性休克。革兰阴性菌感染引起的休克中,其内毒素的有效成分脂多糖(LPS)起重要促进作用。

5.过敏 注射某些药物、血清制剂或疫苗,甚至进食某些食物、接触某些物品可引起外周小血管扩张,导致回心血量减少,有效循环血量降低而引起休克。如青霉素过敏性休克。

6.强烈的神经刺激 强烈的神经刺激可导致神经源性休克,常见于剧烈疼痛、高位脊髓损伤或麻醉、中枢镇静药使用过量引起的血管运动中枢抑制。患者血管平滑肌舒张、血管床容积增大、总外周阻力降低、回心血量减少,血压下降。

知识链接 5-7

(二)休克的分类

1.按病因分类 按休克的病因可将休克分为失血性休克、失液性休克、创伤性休克、烧伤性休克、感染性休克、过敏性休克、神经源性休克、心源性休克等。按病因分类有助于及时消除病因,在临床上应用广泛。

2.按休克的始动环节分类 尽管导致休克的原因很多,但均是通过血容量减少、血管床容积增大和心输出量急剧降低这三个始动发病学环节使有效循环血量锐减,组织灌流量减少。它们是休克发生的共同基础。

根据始动环节不同将休克分成以下三种类型。

(1)低血容量性休克:由血容量减少引起的休克。主要包括失血、失液性休克、烧伤性休克及创伤性休克等。低血容量性休克在临床上常表现为"三低一高",即中心静脉压、心输出量、动脉血压降低,而总外周阻力增高。

(2)血管源性休克:由于外周血管扩张,血管床容积扩大,大量血液淤滞在扩张的小血管内,使有效循环血量减少而引起的休克。

(3)心源性休克:由于心脏泵血功能衰竭,心输出量急剧减少,有效循环血量和微循环灌注量显著下降所引起的休克;如得不到及时有效的救治,死亡率极高。其病因可分为心肌源性和非心肌源性,心肌源性的休克见于心肌梗死、心肌病、严重的心律失常等疾病;非心肌源性的休克如急性心脏压塞、张力性气胸等,均导致心输出量下降,不能维持正常的组织灌流,统称为心源性休克。

二、休克的发生和发展机制

组织微循环急剧减少是休克发生和发展的主要病理学基础。不同类型休克的发生和发展过程有所差异,但总的说来有一定的阶段性。以典型的失血性休克为例,根据微循环的变化特点,一般将休克分为三期:微循环缺血期、微循环淤血期、微循环衰竭期。休克在不同时期,有不同的临床表现。这些临床表现与有效循环血量减少和微循环障碍的程度有关。

1.微循环缺血期 微循环缺血期是休克发生和发展过程的早期阶段,以机体代偿为主,又称为休克代偿期,亦称休克早期。

(1)微循环变化的特点:①小动脉、微动脉、后微动脉、毛细血管前括约肌、微静脉和小静脉持续收缩,尤其是毛细血管前阻力血管收缩更明显,前阻力增加。②大量真毛细血管网关闭,真毛细血管网血流量减少,血流流速减慢。因开放的毛细血管数减少,血流主要通过直捷通路和开放的动-静脉短路回流。③此期微循环灌流特点:少灌少流,灌少于流,组织呈缺血缺氧状态,故称微循环缺血期(图5-17)。

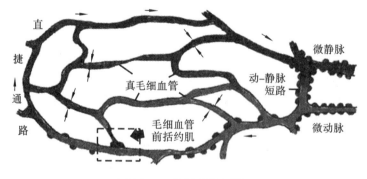

图 5-17 微循环缺血期

(2)微循环缺血的机制:各种导致休克的病因作用于机体时,机体立即启动代偿反应,这些代偿反应涉及神经-体液机制。

神经-体液机制如下。感染性休克的内毒素刺激,创伤性休克和烧伤性休克时的疼痛刺激,可直接引起交感神经兴奋;低血容量以及心源性休克时,心输出量减少,动脉血压下降,使减压反射受抑而引起交感神经兴奋。休克早期还产生大量缩血管体液因子,它们在导致微血管痉挛和组织缺血缺氧中发挥了重要作用。

NOTE

（3）临床表现和代偿意义。

临床表现：此期患者表现为脸色苍白、四肢湿冷、尿量减少、脉搏细速、动脉血压可正常或略降低，但脉压减小、神志清楚。

代偿意义：①血液重新分布：血液重新分布，保证了心、脑等重要器官的血液供应。这是由于脑血管交感缩血管神经纤维分布少，α受体密度低，血管收缩不明显；而冠状动脉以β受体为主，且在交感神经兴奋、心脏活动增强时，代谢产物中的扩血管物质增多，使血管非但不收缩反而扩张所致。②"自身输血"：毛细血管后微静脉和小静脉收缩，肝脾储血库紧缩可迅速而短暂地减少血管床容积，增加回心血量，这种代偿起到"自身输血"的作用，使机体有效循环血量得以补充，进而提高心输出量。③"自身输液"：由于微动脉、后微动脉和毛细血管前括约肌比微静脉对儿茶酚胺更为敏感，导致毛细血管前阻力大于后阻力，促使组织液回流进入血管，起到"自身输液"的作用，可增加回心血量和循环血量。④维持动脉血压：交感-肾上腺髓质系统兴奋，增强心肌收缩力，全身小动脉收缩，增加外周血管阻力；再加上"自身输血、自身输液"的作用，回心血量增加。

知识链接 5-9

休克早期是可逆的，应尽早去除休克病因，及时补充血容量，恢复有效循环血量，防止休克继续进展。如果在此阶段没有得到有效的救治，休克将进入微循环淤血期。

2. 微循环淤血期 微循环淤血期又称休克进展期，此期休克早期的代偿作用丧失。

（1）微循环变化的特点：①微循环对儿茶酚胺的反应性降低，此期微动脉、后微动脉和毛细血管前括约肌收缩性减弱甚至扩张，血液大量涌入真毛细血管网。②微静脉表现为扩张，血流减慢，红细胞和血小板聚集，白细胞滚动、附壁、嵌塞、血黏度增加，毛细血管后阻力大于前阻力。③此期微循环灌流特点：多灌少流，灌大于流，毛细血管血液淤滞处于低灌流状态，组织细胞出现严重的淤血性缺氧（图5-18）。

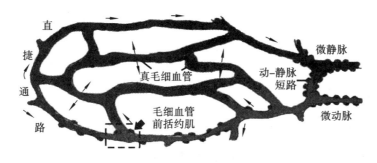

图 5-18 微循环淤血期

（2）微循环淤血的机制。

①酸中毒：在酸性条件下，微动脉、毛细血管前括约肌对儿茶酚胺的反应性降低。尽管此期交感神经持续兴奋，血浆儿茶酚胺浓度进一步增高，但微血管却由收缩转向舒张。②长期缺血缺氧、酸中毒可刺激肥大细胞释放组胺增多，组胺通过 H2 受体使微循环扩张从而导致毛细血管前阻力剧降而后阻力降低不明显甚至升高，导致大量血液淤滞在微循环。同时组胺可使毛细血管通透性增加，造成大量血浆渗出，血液浓缩，增加微循环障碍。③内毒素的作用：肠源性内毒素及细菌转位入血，内毒素可促进一氧化氮（NO）释放引起血管扩张，通透性增加。④内脏缺氧，可产生心肌抑制因子，抑制心肌收缩。

（3）主要临床表现：①休克进展期患者的血压进行性下降，心搏无力、心音低钝、脉搏细速、神志淡漠甚至昏迷；②肾血流量严重不足，出现少尿甚至无尿；③微循环淤血，皮肤黏膜发凉，出现发绀或花斑。

休克进展期机体由代偿向失代偿发展，失代偿初期经积极救治仍属可逆，故又称可逆性失代偿期。但若持续时间较长，则进入休克难治期。

3.微循环衰竭期 微循环衰竭期即休克的晚期,又称为DIC期或休克难治期。

(1)微循环变化的特点:此期微血管麻痹性扩张,毛细血管大量开放,微循环中可有微血栓形成,微循环血流停止,不灌不流,组织得不到氧和营养物质供应。故此期称为微循环衰竭期(图5-19)。

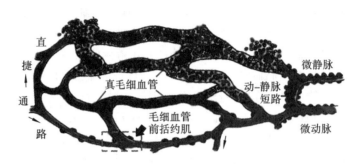

图 5-19　微循环衰竭期

(2)微循环衰竭的机制:由于缺氧和酸中毒进一步加重,微血管对血管活性物质可失去反应而麻痹性扩张,微血管淤血继续加重,血流更加缓慢,血小板和红细胞凝集,从而导致微循环内大量微血栓形成,此时微循环的大量微血栓可阻塞微循环通路,使回心血量减少;随后由于凝血因子耗竭,继发纤溶系统活性亢进,可有明显出血,导致循环血量进一步减少;组织、细胞可因严重缺氧和酸中毒而发生变性、坏死,导致生命重要器官(心、脑、肾等)功能代谢障碍。

(3)临床表现:①血管反应性进行性下降,血压进行性下降,脉搏细速,中心静脉压降低,静脉塌陷,出现循环衰竭。②毛细血管无复流:白细胞黏着、嵌塞,毛细血管内皮细胞肿胀和并发DIC微血栓堵塞管腔等是毛细血管无复流和休克难治的重要原因。③器官功能障碍:微循环淤血不断加重和DIC的发生,使器官栓塞梗死,全身微循环灌流严重不足,细胞损伤乃至坏死。

▶▶▶课堂活动
休克早期有何代偿方式及意义?

三、休克时机体的代谢和功能变化

休克时由于组织灌流量严重不足导致组织严重缺氧,ATP生成不足,造成组织损伤,功能降低,甚至导致主要器官功能障碍甚至衰竭。如急性肾衰竭、急性呼吸衰竭是休克患者主要的死亡原因。现将机体主要器官系统功能障碍简述如下。

(一)肾功能的变化

休克时最易损伤的器官是肾脏,由休克导致的急性肾衰竭又称为休克肾。急性肾衰竭在临床上表现为少尿、无尿,同时伴有高钾血症、代谢性酸中毒和氮质血症。休克早期发生的急性肾衰竭,以肾灌流量不足,肾小球滤过减少为主要原因。及时恢复有效循环血量,肾血液灌流得以恢复,肾功能即立刻恢复,故称为功能性急性肾衰竭;如果休克持续时间延长,可因严重肾缺血而发生急性肾小管坏死,导致器质性急性肾衰竭。

(二)肺功能的变化

严重休克患者,晚期可出现进行性缺氧和呼吸困难,造成低氧血症性呼吸困难,进而发生急性呼吸衰竭,即急性呼吸窘迫综合征(ARDS)。临床表现为进行性呼吸困难和低氧血症,甚至因ARDS而死亡。肺的主要病理变化以淤血、水肿、出血、肺不张、肺泡透明膜形成为特征,称为休克肺。

（三）心功能的变化

休克患者除心源性休克伴有原发性心功能障碍外,其他类型的休克早期由于机体的代偿,能够维持冠状动脉血液灌注量,心功能一般不会受到明显影响。但随着休克的发展,在休克发展到严重阶段可出现心功能下降,心输出量减少,严重者发生心力衰竭。休克持续时间越久,心功能障碍越严重,休克越趋恶化。

（四）脑功能的变化

休克早期,由于代偿可保证脑的血液供应,脑没有明显的功能障碍表现,只有一定程度的烦躁和兴奋。休克中晚期,血压进行性下降,脑的血液供应不足,再加上出现DIC,加重脑循环障碍,患者神志淡漠,甚至昏迷。缺血还可使脑血管壁通透性增高,引起脑水肿和颅内压升高,严重者可形成脑疝,压迫生命中枢,导致患者死亡。

（五）胃肠道功能的变化

休克患者胃肠道的变化主要有胃黏膜损害、肠缺血和应激性溃疡。临床表现为腹痛、消化不良、呕血和黑便等。

（六）肝功能的变化

休克时常有肝功能障碍,主要表现为黄疸和肝功能不全,肝性脑病的发生率不高。肝功能的代偿能力较强,有时虽有肝的形态改变,但生化指标仍可正常,肝功能障碍不容易被临床常规检验发现。

第五节 休克的防治原则

休克的防治原则包括病因学防治和发病学治疗两个方面。

一、病因学防治

病因学防治主要是积极防治引起休克的原发病,如创伤、感染等始动因素,及时做好止血、镇痛,控制感染病灶,及时清创,正确且及时使用抗生素。

二、发病学治疗

（1）改善微循环:补充血容量,提高心输出量和改善组织灌流;纠正酸中毒;合理应用血管活性药物。

（2）改善细胞代谢。

（3）防治器官功能障碍与衰竭。

点滴积累

休克是机体在各种强烈致病因素作用下,引起的有效循环血量急剧减少,组织血液灌流量严重不足,以致细胞损伤、各重要生命器官功能代谢严重障碍的全身性病理过程。尽管导致休克的原因很多,但通过血容量减少、血管床容积增大和心输出量急剧降低这三个始动环节使有效循环血量锐减,是休克发生的共同基础。根据微循环变化的特点,休克可以分为三期:微循环缺血期、微循环淤血期、微循环衰竭期。在休克发生和发展过程中,各期变化有其特点和发生机制,但不能截然分开,也不是所有的休克都依次经历上述三期变化。在休克过程中,可引起肾、肺、心、脑等一个或多个重要器官功能障碍。

第六节 肿 瘤

肿瘤是一类常见病和多发病,严重危害着人类的健康和生命,特别是恶性肿瘤。近年来,我国恶性肿瘤的发病率和死亡率呈明显上升趋势。

一、肿瘤的概念

知识链接 5-10

肿瘤是机体在各种致瘤因素作用下,局部组织的细胞异常增生而形成的新生物,常表现为局部肿块。导致肿瘤形成的细胞异常增生称为肿瘤性增生。肿瘤性增生常表现为机体局部的肿块,而临床上表现为"肿块"者也并非都是真正的肿瘤。在某些生理状态下以及在损伤修复和炎症等病理状态下,机体细胞或组织常有增生,甚至可以形成"肿块",但其并非肿瘤,这种增生称为非肿瘤性增生。肿瘤性增生不受机体控制,能无限生长,新生的肿瘤细胞分化不成熟,与机体不协调;而非肿瘤性增生则始终处于机体的调控之下,增生细胞分化成熟,为集团的正常细胞,其增生程度和机体协调一致。因此,区分肿瘤性增生和非肿瘤性增生在临床上的意义重大。

二、肿瘤的特征

一般病理学诊断主要根据肿瘤的大体(肉眼)形态、组织(光镜)结构和超微形态等,确定病变是否为肿瘤、肿瘤的性质(良、恶性)以及类型等,主要依靠镜下组织结构特点的变化来判断。

(一)肿瘤的大体形态

肿瘤的形状多样,受发生部位、组织来源及其性质等多种因素的影响。肉眼主要从肿瘤的数目、大小、形状、颜色、质地和包膜等方面进行观察。

1.数目 肿瘤数目不等,多数为单发瘤;但也可同时或先后发生多个原发性肿瘤。如消化道的癌,多为单发;家族性息肉状肠腺瘤,可以多达数百个肿瘤。

2.大小 肿瘤的大小差别很大,与患者就诊早晚、肿瘤性质、生长速度和发生部位有关。早期肿瘤体较小,肉眼观察不到,需在显微镜下才能观察到(如原位癌和甲状腺的隐匿癌等)。良性肿瘤生长时间较长,可以长得较大,重量可达数千克甚至数十千克,如发生在卵巢的囊腺瘤。而恶性肿瘤生长一般比较迅速,常常较快发生转移或者导致患者死亡,一般体积不大。

3.形状 肿瘤的形状多种多样,因肿瘤组织类型、发生部位、生长方式和性质的不同而异。如乳头状、菜花状、绒毛状、蕈状、息肉状、结节状、分叶状、囊状、浸润性包块状、弥漫性肥厚状和溃疡状等(图 5-20)。

4.颜色 肿瘤的颜色取决于起源组织、血供情况、色素沉积、有无出血及坏死,但一般与其来源的正常组织相似。例如,脂肪瘤呈黄色;纤维组织瘤呈灰白色;血管瘤常呈红色;黑色素瘤呈黑色。

5.质地 不同类型的肿瘤质地不同。肿瘤的质地主要与肿瘤的种类、肿瘤细胞与间质的比例等有关。如脂肪瘤和血管瘤一般比较软,乳腺癌的质地较硬。

(二)肿瘤的组织结构

肿瘤的组织结构可分为实质和间质两个部分。认识肿瘤的组织结构是进行肿瘤组织病理学诊断的主要依据。

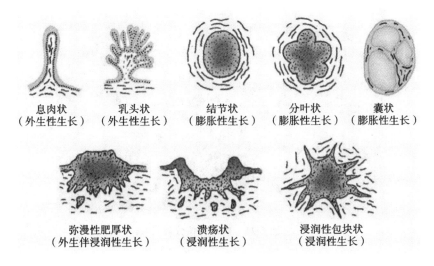

息肉状	乳头状	结节状	分叶状	囊状
（外生性生长）	（外生性生长）	（膨胀性生长）	（膨胀性生长）	（膨胀性生长）

弥漫性肥厚状	溃疡状	浸润性包块状
（外生伴浸润性生长）	（浸润性生长）	（浸润性生长）

图 5-20 肿瘤的形状和生长方式

1. 实质（parenchyma） 实质由肿瘤细胞构成，为主要成分，决定着肿瘤的生物学特性及其对机体的影响。根据肿瘤的实质可以确定肿瘤的组织起源，判断肿瘤的性质、肿瘤的类型以及肿瘤的分化程度等。肿瘤的实质一般只有一种成分，但个别肿瘤可以含有两种甚至多种实质成分。如乳腺纤维腺瘤中增生的纤维组织和腺组织均为肿瘤的实质成分，畸胎瘤含有 3 个胚层来源的多种肿瘤实质成分。

2. 间质（stroma） 间质主要由结缔组织和血管组成，不具有特异性。间质对肿瘤实质起支持和营养作用。肿瘤间质内常有一定数量的淋巴细胞浸润，提示机体对肿瘤组织有免疫反应，预后可能较好。

（三）肿瘤的异型性

肿瘤在细胞形态和组织结构上，与其来源的正常细胞或组织存在不同程度的差异，这种差异称为异型性。肿瘤组织和细胞异型性越大，其成熟程度和分化程度越低；而异型性越小，分化程度越高。肿瘤的异型性和分化程度的大小是判断肿瘤性质和恶性肿瘤的恶性程度较重要的依据。

1. 肿瘤组织结构的异型性 肿瘤组织在空间排列方式上与其来源的正常组织存在的差异称为肿瘤组织结构的异型性。良性肿瘤组织的异型性不明显，主要表现为不同程度的组织结构异型性。恶性肿瘤的组织结构的异型性和细胞异型性都比较明显，排列紊乱，大小不一，失去正常的层次和结构。

知识链接 5-11

2. 肿瘤细胞的异型性 良性肿瘤细胞的异型性小，一般与其起源的正常细胞相似，恶性肿瘤细胞有高度的异型性。形态结构特征如下。

（1）肿瘤细胞的多形性：肿瘤细胞形态及大小不一，一般体积较大，可以出现瘤巨细胞，如细胞可呈圆形、卵圆形、梭形、多边形等。

（2）肿瘤细胞核的多形性：核的体积增大，核质比增大，可出现双核、多核；核染色深；核分裂象常增多，出现病理性核分裂象，如不对称核分裂、多极性核分裂等（图 5-21）。核染色深，染色质呈粗颗粒状，分布不均匀，常堆积在核膜下，核膜显得厚，核仁明显，体积大，数目也常增多。

（3）肿瘤细胞胞质的改变：胞质因核蛋白体增多而呈嗜碱性。

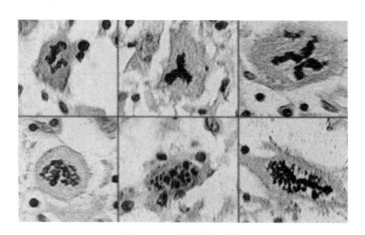

图 5-21　病理性核分裂

三、肿瘤的生长与扩散

（一）肿瘤的生长

肿瘤的生长方式主要有膨胀性生长、外生性生长和浸润性生长三种。

1.膨胀性生长　膨胀性生长是多数良性肿瘤生长的方式。随着肿瘤细胞增生,肿瘤体积逐渐增大,犹如膨胀的气球,将周围组织推开或挤压,与周围组织分界清楚,可以形成完整的包膜。位于皮下者,触诊时可以推动,手术容易摘除,切除后不易复发。

2.外生性生长　发生在体表、体腔自然管道(如消化道、泌尿生殖道)腔面的肿瘤,常向表面生长形成突起,呈乳头状、息肉状、蕈状或菜花状肿物,这种生长方式称为外生性生长。良性肿瘤和恶性肿瘤都可呈外生性生长,但恶性肿瘤在外生性生长的同时,其基底部往往也呈浸润性生长。外生性生长的恶性肿瘤,由于生长迅速,肿瘤中央部血液供应相对不足,肿瘤细胞易发生坏死脱落而形成恶性溃疡。

3.浸润性生长　为多数恶性肿瘤的生长方式。肿瘤细胞增生,侵入周围组织,像树根长入泥土一样,破坏和浸润周围组织,常不形成包膜,与周围组织没有明显界限。触诊时,肿瘤固定,活动度小。手术难以摘除干净,术后容易复发。

（二）肿瘤的扩散

恶性肿瘤不仅可以在原发部位浸润性生长、累及邻近器官或组织,而且还可以通过多种途径扩散到身体其他部位。

1.直接蔓延　恶性肿瘤细胞连续不断地沿着组织间隙、淋巴管、血管或神经束膜浸润性生长,侵入邻近器官或组织,并继续生长的现象称为直接蔓延。例如,晚期子宫颈癌可蔓延到直肠、膀胱和子宫体等部位。

2.转移　恶性肿瘤细胞从原发部位侵入淋巴管、血管或体腔,被转运到远隔部位继续生长,形成与原发瘤同样类型的肿瘤,这个过程称为转移。原来的肿瘤称为原发瘤。由转移新形成的肿瘤称为转移瘤或继发瘤。常见的转移途径有以下几种。

（1）淋巴道转移(图 5-22)：癌细胞常先经淋巴道转移,少数肉瘤细胞也可经淋巴道转移。癌细胞侵入淋巴管,随淋巴到达局部淋巴结,先聚集于边缘窦,以后累及整个淋巴结形成淋巴结转移瘤。如乳腺外上象限发生的癌常首先转移至同侧的腋窝淋巴结。局部淋巴结发生转移后,可继续转移至下一站的其他淋巴结,最后可经胸导管进入血流,可继发血道转移。

（2）血道转移：多为肉瘤的转移途径,但癌晚期经血道转移的也不少见。血道转移癌具有多发、弥漫分布、结节大小较一致、边界清楚的特点。恶性肿瘤可以通过血道转移累及许多器

NOTE

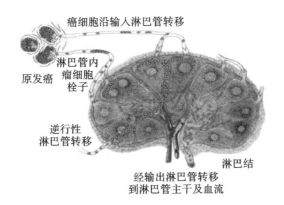

图 5-22　淋巴道转移

官,但最常转移到肺和肝。因静脉壁较薄,同时管内压力较低,故肿瘤细胞多经静脉入血,侵入血管后,随血流到达远隔器官内继续生长,形成转移瘤。侵入体循环静脉的肿瘤细胞经右心到肺,在肺内形成转移瘤,例如,骨肉瘤的肺转移,绒癌的肺转移。侵入门静脉系统的肿瘤细胞,首先发生肝的转移,例如胃肠癌的肝转移;原发性肺肿瘤或肺内转移瘤,肿瘤细胞可直接侵入肺静脉或通过肺毛细血管而进入肺静脉,经左心随主动脉血流到达全身各器官,常转移到脑、骨、肾及肾上腺等处。乳腺癌血道转移见图 5-23。

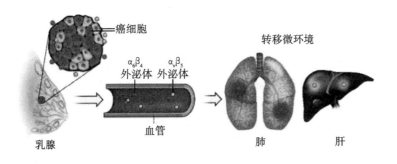

图 5-23　乳腺癌血道转移

（3）种植性转移:体腔内器官的恶性肿瘤扩散至浆膜时,肿瘤细胞可以脱落,像播种一样种植在体腔其他器官的表面,形成转移瘤。种植性转移常见于腹腔器官的恶性肿瘤。例如,胃肠道黏液癌侵及浆膜后,可种植到大网膜、腹膜、盆腔器官等处。如播种在卵巢表面浆膜再侵入卵巢,表现为双侧卵巢表面多个瘤结节,这种特殊类型的卵巢转移性肿瘤称为 Krukenberg 瘤。

四、肿瘤对机体的影响

肿瘤对机体的影响受多种因素的作用,如肿瘤的性质、部位和大小以及分级分期等。

（一）局部影响

良性肿瘤一般分化较成熟,生长缓慢,一般无浸润和转移,故其对机体的影响相对较小,主要是对周围组织的压迫和阻塞作用。这些症状的有无或者严重程度,主要与肿瘤发生部位有关。如肠道的平滑肌瘤,也可引起肠梗阻或肠套叠;但在关键部位,良性肿瘤有时也可引起严重的后果,如颅内的良性肿瘤（如脑膜瘤）,可压迫脑组织、阻塞脑室系统而引起颅内压升高等相应的神经系统症状。

恶性肿瘤分化不成熟,生长迅速,除可引起压迫、阻塞作用外,还易并发溃疡、出血,甚至穿孔等。恶性肿瘤累及局部神经,可引起顽固性疼痛,可浸润并破坏器官的结构和功能,引起功能障碍,并可发生转移,因而对机体的影响较大。

（二）全身影响

良性肿瘤除引起局部压迫和阻塞症状外,也可发生继发性改变,对机体带来程度不同的影响。如内分泌腺的良性肿瘤可分泌过多激素而引起症状,如垂体嗜酸性腺瘤,可分泌过多生长激素,引起巨人症或肢端肥大症。子宫黏膜下肌瘤常伴有浅表糜烂或溃疡,可引起出血和感染。

知识链接 5-12

恶性肿瘤的晚期患者,往往发生恶病质。恶病质是一种机体严重消瘦、无力、贫血和全身衰竭的状态,其发生机制尚未阐明,可能与许多因素有关,如患者食欲低、进食少;并发出血、感染、发热;肿瘤组织坏死产生的毒性产物引起机体的代谢紊乱;恶性肿瘤迅速生长,消耗机体大量的营养物质等。一些非内分泌腺的肿瘤,可以产生和分泌激素或激素类物质,如促肾上腺皮质激素（ACTH）、降钙素（CT）、生长激素（GH）、甲状旁腺激素（PTH）等,引起内分泌症状。这些临床症状称为异位内分泌综合征。

五、良性肿瘤与恶性肿瘤的区别

良性肿瘤和恶性肿瘤在形态特点和对机体的影响等方面都有着本质的区别。良性肿瘤一般对机体的影响较小,易于治疗,治疗效果好;恶性肿瘤危害较大,治疗措施复杂,治疗效果也不够理想。如果把恶性肿瘤误诊为良性肿瘤,就会延误治疗或治疗不彻底;如果把良性肿瘤误诊为恶性肿瘤,就可能导致不必要的治疗,使患者遭受不应有的痛苦、伤害和精神负担,甚至引起医疗纠纷。因此,区别良、恶性肿瘤,对于正确的诊断及指导肿瘤的治疗具有重要的临床意义。对于绝大多数的肿瘤,尚未发现特异性可以区别良、恶性肿瘤的单项形态学或者分子遗传学指标,目前两者的区别仍主要依据病理形态学改变,并结合生物学行为等多项指标。其中最重要的是细胞异型性、浸润与转移。现将良性肿瘤与恶性肿瘤的区别归纳如下（表 5-2）。

表 5-2　良性肿瘤与恶性肿瘤的区别

项　　目	良 性 肿 瘤	恶 性 肿 瘤
分化程度	分化好,异型性小	分化不好,异型性大
核分裂象	核分裂象无或少,不见病理性核分裂象	多,可见病理性核分裂象
生长速度	缓慢	较快
生长方式	膨胀性生长或外生性生长	浸润性生长或外生性生长
继发改变	少见	常见,如出血、坏死、溃疡
转移	不转移	常有转移
复发	不复发或很少复发	易复发
对机体的影响	较小,主要为局部压迫或阻塞	较大,破坏原发部位和转移部位的组织;坏死、出血,合并感染;恶病质

六、肿瘤的命名和分类

（一）肿瘤的命名

人体几乎所有的组织器官都可能发生肿瘤,因此肿瘤的种类繁多,命名就显得相当复杂。一般根据其组织来源或生物学行为来命名。

1.良性肿瘤的命名　一般在肿瘤的来源组织后加一"瘤"字。例如:腺上皮分化的良性肿瘤,称为腺瘤,有囊腔形成者称为囊腺瘤;平滑肌组织分化的良性肿瘤,称为平滑肌瘤。有时还结合肿瘤的形态特点命名,如呈乳头状生长并有囊腔形成的腺瘤,称为乳头状囊腺瘤。

2.恶性肿瘤的命名

(1)来源于上皮组织的恶性肿瘤统称为癌。命名是在来源组织后面加一"癌"字。例如,鳞状上皮的恶性肿瘤称为鳞状细胞癌;腺上皮的恶性肿瘤称为腺癌。

(2)来源于间叶组织的恶性肿瘤统称为肉瘤。间叶组织包括纤维组织、脂肪、肌肉、脉管、骨、软骨等组织,其命名方式是在组织名称之后加"肉瘤"二字。例如:纤维肉瘤、脂肪肉瘤、骨肉瘤。

(3)一个肿瘤中有癌的成分,同时又有肉瘤的成分,称为癌肉瘤,癌肉瘤较罕见。

(二)肿瘤的特殊命名

(1)来源于幼稚组织的肿瘤称为××母细胞瘤,如神经母细胞瘤、髓母细胞瘤和肾母细胞瘤等,多数为恶性,少数情况可为良性,如肌母细胞瘤、软骨母细胞瘤和骨母细胞瘤。

(2)少数采用习惯命名的恶性肿瘤,如白血病等。

(3)有的肿瘤以人的名字命名,如尤文(Ewing)肉瘤、霍奇金(Hodgkin)淋巴瘤。

(4)有些肿瘤以肿瘤细胞的形态命名,如透明细胞癌、肺燕麦细胞癌。

(5)有些恶性肿瘤,既不叫癌也不叫肉瘤,而直接称为"恶性××瘤",如恶性黑色素瘤、恶性畸胎瘤、恶性脑膜瘤、恶性神经鞘瘤等。

(三)肿瘤的分类

一般根据世界卫生组织(WHO)所制定的标准,以组织来源或分化方向为依据,将肿瘤分为五大类,每一类别又可分为良性与恶性两大类。常见肿瘤分类举例见表5-3。

知识链接 5-13

表 5-3 常见肿瘤分类举例

组织来源	良性肿瘤	恶性肿瘤
上皮组织		
鳞状上皮	鳞状细胞乳头状瘤	鳞状细胞癌
基底细胞		基底细胞癌
腺上皮	腺瘤	腺癌
囊腺瘤	囊腺癌	
移行上皮	移行细胞乳头状瘤	尿路上皮癌
间叶组织		
纤维组织	纤维瘤	纤维肉瘤
脂肪	脂肪瘤	脂肪肉瘤
平滑肌	平滑肌瘤	平滑肌肉瘤
横纹肌	横纹肌瘤	横纹肌肉瘤
血管	血管瘤	血管肉瘤
淋巴管	淋巴管瘤	淋巴管肉瘤
骨	骨瘤	骨肉瘤
软骨	软骨瘤	软骨肉瘤
滑膜	滑膜瘤	滑膜肉瘤
间皮	间皮瘤	恶性间皮瘤

续表

组织来源	良性肿瘤	恶性肿瘤
淋巴造血组织		
淋巴细胞		淋巴瘤
造血细胞		白血病
神经组织		
神经纤维	神经纤维瘤	神经纤维肉瘤
神经鞘细胞	神经鞘瘤	恶性神经鞘瘤
胶质细胞	胶质瘤	恶性胶质瘤
原始神经细胞		髓母细胞瘤
脑膜	脑膜瘤	恶性脑膜瘤
交感神经节	节细胞神经瘤	神经母细胞瘤
其他肿瘤		
黑色素细胞		黑色素瘤
胎盘滋养叶细胞	葡萄胎	侵袭性葡萄胎、绒毛膜上皮癌
生殖细胞		精原细胞瘤、无性细胞瘤
性腺或胚胎残件中的全能细胞	畸胎瘤	恶性畸胎瘤

七、肿瘤的病因和发病机制

（一）肿瘤的病因

肿瘤的病因十分复杂,涉及外界致癌因素和机体内部因素两个方面,而且往往多个因素交互作用。

1. 外界致癌因素

1) 物理性致癌因素　主要是各种离子辐射,包括 X 射线、γ 射线和 β 粒子、质子、中子等亚原子微粒等的辐射,以及紫外线照射。长期接触射线而又缺乏有效防护措施时,皮肤癌和白血病的发生率较一般人高。辐射能使染色体发生断裂、易位和点突变,导致癌基因激活或者肿瘤抑制基因灭活。

2) 化学性致癌因素　对动物有肯定或可疑致癌作用的化学物质很多,已证实的可达 1000 多种,其中有些可能与人类癌症有关。少数化学物质不需在体内进行代谢活化即可致癌,称为直接致癌物。多数化学物质需在体内(主要是在肝脏)代谢活化后才可致癌,称为间接致癌物。

(1) 直接化学致癌物:较少,主要是烷化剂和酰化剂。有些烷化剂,如环磷酰胺既是抗癌药物又是很强的免疫抑制剂,在抗癌的同时,尚可诱发其他恶性肿瘤(如粒细胞白血病),所以在临床用于抗肿瘤治疗时应谨慎使用。

(2) 间接化学致癌物。

①多环芳烃:此类化合物中致癌性特别强的有 3,4-苯并芘,它是煤焦油的主要致癌成分,存在于沥青、内燃机废气和烟草燃烧烟雾中。近几十年来,肺癌的发生率日益增加,与吸烟和大气污染有密切关系。此外,烟熏和烧烤的鱼、肉等食品中也含有多环芳烃,可能和某些地区胃癌的发病率较高有一定关系。

②亚硝胺类物质:可引起人类消化道的恶性肿瘤。肉类食品的保存剂与着色剂可含有亚

硝酸盐。亚硝酸盐也可由细菌分解产生。在胃内,亚硝酸盐与来自食物的二级胺合成亚硝胺。亚硝胺在变质的蔬菜、腌制的腌菜中含量较高。我国河南林县的食道癌发病率很高,与食物中的亚硝胺含量高有关。

③致癌的芳香胺类:如乙萘胺、联苯胺等,氨基偶氮染料,如过去食品工业中使用的奶油黄(二甲基氨基偶氮苯)和猩红,可引起实验性大白鼠肝细胞癌,与印染厂工人和橡胶工人的膀胱癌发生率较高亦有关。

3)生物性致癌因素 真菌毒素、黄曲霉广泛存在于霉变食品中,霉变的花生、玉米及谷类中含量较多。黄曲霉毒素可诱发肝细胞癌。人类某些肿瘤可能与病毒感染有关。可以导致动物肿瘤的病毒称为肿瘤病毒。在 DNA 病毒中,EB 病毒与鼻咽癌、伯基特淋巴瘤有关;人乳头瘤病毒与子宫颈癌、乙型肝炎病毒与肝癌之间关系密切;在 RNA 病毒中,人类 T 细胞淋巴瘤病毒与 T 细胞淋巴瘤有关。

流行病学调查和相关临床资料显示幽门螺杆菌与胃癌,特别是胃淋巴瘤的发生有关。寄生虫与某些肿瘤也有关,如日本血吸虫病与结肠癌的发生有关。

2. 机体内部因素

(1)遗传因素:一些常见肿瘤有家族聚集倾向。目前发现,视网膜母细胞瘤、肾母细胞瘤、嗜铬细胞瘤、神经母细胞瘤、结肠腺癌、乳腺癌、胃癌等均有较明显的遗传倾向或家族聚集性,应该说某些肿瘤的发生与遗传因素有着密切的关系,但是其详细机制迄今未明。对于大多数与遗传有关的肿瘤的发生而言,遗传仅是一种倾向,即由于遗传或遗传性疾病所具有的 DNA 或染色体改变,增加了人体对病毒、化学致癌物质或物理性致癌因素的敏感性,也影响了 DNA 分子的正常修复,加之某些免疫反应,进而促使肿瘤的形成。因此,在分析肿瘤发病原因上,也应适当考虑遗传因素。

(2)免疫状况:正常人体具有抗肿瘤的免疫功能,如果这种免疫功能强大,可以消灭肿瘤细胞;如果这种免疫功能减弱,在致癌因素作用下就容易发生肿瘤。所以肿瘤的发生与机体的免疫状况关系密切。当机体处于免疫抑制或免疫缺陷时,常发生淋巴系统及与病毒相关的恶性肿瘤。

(3)内分泌功能紊乱:激素是神经体液调节机体发育和功能的重要物质。各种激素对立统一,维持着动态平衡的关系。当疾病或某种外因引起内分泌功能紊乱的时候,动态平衡被打破,某些激素异常作用于相应组织器官,可导致细胞的增殖和癌变。较重要的是性激素紊乱。例如,雌性激素分泌过多易产生乳腺和子宫的肿瘤;雄性激素分泌过多易产生前列腺癌。

(4)精神因素:中医学早就认识到某些肿瘤是因七情郁结、气血凝滞而引发。不少肿瘤患者有精神创伤的历史,因此人的精神状态与肿瘤发生可能有着重要的关系。现代医学认为,各种刺激因子长期而过度地作用于中枢神经系统,导致高级神经活动功能衰退,正常的物质代谢失调,使致癌物质发挥作用,容易发生肿瘤。动物实验也发现,动物精神过度紧张也较容易诱发肿瘤。

(二)肿瘤的发病机制

目前公认肿瘤是一种基因病,细胞的恶变是细胞染色质中多种基因突变的结果。机体内部和外界的多种致癌因素,通过不同的机制导致细胞内原癌基因和抑癌基因失活,使细胞生长和分化失控,发生恶性转化。综上所述,肿瘤的发生是一个非常复杂的多步骤的过程,是多种癌基因和抑癌基因等参与的事件。目前认为肿瘤发生的基本模式如下:致癌因素引起基因损伤,激活原癌基因和(或)灭活抑癌基因,可能还累及凋亡调节基因和(或)DNA 修复基因,使细胞呈多克隆性增生,在促进因子作用下,基因进一步损伤,发展为单克隆性增生,通过演进和异质化,形成具有不同生物学特性的亚克隆,从而获得无限制生长的能力,并可浸润和发生转移。

八、常见肿瘤举例

（一）上皮组织肿瘤

上皮组织包括被覆上皮、腺上皮和导管上皮，来源于上皮的肿瘤最为常见。人体的恶性肿瘤大部分来源于上皮组织，对人类的危害甚大。

1. 良性上皮组织肿瘤

（1）乳头状瘤：由被覆上皮发生，并向表面呈外生性生长，好发于皮肤和黏膜表面的良性肿瘤（图 5-24）。肿瘤向表面呈外生性生长，形成指状或乳头状突起，也可呈菜花状或绒毛状。肿瘤的根部常有一个蒂与正常组织相连。每一个乳头表面覆盖增生的上皮，乳头的轴心由血管和结缔组织间质构成。

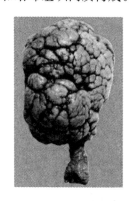

图 5-24　皮肤乳头状瘤
肿瘤向表面呈外生性生长，
表面覆盖增生的上皮

（2）腺瘤：由腺上皮发生的良性肿瘤，好发于甲状腺、肠道、乳腺、卵巢等处。黏膜腺的腺瘤多呈息肉状，腺器官内的腺瘤则多呈结节状，且常有包膜，与周围正常组织分界清楚。腺瘤的腺体与其起源腺体结构相似，常具有一定的分泌功能；两者的差异及异型性主要表现在腺瘤的腺体较多，排列紧密，其形态、大小也不规则。

根据腺瘤的组成成分或形态特点，又可将之分为囊腺瘤、纤维腺瘤、多形性腺瘤、管状腺瘤与绒毛状腺瘤等。

2. 恶性上皮组织肿瘤　上皮组织发生的恶性肿瘤统称为癌，是人类最常见的恶性肿瘤。在 40 岁以上的中老年人群中多见，癌的种类较多，常见的有鳞状细胞癌和腺癌。

（1）鳞状细胞癌：简称鳞癌（图 5-25），好发于鳞状上皮覆盖的部位，如皮肤、口腔、唇、食管、喉、子宫颈、阴道、阴茎等处；也可发生于无鳞状上皮覆盖的部位，如支气管、胆囊、膀胱等处，可以在发生鳞状上皮化生的基础上发生鳞状细胞癌。

此癌外观上呈菜花状，表面可形成溃疡。分化好的鳞状细胞癌，异型性小，癌巢中央可出现层状角化物，称为角化珠或癌珠；细胞间可见细胞间桥。分化差的鳞状细胞癌无角化珠形成，细胞间桥少或无。

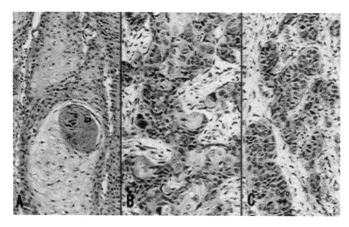

图 5-25　鳞状细胞癌
A，分化好的鳞癌，癌巢中央可出现角化珠；B，中度分化鳞癌；C，重度分化鳞癌

（2）腺癌：由腺上皮、导管发生的恶性肿瘤，多见于胃肠、胆囊、子宫体等处。肉眼观察肿

瘤常呈息肉状、菜花状或不规则结节状,细胞常不规则地排列成多层,核大小不一,核分裂象多见。当腺癌伴有大量乳头状结构时称为乳头状腺癌;腺腔高度扩张呈囊状的腺癌称为囊腺癌;伴乳头状生长的囊腺癌称为乳头状囊腺癌。此外还有分化较差的、形成实体癌巢的实性癌。

(二)间叶组织肿瘤

1.良性间叶组织肿瘤

(1)纤维瘤:由纤维组织发生,肿瘤多呈结节状,有包膜,切面灰白色,可见编织状的条纹,质地韧。肿瘤组织内的胶原纤维排成束状,互相编织,纤维间含有细长的纤维细胞。常见于四肢及躯干的皮下。

(2)脂肪瘤:最常见的间叶组织肿瘤,任何部位的脂肪组织均可发生。常见于背、肩、颈及四肢近端皮下组织。肿瘤多为单发性,亦可为多发性,呈不规则分叶状,有纤维间隔。极少恶变,手术易切除。有完整的包膜包绕,质软、淡黄色,镜下似正常脂肪组织。

(3)血管瘤:由血管发生,可见于任何部位,多见于头面部皮肤,常见于儿童,多为先天性,儿童期生长较快,成人后停止生长,甚至可以自然消退。肿瘤呈鲜红色或紫红色,浸润性生长,无包膜。

(4)平滑肌瘤:由平滑肌组织发生,多见于子宫和胃肠道。肿瘤可单发,亦可多发。肿瘤组织由形态较一致的梭形平滑肌细胞构成,肿瘤细胞形态比较一致,排列成束状、编织状,核呈长杆状,两端钝圆。核分裂象少见(图5-26)。

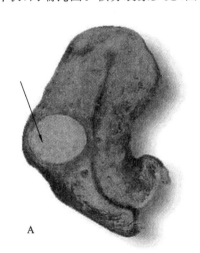
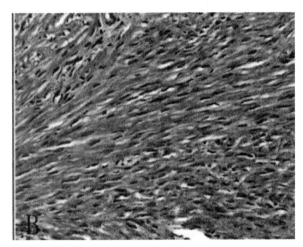

图5-26 平滑肌瘤

A,箭头所指单发性子宫平滑肌瘤;B,平滑肌细胞呈束状排列,核长杆状

(5)骨瘤:好发于头面骨及颌骨,也可累及四肢骨,形成局部隆起。主要由成熟的骨质组成,但失去正常骨质的结构和排列方向。

(6)软骨瘤:自骨膜发生并向外突起者,称为外生性软骨瘤。发生于手足短骨和四肢长骨骨干髓腔内者,称为内生性软骨瘤。镜下见瘤组织由成熟的透明软骨组成,呈不规则分叶状,小叶由疏松的纤维血管间质包绕。位于盆骨、胸骨、肋骨、四肢长骨或椎骨者易恶变;发生在指(趾)骨者极少恶变。

2.恶性间叶组织肿瘤 恶性间叶组织肿瘤统称肉瘤,比癌少见,但来源广泛,分类较多,常见于青少年。肉瘤通常体积较大,呈结节状或分叶状,切面多呈灰红色、鱼肉状,质地细腻,故称为肉瘤。这里主要介绍纤维肉瘤和骨肉瘤。

(1)纤维肉瘤:由纤维组织发生,好发于四肢皮下及深部组织。分化好的纤维肉瘤与纤维瘤相似,分化差者有明显的异型性,易转移,切除后易复发。

（2）骨肉瘤：好发于四肢长骨干骺端，尤其是股骨下端和胫骨上端。骨肉瘤为最常见的骨恶性肿瘤，起源于成骨细胞。常见于青少年。切面呈灰白色、鱼肉状，出血坏死常见。肿瘤破坏骨皮质。在肿瘤上下两端的骨皮质和掀起的骨外膜以及，由骨外膜产生的新生骨之间，形成三角形隆起，构成 X 线上所见的 Codman 三角。由于骨膜被掀起，在骨外膜和骨皮质之间，可形成与骨表面垂直的放射状反应性新生骨小梁，在 X 线上表现为日光放射状阴影。这些影像学表现是骨肉瘤的特征。骨肉瘤恶性程度很高，生长迅速，发现时常已有血行转移。

点滴积累

　　肿瘤是机体在各种致瘤因素作用下，局部组织的细胞基因调控失常，导致克隆性异常增生而形成的新生物。它具有与正常细胞差异明显的两个特点，一是肿瘤细胞分化障碍，表现出异常的形态、代谢和功能；二是肿瘤细胞失控性增生，即使引起瘤变的因素消失，肿瘤细胞仍能持续性增生。

　　肿瘤是由实质和间质两部分组成的。肿瘤实质决定肿瘤的生物学特点和肿瘤的特殊性；肿瘤间质对肿瘤实质起着支持和营养作用。肿瘤异型性的大小反映了肿瘤组织的成熟程度，是确定肿瘤良、恶性的主要组织学依据。肿瘤的异型性表现为肿瘤细胞的异型性和组织结构的异型性。肿瘤的生长方式主要有膨胀性生长、浸润性生长和外生性生长。肿瘤扩散的方式有两种：直接蔓延和转移；转移的途径有淋巴道转移、血道转移、种植性转移。局部浸润和远处转移是恶性肿瘤重要的特点。

　　肿瘤对机体的影响与其良、恶性，大小和发生部位有关。良性肿瘤通常以局部压迫或阻塞症状为主。恶性肿瘤分化较差，生长快，浸润破坏器官的结构和功能，并可发生转移，对机体的影响严重。恶性肿瘤对机体的影响主要表现为压迫、阻塞、破坏、出血、感染、疼痛、恶病质。

实验三　疾病的基本病理变化

【实验目的】

（1）通过肉眼观察常见的病理大体标本，掌握损伤与修复、血液循环障碍、炎症、肿瘤等病理学病变的形态特点。

（2）学会正确使用显微镜，正确识别变性坏死细胞组织的形态特点；认识区分各种炎症细胞；区分良性肿瘤细胞和恶性肿瘤细胞。

【实验时间】

2 学时。

【实验内容】

（1）观察大体标本：萎缩、肥大、干性坏疽、干酪样坏死、梗死、脓肿、肿瘤大体标本。

（2）观察细胞组织切片：细胞水肿、脂肪变性、槟榔肝、坏死组织、炎症细胞、恶性肿瘤细胞。

【实验提示】

（1）观察大体标本时应该首先了解标本的来源器官。

（2）观察病变部位时应注意从范围、大小、形态、与正常组织的关系、质地、色泽、重量等方面逐一进行描述，并从动态的角度将组织器官的病理改变与临床进行联系。

（3）严格遵守显微镜的使用规则。

（4）爱护器材，珍惜标本。

【实验思考】

请结合教材将以上病理改变与教材所描述的病理改变进行对照，说出以上病理改变与疾病临床表现的关联性。

 目 标 检 测

简答题

1.疾病发生的原因有哪些？其经过和结局如何？

2.简述血栓形成的条件及其对机体的影响。

3.简述炎症反应中渗出液的防御作用。

4.请说出良性肿瘤和恶性肿瘤的区别。

5.简述炎症局部组织的基本病理变化及其特点。

6.列表比较良性肿瘤和恶性肿瘤的区别。

7.比较休克三期的微循环变化特点。

8.简述炎症的基本分类。

在线答题

扫码看答案

第六章　消化系统疾病

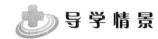

■ 情景描述

李某,29 岁,教师。有胃病 6 年,常于饭后 2 h 发作,上腹部隐痛,进食后有缓解。近两周疲劳过度疼痛加重,恶心、呕吐。

■ 学前导语

患者的不适症状由什么疾病引起?我们可以通过学习消化系统疾病的知识来解答。

消化系统的功能是摄取食物,对食物进行物理性消化和化学性消化,吸收营养物质并排出代谢废物。同时,消化系统中的口腔、咽还与呼吸、味觉、发音有关。

消化系统作为整体的一部分,与神经、内分泌、循环、呼吸、泌尿等各系统器官是相互联系,相互影响的。当各种致病因素破坏了上述联系时,可导致消化系统的功能及结构异常,达到一定程度时则将引起消化系统疾病。例如,烧伤、创伤等导致肾上腺系统功能紊乱可引起应激性溃疡。在致病因素作用下,消化系统能否发生疾病,取决于整体和消化系统本身的防御代偿能力,如唾液、胃液的杀菌作用;消化管的运动及复杂的反射动作(呕吐、腹泻);肝脏对来自体内外毒物的解毒过程等。当病因破坏了各器官防御能力时方可导致疾病的发生。此外,消化系统的器官具有很强的再生能力和代偿能力,如胃大部切除或部分肝切除,一般不会造成严重的功能障碍。

第一节　消化系统的解剖结构

消化系统(alimentary system)由消化管和消化腺两部分组成,消化管自上而下依次为口腔、咽、食管、胃、小肠(十二指肠、空肠、回肠)和大肠(盲肠、阑尾、结肠、直肠、肛管)(图 6-1)。临床上常把十二指肠及以上的消化管称为上消化道;空肠及以下的消化管称为下消化道。消化腺包括肝脏、胰腺及消化管壁内的口腔腺、食管腺、胃腺和肠腺等小腺体。消化系统大部分器官位于胸腔和腹腔内,为了便于描述内脏器官的正常位置和体表投影,常在胸腹部体表确定若干标志线和分区(图 6-2)。

胸部的标志线如下。

1.前正中线　沿身体前面正中所作的垂直线。

2.胸骨线　沿胸骨外侧缘所作的垂直线。

3.锁骨中线　通过锁骨中点所作的垂直线。

4.胸骨旁线　在胸骨线与锁骨中线之间中点所作的垂直线。

5.腋前线　通过腋前襞所作的垂直线。

6.腋后线　通过腋后襞所作的垂直线。

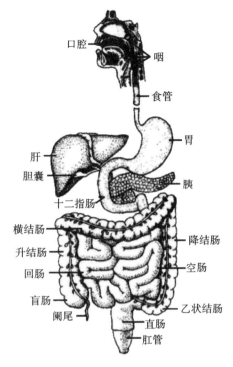

图 6-1　消化系统解剖结构

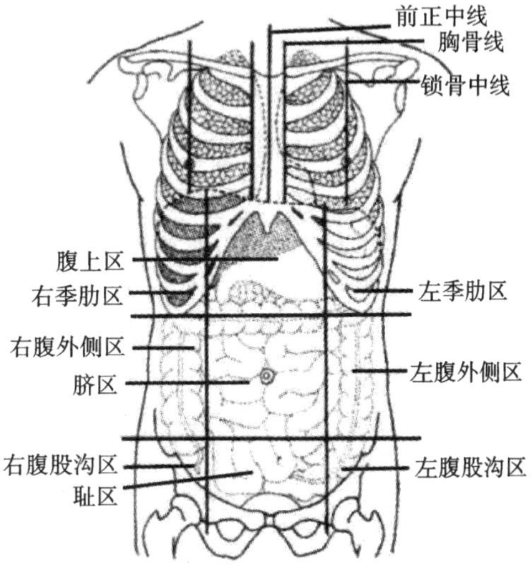

图 6-2　胸部标志与腹部分区

7. 腋中线　通过腋前、后线之间中点所作的垂直线。

8. 肩胛线　通过肩胛骨下角所作的垂直线。

9. 后正中线　沿身体后面正中所作的垂直线。

腹部的分区如下。

为了准确描述腹腔内脏器官的位置,在解剖学中我们通常用两条横线和两条纵线将腹部分成 9 区,上横线一般采用通过两侧肋弓最低点的连线,下横线多采用通过两侧髂结节的连线,两条纵线为通过两侧腹股沟韧带中点所作的垂直线。即右季肋区、右腹外侧区、右腹股沟区、腹上区、脐区、耻区、左季肋区、左腹外侧区、左腹股沟区。临床上常以脐为中心作横线和垂直线,将腹部分右上腹、左上腹、右下腹和左下腹四个区。通常我们把这种腹部分区的方法称九区四分法(图 6-2)。

一、消化管

消化管除口腔与咽外,其管壁结构一般均可分为四层,由内到外为黏膜、黏膜下层、肌层和外膜。

(一)口腔

口腔(oral cavity)是消化管的起始部,向前经口裂与外界相通,向后经咽峡与咽相通。口腔包括唇和颊、腭、牙、舌。

1. 唇和颊　口唇可分为上唇和下唇。上、下唇围成的裂隙,称为口裂,其左右结合处称为口角。唇的黏膜有丰富的毛细血管,呈鲜红色,当机体缺氧时可变成暗红色,称为发绀。黏膜生有唇腺,上唇外面正中纵行的浅沟,称为人中,是人类特有的结构。昏迷患者急救时常在此处进行指压或针刺。颊有吮吸功能。皮肤、颊肌及黏膜组成口腔的侧壁。颊黏膜平对上颌第二磨牙处有一隆起,称为腮腺管乳头,是腮腺导管的开口。

2. 腭　腭为口腔的顶,呈穹隆状,前 2/3 称为硬腭,以腭骨为基础,表面覆以黏膜,后 1/3

NOTE

称为软腭,以肌和肌腱为基础,覆以黏膜。软腭后部游离缘中央有一向下突起,称为腭垂。自腭帆向两侧各有两条弓形皱襞,前方一对向下延续于舌根,称为腭舌弓,后方一对向下延至咽侧壁,称为腭咽弓。腭垂、左右腭舌弓及舌根共同围成咽峡,是口腔和咽的分界处(图6-3)。

3.牙 嵌于上、下颌骨的牙槽内。牙是辅助发音和咀嚼的器官。每个牙在外形上可分为牙冠、牙颈和牙根三部分。暴露在口腔内的称为牙冠,嵌于牙槽内的称为牙根。人的一生中换一次牙。牙分为切牙、尖牙、磨牙。

4.舌 位于口腔底,是肌性器官,表面覆有黏膜。舌具有协助咀嚼、吞咽食物、感受味觉和辅助发音的功能。

(二)咽

咽(pharynx)是一个前后略扁的漏斗形肌性管道,向前分别与鼻腔、口腔和喉腔相通。咽腔是消化道与呼吸道的共同通道,以软腭与会厌上缘为界,分为鼻咽、口咽和喉咽三部分。

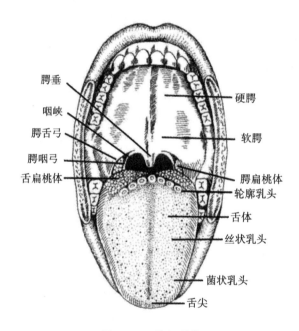

图6-3 口腔与咽峡

(三)食管

食管(esophagus)为前后扁窄的肌性管,上端续咽,下行穿过膈的食管裂孔,下端与胃的贲门相接,全长约25 cm。食管有三个生理性狭窄:第一个狭窄在食管的起始处,距切牙约15 cm。第二个狭窄在食管与左主支气管交叉处,距切牙约25 cm。第三个狭窄位于食管穿过膈的食管裂孔处,距切牙约40 cm。这些狭窄尤其是第二个狭窄部为异物滞留和食管癌的好发部位。当进行食管内插管时,要注意这三个狭窄。

(四)胃

胃(stomach)是消化管中最膨大的部分,上接食管,下续十二指肠。胃是肌性的囊袋状器官,有容纳食物和对食物进行初步消化的功能。胃大部分位于左季肋区,小部分位于腹上区。胃有前后壁、大小弯、上下口。上口连接食管,称为贲门;下口通十二指肠,称为幽门。

胃可分四部:①贲门部,贲门周围的部分;②胃底,高出贲门的部分;③胃体,胃底与角切迹间的部分;④幽门部,角切迹与幽门间的部分,幽门部大弯侧有一浅沟称为中间沟,将幽门部分为右侧的幽门管和左侧的幽门窦两部分。幽门窦临床上又称为胃窦,其小弯侧是溃疡和胃癌好发部位。胃的形态和分布见图6-4。

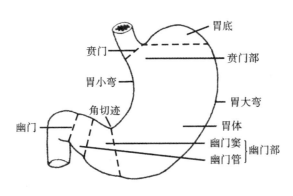

图 6-4 胃的形态和分布

（五）小肠

小肠（small intestine）是进行消化吸收的重要部位,也是消化管中最长的一段。上起幽门,下连盲肠,分十二指肠、空肠和回肠三部分,长 6~7 m。

1.十二指肠 长约 25 cm,呈"C"形包绕胰头。十二指肠降部的内面后内侧襞上有一突起,称为十二指肠大乳头,是胆总管和胰管的共同开口。

2.空肠（jejunum）和回肠（ileum） 在腹腔内迂曲盘旋形成肠袢。空肠、回肠之间无明显界限,一般空肠占空回肠全长近侧的 2/5,位于腹腔的左上部,而回肠占空回肠全长远侧的 3/5,位于腹腔右下部,部分位于盆腔内。空肠是食物吸收的主要场所。

（六）大肠

大肠（large intestine）全长约 1.5 m,是小肠的延续。大肠分盲肠、阑尾、结肠、直肠和肛管。大肠的功能是吸收水分,分泌黏液,使食物残渣形成粪便排出体外。结肠和盲肠具有结肠带、结肠袋和肠脂垂三种特征性结构。①结肠带:沿肠管的长轴由肠壁的纵行平滑肌聚集而成的三条平行排列的带状结构,三条结肠带汇集处为阑尾根部,也是寻找阑尾的标志。②结肠袋:在结肠带之间肠壁形成的囊状膨出。③肠脂垂:由脂肪聚集在结肠带两侧形成的大小不等、形状各异的突起。

二、消化腺

（一）口腔腺

口腔腺（oral gland）又称唾液腺,分泌唾液,可分大、小两种。小唾液腺数目多,如唇腺、颊腺、腭腺等。大唾液腺有三对。唾液具有清洁口腔和帮助消化食物的功能。

1.腮腺 最大的一对口腔腺,位于耳廓的前下方,呈不规则的三角形。

2.下颌下腺 呈卵圆形,位于下颌骨体内面的下颌下陷凹处,其导管沿腺内侧前行,开口于舌下阜。

3.舌下腺 为最小的一对口腔腺,位于口底舌下襞深面。

（二）肝

肝（liver）是人体最大的腺体,血管极为丰富,呈红褐色,质软而脆。肝的功能极为复杂和重要,具有分泌胆汁、参与代谢、储存糖原、解毒和吞噬防御等功能,在胚胎时期还有造血功能。

1.形态 肝呈楔形,可分为膈面、脏面。膈面隆凸,贴于膈下,其前部被镰状韧带分为大而厚的肝右叶和小而薄的肝左叶;脏面朝向下后方,与腹腔器官邻接。脏面有一近似"H"形的沟,其横沟称为肝门,是肝固有动脉、肝门静脉和肝总管以及神经和淋巴管进出的部位。

2.位置 肝大部分位于右季肋区及腹上区,小部分位于左季肋区。

知识链接 6-1

3.肝外胆道　肝外胆道包括肝左管、肝右管、肝总管、胆囊管、胆囊与胆总管等。

（1）肝总管：长约 3 cm，由肝左管和肝右管汇合而成，肝总管下端与胆囊管汇合成胆总管。

（2）胆囊：位于肝的脏面的胆囊窝内，似长茄形，为储存和浓缩胆汁的器官，容量 40～60 mL。胆囊上面借结缔组织与肝相连。

（3）胆总管：由肝总管与胆囊管汇合而成（图 6-5）。胆总管在肝十二指肠韧带内下降，与胰管汇合形成略膨大的肝胰壶腹，以十二指肠大乳头开口于十二指肠降部的后内侧。

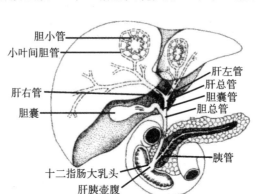

图 6-5　胆道、十二指肠与胰

（三）胰

胰（pancreas）是人体第二大腺体，兼有内、外分泌部。内分泌部即胰岛，主要分泌胰岛素，参与调节糖代谢；外分泌部分泌胰液，在消化过程中起重要作用。胰呈长条形，质软，色灰红，位置较深，横贴于腹后壁，分头、颈、体和尾部，各部无明显界限。胰头较膨大，被十二指肠"C"形包绕；胰尾为伸向左上方较细的部分，紧贴脾门。胰管位于胰的实质内，贯穿胰的全长，它与胆总管汇合后开口于十二指肠大乳头。

第二节　消化系统的生理功能

消化过程是从口腔开始的。食物在口腔内停留的时间很短，一般是 15～20 s。食物在口腔内被咀嚼，被唾液湿润后便于吞咽。

一、消化

（一）口腔内消化

人的口腔内有三对大的唾液腺：腮腺、下颌下腺和舌下腺，还有无数散在的小唾液腺。唾液就是由大、小唾液腺分泌的混合液。

1.唾液

（1）唾液的性质和成分：唾液为无色、无味、pH 值为 6.6～7.1 的液体。其中水分约占 99%，还有少量的有机物和无机物。此外，唾液中还有一些气体分子，如氧气、氮气和二氧化碳。

（2）唾液的作用：①湿润口腔与溶解食物，引起味觉并易于吞咽；②清洁和保护口腔，它可清除口腔中的残余食物，唾液中的溶菌酶还有杀菌的作用；③消化作用，在人的唾液中含有唾液淀粉酶，可使淀粉分解为麦芽糖；④排泄，进入人体内的某些物质可部分随着唾液排出，如铅、汞、狂犬病毒等。

（3）唾液分泌的调节：唾液分泌的调节是神经反射性调节，包括非条件反射和条件反射两种。

引起非条件反射性唾液分泌的刺激是食物对口腔机械的、化学的和温度的刺激。唾液分泌的初级中枢在延髓，其高级中枢分布于下丘脑和大脑皮质等处。人在进食时，食物的形状、颜色、气味，进食的环境，语言，文字都能形成条件反射，引起唾液分泌。"望梅止渴"就是日常生活中条件反射性唾液分泌的一个例子。

2. 咀嚼 口腔通过咀嚼运动对食物进行机械消化。咀嚼使食物与唾液充分混合，以形成食团，便于吞咽。咀嚼能反射性地引起胃、胰、肝、胆囊等的活动，以及引起胰岛素的分泌等变化，为消化过程做准备。

3. 吞咽 吞咽是一种复杂的反射性动作，它使食团从口腔进入胃。吞咽的基本中枢位于延髓内，支配舌、喉、咽部肌肉运动的传出神经在第Ⅴ、Ⅸ、Ⅻ对脑神经中，支配食管的传出神经是迷走神经。

（二）胃内消化

胃是消化管中最膨大的部分。成人的胃腔容量一般为 1～2 L，因而具有暂时储存食物的功能。食物进入胃后，还可受到胃液的化学性消化和胃壁肌肉的机械性消化作用。胃的主要功能是容纳食物、分泌胃液以及初步消化食物。

1. 胃液的作用 胃液是一种无色酸性的液体，pH 值为 0.9～1.5。胃液的成分包括无机物如盐酸、钠和钾的氯化物等，以及有机物如黏蛋白、消化酶等。

（1）盐酸：胃液中的盐酸也称为胃酸，由胃黏膜壁细胞分泌。胃液中盐酸的存在形式有游离酸和结合酸两种，合称为总酸。正常人空腹时盐酸排出量称为基础酸排出量，为 0～5 mmol/h。在食物、胃泌素或组胺的刺激下，盐酸排出量可进一步增加。正常人的盐酸排出量最大可达 25 mmol/h。

胃内盐酸的作用：①可杀死随食物进入胃内的细菌，使胃部保持无菌状态。②盐酸能激活胃蛋白酶原，使之转变为有活性的胃蛋白酶，并提供适宜的酸性环境。③盐酸进入小肠后，可以促进胰液、胆汁和小肠液的分泌。④盐酸所造成的酸性环境，有助于小肠对铁和钙的吸收。

（2）胃蛋白酶原：由主细胞合成，分泌入胃腔内的胃蛋白酶原在胃酸的作用下，转变为具有活性的胃蛋白酶，已激活的胃蛋白酶对胃蛋白酶原也有激活作用。胃蛋白酶能水解食物中的蛋白质，分解产物是胨、多肽或氨基酸。胃蛋白酶只有在酸性较强的环境中才能发挥作用，其最适 pH 值为 2。随着 pH 值的升高，胃蛋白酶的活性降低，当 pH 值升至 6 以上时，此酶即发生不可逆的变性。

（3）黏液和碳酸氢盐：胃的黏液是由表面上皮细胞、泌酸腺的黏液颈细胞、贲门腺和幽门腺共同分泌的，其主要成分为糖蛋白。黏液具有较高的黏滞性和形成凝胶的特性。正常人黏液覆盖在胃黏膜的表面，形成一个厚约 500 μm 的凝胶层，它具有润滑作用，可减少粗糙食物对胃黏膜造成的机械性损伤。胃内 HCO_3^- 主要是由胃黏膜的非泌酸细胞分泌，仅有少量的 HCO_3^- 是从组织间液渗入胃内的。研究表明，胃腔内的 H^+ 向黏液深层弥散时，与胃黏膜上皮细胞分泌的 HCO_3^- 相遇而发生中和。因此，由黏液和碳酸氢盐共同构筑的黏液碳酸氢盐屏障，能有效地阻挡 H^+ 的逆向弥散，保护胃黏膜免受 H^+ 的侵蚀。黏液深层的中性 pH 值环境还可使胃蛋白酶丧失分解蛋白质的作用。

（4）内因子：一种相对分子质量在 50000～60000 之间的糖蛋白。内因子与进入胃内的维生素 B_{12} 结合，可保护维生素 B_{12} 不被小肠内的水解酶破坏。因此，内因子缺乏时，将引起维生素 B_{12} 的吸收障碍，影响红细胞的生成，出现恶性贫血。

知识链接 6-2

NOTE

2.胃的运动

（1）胃的运动形式。

①容受性舒张：当咀嚼和吞咽时，食物对口腔、咽、食管等处感受器的刺激，可通过迷走神经反射性地引起胃底和胃体平滑肌的舒张，称为胃的容受性舒张。容受性舒张可使胃容量由空腹时的 50 mL，增加到进食后的 1.5 L，其生理意义是使胃更好地完成容纳和储存食物的功能。

②胃的蠕动：食物进入胃后约 5 min，蠕动即开始。蠕动是从胃的中部开始，有节律地向幽门方向推进。蠕动主要的生理意义：一是使食物与胃液充分混合，有利于胃液发挥消化作用；二是可搅拌和粉碎食物，并推进胃内容物通过幽门进入十二指肠。

③紧张性收缩：胃的平滑肌经常处于持续微弱的收缩状态，称为紧张性收缩。在消化过程中，紧张性收缩的意义是使胃保持一定的形状和位置。

（2）胃的排空及其控制。

食物由胃排入十二指肠的过程称为胃的排空。一般在食物进入胃后 5 min 即有部分食糜被排入十二指肠。不同食物的排空速度不同，这和食物的物理性状和化学组成有关。稀的流体食物比稠的或固体食物排空速度快；切碎的、颗粒小的食物比大块的食物排空速度快。在三大类营养物质中，糖类的排空速度最快，蛋白质次之，脂肪类食物排空速度最慢。混合性食物，由胃完全排空一般需要 4～6 h。

（三）小肠内消化

食糜由胃进入十二指肠后，即开始了小肠内消化。小肠内消化是整个消化过程中最重要的阶段。在这里，食糜受到胰液、胆汁和小肠液的化学性消化以及小肠运动的机械性消化作用。许多营养物质也都在这一部位被吸收入机体。因此，食物通过小肠后，消化过程基本完成。

1.胰液 胰液是无色、无味的碱性液体，pH 值为 7.8～8.4，胰液中的消化酶主要有胰淀粉酶、胰脂肪酶、胰蛋白酶原和糜蛋白酶原等。

（1）碳酸氢盐：由胰腺内的小的导管管壁细胞分泌。碳酸氢盐的主要作用是中和进入十二指肠的胃酸，使肠黏膜免受强酸的侵蚀，同时也提供了小肠内多种消化酶最适宜的 pH 值环境（pH 值为 7～8）。

（2）胰淀粉酶：对生的或熟的淀粉的水解效率都很高，消化产物为糊精、麦芽糖。胰淀粉酶作用的最适 pH 值为 6.7～7.0。

（3）胰脂肪酶：可分解甘油三酯为脂肪酸、甘油一酯和甘油。它的最适 pH 值为 7.5～8.5。胰液中还含有一定量的胆固醇酯酶和磷脂酶，能分别水解胆固醇酯和卵磷脂。

（4）胰蛋白酶原和糜蛋白酶原：这两种酶是以不具有活性的酶原形式存在于胰液中的。肠液中的肠激酶可以激活胰蛋白酶原，使之变为具有活性的胰蛋白酶。糜蛋白酶原在胰蛋白酶作用下转化为有活性的糜蛋白酶。胰蛋白酶和糜蛋白酶的作用极相似，都能分解蛋白质，当两者共同作用于蛋白质时，则可将蛋白质消化为小分子的多肽和氨基酸。

知识链接 6-3

2.胆汁 胆汁是由肝细胞不断生成的，生成后由肝管流出，经胆总管排入十二指肠，或由肝管转入胆囊，储存于胆囊，当消化时再由胆囊排入十二指肠。

（1）胆汁：一种较浓的具有苦味的有色液体，肝胆汁呈金黄色或橘棕色；而胆囊胆汁因浓缩而颜色变深。胆汁的成分很复杂，除水分和钠、钾、钙、碳酸氢盐等无机成分外，其有机成分有胆盐、胆色素、脂肪酸、胆固醇、卵磷脂和黏蛋白等。胆盐是肝细胞分泌的胆汁酸与甘氨酸或牛磺酸结合形成的钠盐或钾盐，它是胆汁参与脂肪消化的主要成分。正常情况下，胆汁中的胆盐（或胆汁酸）、胆固醇和卵磷脂的适当比例是维持胆固醇呈溶解状态的必要条件。当胆固醇分泌过多,或胆盐、卵磷脂合成减少时,胆固醇就容易沉积下来,这是形成胆结石的原因之一。

(2)胆汁的作用:胆汁中虽没有消化酶,但其对脂肪的消化和吸收具有重要意义。

①促进脂肪的分解:胆汁中的胆盐、胆固醇和卵磷脂等都可作为乳化剂,降低脂肪的表面张力,使脂肪乳化成微滴,分散在肠腔内,这样便增加了胰脂肪酶的作用面积,使其分解脂肪的速度加快。

②促进脂肪的吸收:胆盐因其分子结构的特点,当达到一定浓度后,可聚合而形成微胶粒。肠腔中脂肪的分解产物,如脂肪酸、甘油一酯等均可渗入微胶粒中,形成水溶性复合物,使脂肪分解产物到达肠黏膜表面而被吸收。

③促进脂溶性维生素的吸收:胆汁可促进脂肪分解产物的吸收,脂溶性维生素也可以溶于微胶粒中,因此,胆汁对脂溶性维生素 A、维生素 D、维生素 E、维生素 K 的吸收有促进作用。

④其他:胆汁在十二指肠中还可中和一部分胃酸,胆盐在小肠内吸收后可促进胆汁自身分泌,起到利胆作用。

(3)胆汁分泌的调节:肝细胞是不断分泌胆汁的,但在非消化期间,肝胆汁全部流入胆囊内储存。在消化期,胆汁可直接由肝以及胆囊大量排出至十二指肠。因此,食物在消化道内是引起胆汁分泌和排出的自然刺激物。高蛋白食物(蛋黄、肉、肝)引起胆汁分泌和排出的量最多,高脂肪或混合食物的作用次之,而糖类食物的作用最小。

3. 小肠液及其作用 小肠液是由十二指肠腺和小肠腺分泌的一种碱性黏稠液体,pH 值约为 7.6。其主要作用:①稀释消化产物,降低肠腔内容物的渗透压,有利于水分和营养物质的吸收。②碱性黏稠液体可保护十二指肠黏膜免受胃酸的侵蚀。③肠激酶可激活胰蛋白酶原,从而促进蛋白质的消化。此外,小肠上皮细胞内存在多种消化酶,如分解多肽的肽酶、分解双糖的蔗糖酶和麦芽糖酶等,因此当营养物质吸收入小肠上皮细胞后,可继续进行消化。

4. 小肠的运动 小肠的运动形式包括紧张性收缩、分节运动和蠕动三种。

(1)紧张性收缩:小肠的紧张性收缩可使小肠腔内维持一定的基础压力,使小肠保持一定的位置和形态。当小肠紧张性降低时,肠腔易于扩张,肠腔内容物的混合和转运减慢。相反,当小肠紧张性升高时,食糜在小肠内的混合和转运过程就加快。

(2)分节运动:分节运动是小肠特有的运动形式,是一种以环形肌为主的节律性收缩和舒张运动。分节运动的推进作用很小,它的作用在于使食糜与消化液充分混合,便于进行化学性消化,它还可使食糜与肠壁紧密接触,为吸收创造良好的条件。分节运动还能挤压肠壁,有助于血液和淋巴的回流。

(3)蠕动:小肠蠕动时,肠腔内容物被推动而产生的声音称为肠鸣音。肠鸣音的强弱可反映肠的蠕动情况,可以作为评价外科手术后肠道运动功能恢复的一个客观标准。肠蠕动增强时,肠鸣音亢进,如腹泻;肠蠕动减弱时,肠鸣音减弱或消失,如肠梗阻。

(四)大肠的消化

人类大肠内已没有重要的消化活动,大肠的主要功能在于吸收水分、无机盐、维生素,形成粪便,并排出体外。

大肠内有许多细菌。细菌主要来自食物和空气,大肠内的酸碱度和温度对一般细菌的繁殖极为适宜,细菌便在这里大量繁殖。大肠内的细菌能利用肠内较为简单的物质合成 B 族维生素和维生素 K,并在大肠内被吸收。

二、吸收

消化管内的吸收是指食物消化后的产物,通过消化管上皮细胞进入血液和淋巴的过程。因此,消化是吸收的重要前提。

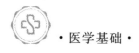

（一）吸收的部位

消化管不同部位的吸收能力、吸收速度是不同的,这主要取决于各部分消化管的组织结构,以及食物在各部位被消化的程度和停留的时间。

在口腔和食管内,食物实际上是不被吸收的。在胃内,食物的吸收也很少,胃可吸收酒精和少量水分。小肠是吸收的主要部位,糖类、蛋白质和脂肪的消化产物大部分是在十二指肠和空肠内被吸收的,回肠有其独特的功能,即可主动吸收胆盐和维生素 B_{12}。对于大部分营养成分,当它们到达回肠时,通常已被吸收完毕。大肠主要吸收食物残渣中剩余的水分和盐类。

小肠是吸收的主要部位,主要因为:

①吸收面积大。人的小肠长 5～7 m,它的黏膜具有环形皱褶,并拥有大量的绒毛,使小肠的吸收面积比同样长短的简单圆筒的面积增加约 600 倍,达到 200 m^2。

②食物在小肠内停留的时间较长,一般为 3～8 h。

③食物在小肠内已被消化成可被吸收的小分子物质。

④小肠绒毛内有丰富的毛细血管和淋巴管,为吸收提供了良好的途径。

（二）主要营养物质的吸收

1. 糖的吸收　糖只有分解为单糖时才能被小肠上皮细胞所吸收。各种单糖的吸收速度有很大差别,己糖的吸收速度很快,而戊糖则很慢。单糖的吸收是逆浓度差进行的主动转运,其能量来自钠泵的活动,属继发性主动转运。在肠黏膜上皮细胞的纹状缘上存在着一种转运体蛋白,它能选择性地把葡萄糖和半乳糖从肠腔面运入细胞内,然后扩散入血。转运体蛋白在转运单糖的同时,需要 Na^+ 的存在。如果 Na^+ 的主动转运受阻,葡萄糖的吸收也会发生障碍。糖吸收的途径是血液。

2. 蛋白质的吸收　蛋白质经消化分解为氨基酸后,几乎全部被小肠吸收。氨基酸的吸收与单糖的吸收相似,也是通过与 Na^+ 吸收耦联的继发性主动转运。在某些情况下,少量食物的蛋白质可完整地进入血液,由于吸收量很少,从营养的角度来看是无意义的,但它们可作为抗原刺激机体引起过敏反应或中毒反应,如有些人对鱼、虾过敏。

3. 脂肪的吸收　脂肪被消化为甘油、甘油一酯、脂肪酸后,很快与胆汁中的胆盐形成混合微胶粒。胆盐能携带脂肪消化产物通过覆盖在小肠绒毛表面的静水层到达微绒毛上。由于膳食中动、植物油含 15 个以上碳原子的长链脂肪酸很多,所以脂肪的吸收途径以淋巴吸收为主。

4. 无机盐的吸收　一般来讲,单价碱性盐类如钠盐、钾盐、铵盐的吸收很快,多价碱性盐类的吸收很慢。凡能与钙结合而形成沉淀的盐,如硫酸盐、磷酸盐、草酸盐等,不能被吸收。

5. 水分的吸收　人每日由胃肠吸收回体内的液体量约有 8 L。水分的吸收都是被动的,各种溶质,特别是 NaCl 主动吸收所产生的渗透压梯度是水分吸收的主要动力。严重的呕吐和腹泻可丢失大量的水和电解质,导致机体脱水和电解质紊乱。

6. 维生素的吸收　维生素有两大类:水溶性维生素和脂溶性维生素。水溶性维生素以扩散为主要方式在小肠上端被吸收,但维生素 B_{12} 必须先与胃内的内因子结合才能被吸收。脂溶性维生素的吸收机制与脂肪的吸收类似,先与胆盐结合形成水溶性复合物,通过小肠黏膜表面的静水层进入细胞,而后与胆盐分离,经细胞膜进入血液或淋巴。

第三节　消化系统疾病常见症状与体征

一、恶心、呕吐

恶心（nausea）、呕吐（vomiting）是临床常见症状。恶心为上腹部不适和紧迫欲吐的感觉,可伴有迷走神经兴奋的症状,如皮肤苍白、出汗、流涎、血压降低及心动过缓等,常为呕吐的前奏。一般恶心后随之呕吐,但也可仅有恶心而无呕吐,或仅有呕吐而无恶心。呕吐是通过胃的强烈收缩迫使胃或部分小肠内容物经食管、口腔而排出体外的现象。二者均为复杂的反射动作,可由多种原因引起。

（一）病因

引起恶心与呕吐的病因很多,按发病机制可归纳为下列几类。

1. 反射性呕吐 咽部受到刺激,胃、十二指肠疾病,肠道疾病,肝胆疾病,腹膜及肠系膜疾病,其他疾病。

2. 中枢性呕吐 神经系统疾病、全身性疾病、药物、中毒、精神因素。

3. 前庭障碍性呕吐 凡呕吐伴有听力障碍、眩晕等症状者,需考虑前庭障碍性呕吐。常见疾病有迷路炎,化脓性中耳炎的常见并发症;梅尼埃病,突发性的旋转性眩晕伴恶心呕吐;晕动病,一般在航空、乘船和乘车时发生。

（二）发生机制

呕吐是一个复杂的反射动作,其过程可分三个阶段,即恶心、干呕(vomiturition)与呕吐。恶心时,胃张力和蠕动减弱,十二指肠张力增强,可伴或不伴有十二指肠液反流;干呕时,胃上部放松而胃窦部短暂收缩;呕吐时,胃窦部持续收缩,贲门开放,腹肌收缩,腹压增加,迫使胃内容物急速而猛烈地向上反流,经食管、口腔而排出体外。呕吐与反流不同,后者是指无恶心、呕吐动作而胃内容物经食管、口腔溢出体外。

（三）临床表现

1. 呕吐的时间 育龄妇女晨起呕吐见于早期妊娠,亦可见于尿毒症、慢性酒精中毒或功能性消化不良;鼻窦炎患者因起床后脓液经鼻后孔流出刺激咽部,亦可致晨起恶心、干呕。

2. 呕吐与进食的关系 进食过程中或餐后即刻呕吐,可能为幽门管溃疡;餐后 1 h 以上呕吐称为延迟性呕吐,提示胃张力下降或胃排空延迟;餐后较久或数餐后呕吐,见于幽门梗阻,呕吐物可有隔夜宿食;餐后近期呕吐,特别是集体发病者,多由食物中毒所致。

3. 呕吐的特点 进食后立刻呕吐,恶心很轻或缺如,吐后又可进食,长期反复发作而营养状态不受影响,多为神经官能性呕吐。喷射状呕吐多为颅内高压性疾病。

（四）伴随症状

（1）伴腹痛、腹泻:多见于急性胃肠炎、霍乱、副霍乱、细菌性食物中毒及其他原因引起的急性食物中毒。

（2）伴右上腹痛及发热、寒战或黄疸:应考虑急性胆囊炎或胆石症。

（3）伴头痛及喷射性呕吐:常见于颅内高压症或青光眼。

（4）伴眩晕、眼球震颤:见于前庭器官疾病。

（5）应用阿司匹林、某些抗生素及抗癌药物:呕吐可能与药物副作用有关。

（6）已婚育龄妇女早晨呕吐:应注意早孕。

二、腹痛

腹痛(abdominal pain)是临床常见的症状,多数由腹部脏器疾病引起,但腹腔外疾病及全身性疾病也可引起。腹痛的性质和程度,既受病变性质和病变严重程度的影响,也受神经和心理因素的影响。临床上一般将腹痛按起病缓急、病程长短分为急性腹痛和慢性腹痛。

（一）病因

1. 急性腹痛 腹腔器官急性炎症、空腔脏器阻塞或扩张、脏器扭转或破裂、腹膜炎症、腹腔

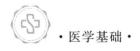

内血管阻塞、腹壁疾病、胸腔疾病所致的腹部牵涉痛、全身性疾病等。

2.慢性腹痛　腹腔脏器慢性炎症,消化道运动障碍,胃、十二指肠溃疡,腹腔脏器扭转或梗阻,脏器包膜的牵张,中毒与代谢障碍,肿瘤压迫及浸润。

（二）发生机制

腹痛的发生机制可分为三种,即内脏性腹痛、躯体性腹痛和牵涉痛。

1.内脏性腹痛　特点如下:①疼痛部位不确切,接近腹中线;②疼痛感觉模糊,多为痉挛、不适、钝痛、灼痛;③常伴恶心、呕吐、出汗等其他自主神经兴奋症状。

2.躯体性腹痛　特点如下:①定位准确,可在腹部一侧;②程度剧烈而持续;③可有局部腹肌强直;④腹痛可因咳嗽、体位变化而加重。

3.牵涉痛　特点如下:①定位明确;②疼痛剧烈;③有压痛、肌紧张及感觉过敏等。理解牵涉痛有助于判断疾病的部位和性质。

（三）临床表现

1.腹痛部位　一般腹痛部位多为病变所在部位。如胃、十二指肠和胰腺疾病,疼痛多在中上腹部;胆囊炎、胆石症、肝脓肿等疼痛多在右上腹部;急性阑尾炎疼痛在右下腹McBurney点。

2.诱发因素　胆囊炎或胆石症发作前常有进食油腻食物史,腹部受暴力作用引起的剧痛并有休克者,可能是肝脾破裂所致。

3.腹痛性质和程度　突发的中上腹剧烈刀割样痛或烧灼样痛,多为胃、十二指肠溃疡穿孔;中上腹持续性隐痛,多为慢性胃炎或胃、十二指肠溃疡;上腹部持续性钝痛或刀割样疼痛呈阵发性加剧,多为急性胰腺炎。其中隐痛或钝痛多为内脏性疼痛,多由胃肠张力变化或轻度炎症引起,胀痛可能为实质脏器包膜牵张所致。胆石症或泌尿系统结石常为阵发性绞痛,疼痛剧烈,致使患者辗转不安;阵发性剑突下钻顶样疼痛是胆道蛔虫症的典型表现;绞痛多为空腔脏器痉挛、扩张或梗阻引起。临床常见者有肠绞痛、胆绞痛、肾绞痛。

4.发作时间　餐后疼痛可能由于胆胰疾病、胃部肿瘤或消化不良所致;周期性、节律性上腹痛见于胃、十二指肠溃疡;子宫内膜异位症患者腹痛与月经来潮相关;卵泡破裂者腹痛发生在月经间期。

5.与体位的关系　某些体位可使腹痛加剧或减轻。

（四）伴随症状

（1）伴发热、寒战:提示有炎症存在。

（2）伴黄疸:可能与肝、胆、胰疾病有关。

（3）伴休克同时有贫血:可能是腹腔脏器破裂（如肝、脾破裂或异位妊娠破裂）;无贫血者则见于胃肠穿孔、绞窄性肠梗阻、肠扭转、急性出血坏死性胰腺炎等。

（4）伴呕吐、反酸:提示食管、胃肠病变。

（5）伴腹泻:提示消化吸收障碍或肠道炎症、溃疡或肿瘤。

（6）伴血尿:可能为泌尿系统疾病,如泌尿系统结石。

三、腹泻

腹泻（diarrhea）指排便次数增多,粪质稀薄,或带有黏液、脓血或未消化的食物。如解液状便,每日3次以上,或每天粪便总量大于200 g,其中粪便含水量大于80%,则可认为是腹泻。腹泻可分为急性与慢性两种,超过两个月者属慢性腹泻。

（一）病因

1.急性腹泻　肠道疾病、急性中毒、全身性感染、其他。

2.慢性腹泻 消化系统疾病、全身性疾病、内分泌及代谢障碍疾病、其他系统疾病、药物副作用、神经功能紊乱。

（二）发生机制

腹泻的发生机制相当复杂，有些因素又互为因果，从病理生理角度可归纳为下列几个方面。

1.分泌性腹泻 肠道分泌大量液体超过肠黏膜吸收能力所致。

2.渗出性腹泻 肠黏膜炎症渗出大量黏液、脓血而致的腹泻，如炎症性肠病、感染性肠炎、缺血性肠炎、放射性肠炎等。

3.渗透性腹泻 因肠内容物渗透压增高，阻碍肠内水分与电解质吸收而引起的腹泻。

4.动力性腹泻 由肠蠕动亢进致肠内食糜停留时间缩短，未被充分吸收所致的腹泻，如肠炎、甲状腺功能亢进、糖尿病、胃肠功能紊乱等。

5.吸收不良性腹泻 由肠黏膜吸收面积减少或吸收障碍所引起的腹泻，腹泻病例往往不是单一的机制致病，可涉及多种原因，仅以其中之一机制占优势。

（三）临床表现

1.起病及病程 急性腹泻起病急骤，病程较短，多为感染或食物中毒所致。慢性腹泻起病缓慢，病程较长，多见于慢性感染、非特异性炎症、吸收不良、消化功能障碍、肠道肿瘤或神经功能紊乱等。

2.腹泻次数及粪便性质 急性感染性腹泻常有不洁饮食史，于进食后 24 h 内发病，每天排便数次甚至数十次，多呈糊状或水样便，少数为脓血便。慢性腹泻表现为每天排便次数增多，可为稀便，亦可带黏液、脓血，见于慢性细菌性痢疾、炎症性肠病及结肠癌、直肠癌等。

3.腹泻与腹痛的关系 急性腹泻常有腹痛，尤以急性感染性腹泻较为明显。小肠疾病引起的腹泻，疼痛常在脐周，便后腹痛缓解不明显。结肠病变引起的腹泻，疼痛多在下腹，便后疼痛常可缓解。分泌性腹泻往往无明显腹痛。

（四）伴随症状

（1）伴发热：可见于急性细菌性痢疾、伤寒或副伤寒、肠结核、肠道恶性淋巴瘤、溃疡性结肠炎急性发作期、败血症等。

（2）伴里急后重：提示病变以直肠、乙状结肠为主，如细菌性痢疾、直肠炎、直肠肿瘤等。

（3）伴明显消瘦：提示病变位于小肠，如胃肠道恶性肿瘤、吸收不良综合征等。

（4）伴皮疹或皮下出血：见于败血症、伤寒或副伤寒、麻疹、过敏性紫癜等。

（5）伴腹部包块：见于胃肠道恶性肿瘤、肠结核、血吸虫病性肉芽肿。

（6）伴重度失水：常见于分泌性腹泻，如霍乱、细菌性食物中毒或尿毒症。

（7）伴关节痛或关节肿胀：见于溃疡性结肠炎、系统性红斑狼疮、肠结核等。

四、便秘

便秘（constipation）是指大便次数减少，一般每周少于 3 次，伴排便困难、粪便干结。便秘是临床上常见的症状，多长期持续存在，影响生活质量。

（一）病因

（1）进食量少，食物缺乏纤维素或水分不足，对结肠运动的刺激减少。

（2）工作紧张、生活节奏过快、工作性质和时间变化、精神因素等干扰了正常的排便习惯。

（3）结肠运动功能紊乱、腹肌及盆腔肌张力差、滥用泻药。

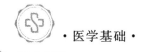
（4）直肠与肛门病变、局部病变导致排便无力、结肠完全或不完全性梗阻、腹腔或盆腔内肿瘤压迫、全身性疾病使肠肌松弛、排便无力、药物副作用。

（二）发生机制

食物在消化管经消化吸收后，剩余的食糜残渣从小肠输送至结肠，在结肠内再将大部分水分和电解质吸收，形成粪团，输送至乙状结肠及直肠，最后通过一系列的排便活动将粪便排出体外。

便秘发生机制中，常见的因素如下：①摄入食物过少，特别是纤维素和水分摄入不足，致肠内食糜和粪团的量不足以刺激肠道的正常蠕动；②各种原因引起的肠肌张力减低和蠕动减弱；③肠蠕动受阻致肠内容物滞留而不能下排，如肠梗阻；④排便过程的神经及肌肉活动障碍，如排便反射减弱或消失、肛门括约肌痉挛、腹肌及膈肌收缩力减弱等。

（三）临床表现

急性便秘者多有腹痛、腹胀，甚至恶心、呕吐，多见于各种原因引起的肠梗阻；慢性便秘多无特殊表现，部分患者诉口苦、食欲减退、腹胀、下腹不适或有头晕、头痛、疲乏等神经紊乱症状，但一般不重。严重者排出的粪便坚硬如羊粪，排便时可有左腹部或下腹痉挛性疼痛及下坠感，可在左下腹触及痉挛的乙状结肠。长期便秘者可因痔加重及肛裂而有大便带血或便血，患者亦可因此而紧张、焦虑。慢性习惯性便秘多发生于中老年人，尤其是经产妇，可能与肠肌、腹肌与盆底肌的张力降低有关。

（四）伴随症状

（1）伴呕吐、腹胀、肠绞痛。

（2）伴腹部包块。

（3）便秘与腹泻交替。

（4）随生活环境改变出现精神紧张。

五、呕血

呕血（hematemesis）是因上消化道疾病或全身性疾病所致，上消化道出血时，血液可经口腔呕出。常伴有黑便，严重时可有急性周围循环衰竭的表现。

（一）病因

（1）消化系统疾病：食管疾病、胃及十二指肠疾病、门静脉高压。

（2）上消化道邻近器官或组织的疾病。

（3）全身性疾病：血液系统疾病、感染性疾病、结缔组织病、其他。

（二）临床表现

1.呕血与黑便 呕血前常有上腹部不适和恶心，随后呕吐血性胃内容物。当出血量多、在胃内停留时间短、出血位于食管，则血色鲜红或为暗红色，常混有凝血块；当出血量较少或在胃内停留时间长，呕吐物可呈棕褐色或咖啡渣样。呕血的同时因部分血液经肠道排出体外，可形成黑便（melena）。

2.急性周围循环衰竭 出血量占循环血容量 10％ 以下时，患者一般无明显临床表现；出血量占循环血容量 10％～20％ 时，可有头晕、无力等症状，多无血压、脉搏等变化；出血量占循环血容量的 20％～30％ 时，则有冷汗、四肢厥冷、心慌、脉搏增快等急性失血症状；若出血量在循环血容量的 30％ 以上，则有神志不清、面色苍白、心率加快、脉搏细弱、血压下降、呼吸急促等急性周围循环衰竭的表现。

（三）伴随症状

伴上腹痛，伴肝脾肿大、有腹壁静脉曲张或有腹腔积液，伴黄疸、寒战、发热，伴右上腹绞痛并呕血、黄疸、发热及全身皮肤黏膜出血，伴皮肤黏膜出血，伴头晕、黑蒙、口渴、冷汗。上述症状于出血早期可随体位变化（如由卧位变坐位、立位时）而发生。

六、便血

便血（hematochezia）是指消化管出血，血液由肛门排出。便血颜色可呈鲜红色、暗红色或黑色。少量出血不造成粪便颜色改变，需经隐血试验才能确定者，称为隐血（occult blood）。

（一）病因

下消化道疾病、上消化道疾病、全身性疾病、白血病、血小板减少性紫癜、血友病、遗传性毛细血管扩张症、维生素 C 及维生素 K 缺乏症、严重的肝脏疾病、尿毒症、流行性出血热、败血症等。

（二）临床表现

便血多为下消化道出血，可表现为急性大出血、慢性少量出血及间歇性出血。便血颜色可因出血部位不同、出血量的多少以及血液在肠腔内停留时间的长短而异。若出血量多、速度快，则呈鲜红色；若出血量小、速度慢，血液在肠道内停留时间较长，可为暗红色。可全为血液或混合有粪便，也可仅黏附于粪便表面或于排便后肛门滴血。

（三）伴随症状

（1）伴腹痛：慢性反复上腹痛，呈周期性和节律性。
（2）伴里急后重（tenesmus），即肛门坠胀感。
（3）伴发热：便血伴发热常见于传染性疾病。
（4）伴全身出血倾向：便血伴皮肤黏膜出血者，见于急性传染性疾病及血液疾病。
（5）伴皮肤改变：皮肤有蜘蛛痣及肝掌者，便血可能与肝硬化、门静脉高压有关，皮肤黏膜毛细血管扩张。
（6）伴腹部肿块。

七、黄疸

黄疸（jaundice）是由于血清中胆红素升高致使皮肤、黏膜和巩膜发黄的症状和体征。

（一）分类

1.按病因学分类
（1）溶血性黄疸。
（2）肝细胞性黄疸。
（3）胆汁淤积性黄疸。
（4）先天性非溶血性黄疸。

2.按胆红素性质分类
（1）以非结合胆红素（UCB）增高为主的黄疸。
（2）以结合胆红素（CB）增高为主的黄疸。

（二）病因、发生机制和临床表现

1.溶血性黄疸 凡能引起溶血的疾病都可引发溶血性黄疸。常见病因如下：①先天性溶血性贫血；②后天性获得性溶血性贫血。

2.肝细胞性黄疸 多由各种致肝细胞严重损害的疾病引起，如病毒性肝炎、肝硬化、中毒性肝炎、钩端螺旋体病、败血症等。肝细胞严重损伤致肝细胞对胆红素的摄取、结合能力降低，因而血中的 UCB 增加。

3.胆汁淤积性黄疸 胆汁淤积可分为肝内性和肝外性。肝外性胆汁淤积可由胆总管结石、狭窄、炎性水肿、肿瘤及蛔虫等阻塞引起。由于胆道阻塞，阻塞上方胆管内压力升高，胆管扩张，导致小胆管与毛细胆管破裂，胆汁中的胆红素可反流入血。

4.先天性非溶血性黄疸 由肝细胞对胆红素的摄取、结合和排泄有缺陷所致的黄疸，临床较少见。

（三）伴随症状

（1）伴发热：见于急性胆管炎、肝脓肿、钩端螺旋体病、败血症、大叶性肺炎及病毒性肝炎。急性溶血可先有发热而后出现黄疸。

（2）伴上腹剧烈疼痛见于胆道结石、肝脓肿或胆道蛔虫病；右上腹剧痛、寒战、高热和黄疸为查科三联征(Charcot triad)，提示急性化脓性胆管炎；持续性右上腹钝痛或胀痛见于病毒性肝炎、肝脓肿或原发性肝癌。

（3）伴肝大，若轻度至中度肝大，质地软或中等硬度且表面光滑，见于病毒性肝炎、急性胆道感染或胆道阻塞；明显肝大，质地坚硬，表面凹凸不平有结节者见于原发性或继发性肝癌。

（4）伴胆囊肿大，提示胆总管有梗阻，常见于胰头癌、壶腹周围癌、胆总管癌、胆总管结石等。

知识链接 6-4

（5）伴脾肿大，见于病毒性肝炎、钩端螺旋体病、败血症疟疾、肝硬化、各种原因引起的溶血性贫血及淋巴瘤。

（6）伴腹腔积液，见于重症肝炎、失代偿期肝硬化、肝癌等。

第四节 消化系统常见疾病

一、消化性溃疡

溃疡病是我国常见病多发病之一，由于其发病与胃液的消化作用有关，故又称消化性溃疡(peptic ulcer)。主要发生于胃和十二指肠，十二指肠溃疡较胃溃疡多见，据统计，十二指肠溃疡发病率约占 70%，胃溃疡占 25%，胃及十二指肠复合性溃疡只占 5%。男性多于女性。临床上患者有节律性上腹部疼痛、反酸、嗳气等症状。易反复发作，呈慢性经过。

（一）病因及发病机制

1.胃液的消化作用 经研究证实，消化性溃疡的形成与胃酸的自我消化过程直接有关，胃酸缺乏的人不发生溃疡。正常情况下，胃和十二指肠黏膜不会被胃液消化，因为正常胃黏膜上皮的脂蛋白具有防御屏障功能，它可防止胃酸透过上皮细胞而损坏胃黏膜。同时，胃黏膜分泌的黏液可以中和胃酸，并可减少胃酸与胃黏膜的直接接触，当胃黏膜的防御功能受损时，胃酸的氢离子可弥散进入胃黏膜，尤以胃窦部及十二指肠氢离子弥散能力最强。

2.神经、内分泌功能失调 溃疡病患者常有精神过度紧张、情绪激动等长期不良刺激，使大脑皮层功能失调，皮层下中枢及自主神经功能紊乱，胃酸分泌过多，导致溃疡形成。十二指肠溃疡患者胃酸分泌增多的原因是迷走神经的过度兴奋直接刺激胃腺分泌，促使胃酸增多。而胃溃疡则与此不同，此时迷走神经兴奋性反而降低，致使蠕动减弱，造成胃内食物的淤积，胃窦直接受刺激，使胃泌素分泌亢进，酸性胃液的分泌量增加，促进胃黏膜的溃疡形成。两者虽然均有酸性胃液增多，但其发病机制不相同。

NOTE

3.其他因素

①大量研究表明,溃疡病的发生与幽门螺杆菌(helicobacter pylori)感染有关,此杆菌可损伤胃黏膜,在胃溃疡邻近的黏膜内,大约85%的病例可查到幽门螺杆菌;②长期使用肾上腺皮质激素,可使溃疡病加重。

知识链接 6-5

(二)病理变化

肉眼观,胃溃疡多位于胃小弯近幽门部,尤其胃窦部,约占75%,溃疡多为单个,圆形或椭圆形,直径多在 2 cm 以内;边缘整齐,状如刀切。底部平坦;溃疡可深达黏膜下层、肌层甚至浆膜;溃疡周围黏膜皱襞可呈放射状向溃疡中心集中。

知识链接 6-6

十二指肠溃疡常见于球部的前后壁,其形态特点与胃溃疡相似,直径一般为 0.5~1 cm,溃疡较浅。镜下观,溃疡底部大致由 4 层结构组成,由内向外依次是渗出层、坏死层、肉芽组织层、瘢痕层。

知识链接 6-7

(三)结局及并发症

1.愈合 消除病因,积极治疗,底部的渗出物及坏死组织逐渐被吸收,同时肉芽组织增生,表面黏膜上皮再生覆盖而愈合。

2.并发症 出血、穿孔、幽门梗阻、恶变。

二、肝硬化

肝硬化(liver cirrhosis)是由各种原因引起的肝细胞变性、坏死,继而纤维组织增生和肝细胞结节状再生,三种病变反复交替发生,导致肝小叶结构改建及血液循环紊乱,最终使肝变形、变硬。早期无明显症状,后期出现门静脉高压和肝功能障碍。

(一)门脉性肝硬化

1.病因及发病机制 一般认为由多种因素引起,通常是由两种或两种以上因素共同作用的结果。

(1)病毒性肝炎:在我国,病毒性肝炎是引起门脉性肝硬化的主要原因,尤其是乙型和丙型肝炎。在肝硬化患者的肝组织中,可检出乙型肝炎表面抗原(HBsAg),其阳性率高达76.7%。

(2)慢性酒精中毒:欧美国家肝硬化的主要原因,占发病的 60%~70%。但近年来,我国因慢性酒精中毒致肝硬化呈上升趋势。目前认为乙醇能导致肝细胞变性、坏死,继发纤维组织增生,最终演变为肝硬化。

(3)营养缺乏:动物实验表明,食物中长期缺乏蛋氨酸和胆碱等物质时,肝合成磷脂、脂蛋白不足,引起肝细胞脂肪变性及坏死,在脂肪肝的基础上发展为肝硬化。

(4)毒物中毒:有些药物(如氯仿、异烟肼、辛可芬),工业毒物(如砷、磷、四氯化碳、黄曲霉毒素等)对肝细胞有损害作用,长期反复作用,可引起慢性中毒,导致肝硬化。

2.病理变化 肉眼观,在肝硬化的早期,肝的体积正常或稍大,后期体积缩小,重量可降至1000 g 以下,肝的硬度增加,包膜明显增厚,表面呈结节状,结节大小较一致,直径多在0.1~0.5 cm,肝的切面可见无数圆形或卵圆形的岛屿状结节,大小与表面结节相似,弥漫分布于全肝。假小叶形成是肝硬化的重要形态学标志。

3.病理临床联系 在肝硬化早期,肝功能处于代偿期,临床症状轻,主要表现为全身乏力、食欲缺乏,肝脾轻度肿大,肝功能无明显异常。进入失代偿期,患者出现门静脉高压和肝功能不全的临床表现。

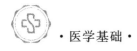
(1)门静脉高压(portal hypertension):由于假小叶形成,肝内血管系统重新改建,血管网减少,异常吻合支形成,导致门静脉高压。门静脉高压形成后,胃、肠、脾等器官的静脉血回流受阻,早期由于代偿可无明显临床表现,晚期出现一系列的症状和体征,主要表现在以下几方面。

①脾肿大(splenomegaly):门静脉压增高,脾静脉回流受阻,引起慢性脾淤血。此时,脾窦扩张淤血使脾小体受压萎缩或消失。由于淤血、脾窦内皮细胞和纤维组织增生,脾体积增大。伴有脾功能亢进者,血细胞破坏增多,引起红细胞、白细胞和血小板减少,有贫血或出血倾向。

②胃肠道淤血:门静脉高压使胃肠静脉血回流受阻,胃肠壁淤血、水肿,消化吸收功能障碍,出现食欲不振、消化不良等症状。

③腹腔积液形成:肝硬化晚期的突出症状。

④侧支循环形成:正常时,门静脉血经肝静脉进入下腔静脉,门静脉发生阻塞后,门静脉与下腔静脉之间的吻合支发生代偿性扩张,部分门静脉血经扩张的吻合支(侧支)回流入心脏。

(2)肝功能不全:由于大量肝细胞不断发生变性、坏死,再生的肝细胞不能完全代偿而出现肝功能障碍,主要表现有以下几个方面。

①血浆蛋白变化:肝功能障碍时,白蛋白合成障碍,含量明显减少,导致血浆白蛋白/球蛋白比值降低,甚至倒置。

②激素灭活不全:肝细胞受损,对雌激素的灭活能力减弱,体内雌激素增多,引起患者颈、面、胸、臂等处皮肤小动脉及其分支蜘蛛网状扩张,称为蜘蛛痣;掌面有大小鱼际暗红色斑,称为肝掌;男性乳房发育,睾丸萎缩,女性月经不调等。

③出血倾向:肝合成凝血酶原、纤维蛋白原及其他凝血因子减少;脾功能亢进使血小板破坏过多等因素,导致患者鼻衄、齿龈出血、皮肤黏膜有淤点、淤斑等出血倾向。

④黄疸:约半数以上患者可出现轻度黄疸,主要因肝细胞变性、坏死及胆汁淤积引起,表现为皮肤、黏膜、巩膜的黄染现象。

⑤肝性脑病:这是肝功能极度衰竭的结果,主要由于肠内含氮物质不能在肝内解毒而引起的氨中毒。常为肝硬化患者死因之一。

(二)坏死后肝硬化

坏死后肝硬化主要由亚急性重型肝炎和重度慢性活动性肝炎病变发展而来。少数由药物及化学毒物中毒引起肝实质严重而广泛坏死,继而肝细胞结节状再生和纤维组织增生,发展为坏死后肝硬化。

(三)胆汁性肝硬化

胆汁性肝硬化(biliary cirrhosis)是由肝内外胆管阻塞,胆汁淤积形成的肝硬化,较少见,按病因不同分为原发性和继发性两类。

原发性胆汁性肝硬化很少见,病因不明,多见于中老年女性。可能与自身免疫因素有关,患者常伴有其他自身免疫病,且患者血清免疫球蛋白(特别是 IgM)增高。因本病曾发生于母女、同胞姐妹和双胞胎,有人认为其与遗传有关。女性多发,可能与雌性激素有关。

知识链接 6-8

(四)结局

肝硬化是一种肝的慢性进行性疾病,在早期如能及时消除病因,积极治疗,病变可停止发展,或长期处于相对稳定状态。晚期可引起一系列合并症而死亡。主要死因有肝性脑病、食道下端静脉破裂大出血、肝癌及感染等。

实验四　消化系统疾病

（一）消化性溃疡

【实验目的】

（1）掌握消化性溃疡临床表现及主要特征。

（2）了解消化性溃疡的诊治要点。

【实验时间】

1学时。

【实验步骤】

（1）由典型病历引入,进行讨论。

（2）实验对象为内科病房或学校模拟病房内消化性溃疡患者或相关病例录像。

（3）由教师带领学生询问病史及查体,并结合典型病历讲解阳性体征的特点及临床意义。

病因及发病机制：

（1）幽门螺杆菌感染。

（2）胃酸和胃蛋白酶。

（3）药物因素。

（4）其他因素:①遗传因素;②胃、十二指肠运动异常;③应激和精神因素;④吸烟;⑤饮食。

临床表现：

（1）主要症状:上腹痛。疼痛具有以下特点:①长期性;②周期性;③节律性;④疼痛部位:中上腹部;⑤疼痛性质:多呈钝痛、灼痛或饥饿样痛。

（2）其他症状。

（3）体征:溃疡活动时剑突下可有一固定二局限的压痛点,程度不重,其压痛部位多与溃疡的位置基本相符。缓解时无明显体征。

辅助检查：

（1）胃镜检查。

（2）X线钡餐检查。

（3）幽门螺杆菌的检测。

并发症：

（1）出血。

（2）穿孔。

（3）幽门梗阻。

（4）癌变。

治疗原则：

（1）一般治疗。

（2）药物治疗:①幽门螺杆菌感染的治疗:PPI、胶体铋合并2种抗菌药物组成四联疗法。②降低胃酸的药物。③保护胃黏膜:保护剂有3种,硫糖铝、枸橼酸铋钾和前列腺素类药物米索前列醇。④促进胃动力药物。

【实验提示】

消化性溃疡的诊断要点:

（1）明确的上腹部慢性规律性疼痛病史。

（2）胃镜或 X 线钡餐检查证实溃疡形成。

（3）幽门螺杆菌检测阳性。

【实验思考】

消化性溃疡最常见的病因是什么,有哪些临床表现,治疗原则是什么?

（二）肝硬化

【实验目的】

（1）掌握肝硬化的临床表现及主要特征。

（2）了解肝硬化的诊治要点。

【实验时间】

1 学时。

【实验步骤】

由典型病历引入,进行讨论。

【实验步骤】

（1）由典型病历引入,进行讨论。

（2）实验对象为内科病房或学校模拟病房内肝硬化患者或相关病例录像。

（3）由教师带领学生询问病史及查体,并结合典型病历讲解阳性体征的特点及临床意义。

病因及发病机制:

（1）病毒性肝炎。

（2）酒精中毒。

（3）胆汁淤积。

（4）肝脏淤血。

临床表现:

（1）肝功能代偿期。

（2）肝功能失代偿期:①肝功能减退的表现:包括全身症状、消化道症状、出血倾向、内分泌紊乱。②门静脉高压的表现:脾大,侧支循环建立与开放,腹腔积液形成。

并发症:

（1）上消化道出血。

（2）肝性脑病。

（3）感染。

（4）肝肾综合征。

（5）原发性肝癌。

（6）酸碱平衡及电解质紊乱。

治疗原则:

（1）一般治疗:包括休息、饮食、支持治疗。

（2）药物抗纤维化治疗。

（3）腹腔积液的治疗。

（4）并发症的治疗。

【实验提示】

肝硬化的诊断要点:

（1）有病毒性肝炎、营养不良或长期酗酒等病史。

（2）肝大、质硬,肝功能减退及门静脉高压,食管或胃底静脉曲张等。

NOTE

（3）肝功能试验可呈慢性损伤，A/G 倒置等。

（4）肝穿刺有假小叶形成。

【实验思考】

肝硬化最常见的病因是什么，有哪些临床表现，治疗原则是什么？

目标检测

在线答题

简答题

1.简述消化管的组成。

2.简述阑尾的位置，其根部的体表投影点，手术时如何寻找阑尾。

3.食管有几个生理性狭窄部，各处于何处？

扫码看答案

第七章　呼吸系统疾病

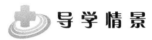

■ 情景描述

呼吸是持续不断地吸入氧气,排出二氧化碳。但你知道这些气体进出需要经过哪些部位吗? 呼吸系统疾病有哪些临床症状和体征? 儿童不小心将玻璃弹珠吞入喉腔,引起喉梗塞,应怎样处理?

■ 学前导语

呼吸器官是运输气体、进行气体交换的部位。呼吸系统由呼吸道和肺两部分组成,但内外环境发生变化时,可能会导致呼吸系统疾病。本章我们将与同学们一起学习呼吸系统的结构和功能,了解呼吸系统疾病的常见症状和体征以及常见呼吸系统疾病的临床特点和治疗原则。

呼吸系统由呼吸道和肺两部分组成(图 7-1)。呼吸道是运输气体的通道,由鼻、咽、喉、气管和各级支气管组成。肺是进行气体交换的器官,由肺实质和肺间质组成。临床上将鼻、咽、喉称为上呼吸道,气管和各级支气管称为下呼吸道。

呼吸系统的主要功能是进行气体交换,持续地从外界吸入氧气,排出二氧化碳;呼吸系统还有发音、嗅觉等功能。

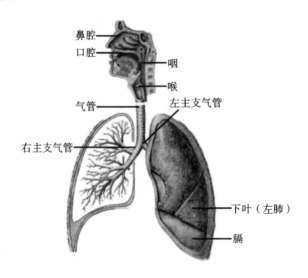

图 7-1　呼吸系统概观

第一节 呼吸系统的解剖结构

一、呼吸道

（一）鼻

鼻是呼吸道的起始部，又是嗅觉器官。它分为外鼻、鼻腔和鼻旁窦。

1.外鼻 外鼻以鼻骨和软骨为支架，外覆皮肤和少量皮下组织，内覆黏膜。外鼻分为鼻根、鼻背、鼻尖、鼻翼等（图7-2），在呼吸困难时，可见鼻翼扇动。外鼻皮肤因其富含皮脂腺和汗腺，成为痤疮、酒渣鼻和疖肿的好发部位。

2.鼻腔 鼻腔是以骨和软骨为基础的腔隙，被覆皮肤和黏膜。鼻腔向前经鼻孔通外界，向后经鼻后孔通鼻咽。鼻腔被鼻中隔分为左、右两腔，以鼻阈为界，鼻腔被分为前下方的鼻前庭和后方的固有鼻腔。鼻前庭为鼻腔的前下部，内衬皮肤，有鼻毛生长。固有鼻腔是鼻腔的主要部分，由骨性鼻腔内衬黏膜构成。外侧壁上有上、中、下三个鼻甲，各鼻甲的下方分别为上、中、下三个鼻道。在上鼻甲的后上方与鼻腔顶壁间有一凹陷称蝶筛隐窝，下鼻道前端有鼻泪管的开口（图7-3）。固有鼻腔的黏膜以上鼻甲平面为界，可分为上部的嗅区和下部的呼吸区，嗅区黏膜内分布着嗅细胞，能感受气味的刺激；呼吸区具有温暖、湿润吸入空气和除尘的功能。

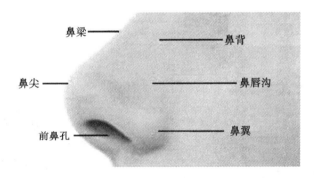

图7-2 外鼻

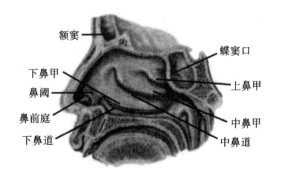

图7-3 鼻腔外侧壁

3.鼻旁窦 鼻旁窦又称副鼻窦，由骨性鼻旁窦内覆黏膜构成。包括上颌窦、额窦、筛窦和蝶窦四对，鼻旁窦的黏膜与固有鼻腔的黏膜相互延续。

（二）咽

参见消化系统。

（三）喉

喉既是呼吸的通道，又为发音器官。

1.喉的位置　喉位于颈前部正中，上与咽相接，下与气管相续，在吞咽或发音时上下移动。喉的两侧有颈部大血管、神经和甲状腺侧叶。

2.喉的结构　喉的支架是喉软骨，由关节及韧带连接，其周围附有喉肌，内面衬以喉黏膜。

（1）喉软骨：喉软骨主要包括甲状软骨、环状软骨、会厌软骨和杓状软骨（图7-4）。

①甲状软骨：面积最大，位于舌骨的下方，其前部上端向前突出，称喉结，是成年男性颈部重要的体表标志。甲状软骨上角借甲状舌骨膜韧带与舌骨相连，甲状软骨下角与环状软骨构成环甲关节。

②环状软骨：位于甲状软骨下方，是呼吸道唯一完整的软骨环。

③会厌软骨：呈树叶状，为弹性软骨，上宽下窄，其上端游离，下端附于甲状软骨内面。会厌软骨与覆盖在其表面的黏膜合称会厌。吞咽时，会厌可盖住喉口，以防止食物误入喉腔。

④杓状软骨：成对，左右各一，呈三棱锥体形，位于环状软骨后部的上方，与环状软骨板上缘构成环杓关节。每侧杓状软骨与甲状软骨间都有一条声韧带相连。

（2）喉腔：喉腔是由喉软骨、韧带、纤维膜、喉肌和喉黏膜等围成的管腔。喉腔的上口称喉口，通喉咽，下通气管。

喉腔中部两侧壁上，有上、下两对黏膜皱襞，上方的一对称前庭襞，两侧前庭襞之间的裂隙称前庭裂；下方的一对称声襞，声襞、声韧带和声带肌合称声带，是重要的发音装置。两侧声襞之间的裂隙称声门裂，是喉腔最狭窄的部位。喉腔借两对皱襞分为三部分：喉前庭、喉中间腔和声门下腔（图7-5）。

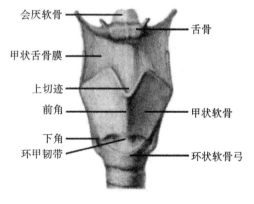

图7-4　喉软骨及其连接

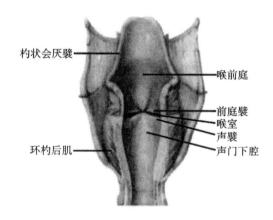

图7-5　喉腔

喉肌为数块细小的骨骼肌，附着于喉软骨。喉肌的收缩与舒张带动环甲关节和环杓关节产生运动，可以引起声带紧张或松弛，声门裂开大或缩小，从而控制发音的强弱和调节音调的高低。

（四）气管和支气管

气管和支气管是连接于喉与肺之间的输气管道（图7-6）。

1.气管　气管位于颈前正中，食管前方，上端起于环状软骨下缘，下端至胸骨角平面，分为左、右主支气管。左、右主支气管在肺门附近分支进入肺内，入肺后再反复分支，呈树状，称支气管树。

气管和主支气管均以"C"形的透明软骨为支架，以保持开放状态。软骨缺口向后，该缺口由平滑肌和结缔组织构成的膜所封闭。临床上遇急性喉阻塞时,常在第 3～5 气管软骨环处进行气管切开术。

2.支气管 支气管是由气管分出的各级分支,由气管分出的一级支气管为左、右主支气管。

左主支气管细而长,平均长 4～5 cm,气管中线与主支气管下缘间的夹角称嵴下角,左嵴下角为 36°～39°,故左主支气管走行较倾斜,经左肺门入左肺。

右主支气管粗而短,平均长 2～3 cm,右嵴下角为 21°～25°,故右主支气管走行较陡直,经右肺门入右肺。

因左、右主支气管结构的原因,临床上经气管坠入的异物易进入右主支气管,在进行支气管镜检查或支气管插管时,右主支气管也较易进入。

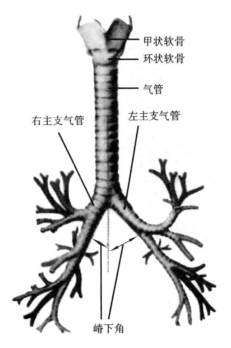

图 7-6 气管与支气管

甲状软骨
环状软骨
气管
右主支气管
左主支气管
嵴下角

知识链接 7-1

二、肺

(一) 肺的位置和形态

肺位于胸腔内,膈肌上方、纵隔的两侧,左、右各一。婴幼儿的肺呈淡红色,但随着年龄增长,从空气中吸入的尘埃和炭粒等在肺内沉积增多,肺的颜色变为暗红色或蓝黑色。生活在烟尘污染重的环境中的人们或吸烟者的肺呈棕黑色。肺质软而轻,呈海绵状,富有弹性,内含空气时比重小于 1,浮水不沉。而未经呼吸的胎儿和新生儿的肺内不含空气,比重大于 1,入水即沉。

肺呈圆锥形,具有一尖、一底、二面和三缘。

肺尖钝圆,经胸廓上口至颈根部突出,在锁骨内侧 1/3 交界处向上凸至锁骨上方 2.5 cm。肺底位于膈肌上面,故又称膈面。肋面邻接肋和肋间肌内面。内侧面与纵隔相邻,又称纵隔面,此面中央有椭圆形凹陷,称肺门,是主支气管、血管、淋巴管和神经等进出之处。这些出入肺门的结构被结缔组织包裹,构成肺根。左肺根的结构自上而下是肺动脉、左主支气管、肺静脉;右肺根的结构自上而下为右支气管、肺动脉、肺静脉。

肺的前缘锐利,左肺前缘下部有心切迹,切迹下方的突起称左肺小舌。肺的后缘厚而圆钝,位于脊柱两侧,肺的下缘位于膈肌上,较薄锐,其位置随呼吸运动而上下移动。左肺被从后上斜向前下的一条斜裂分为上、下两叶(图 7-7)。右肺除斜裂外,还有一条近于水平方向的水平裂,将右肺分为上、中和下三叶(图 7-8)。

(二) 肺的微细结构

肺组织可分为肺间质和肺实质两部分,肺间质是指肺内的结缔组织、血管、淋巴管和神经;肺实质包括支气管的各级分支和肺泡,肺实质根据功能分为导气部和呼吸部。导气部包括肺叶支气管、肺段支气管、小支气管、细支气管、终末细支气管等管道,主要功能是传导气体。呼吸部包括呼吸性细支气管、肺泡管、肺泡囊和肺泡,主要功能是气体交换。

肺泡内的肺泡上皮由Ⅰ型肺泡细胞和Ⅱ型肺泡细胞组成。Ⅰ型肺泡细胞参与构成气-血屏障,这是进行气体交换的部位;Ⅱ型肺泡细胞能分泌表面活性物质,该物质可降低肺泡表面

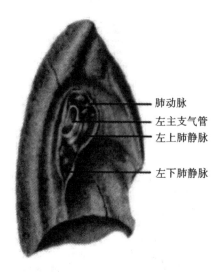

图 7-7 左肺内侧面观

肺动脉
左主支气管
左上肺静脉
左下肺静脉

右主支气管
肺动脉
右上肺静脉
右下肺静脉

图 7-8 右肺内侧面观

张力,起到稳定肺泡直径的作用(图 7-9)。

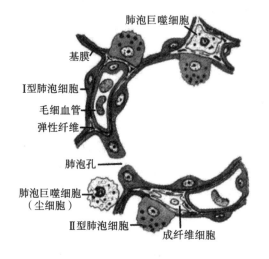

肺泡巨噬细胞
基膜
I型肺泡细胞
毛细血管
弹性纤维
肺泡孔
肺泡巨噬细胞
(尘细胞)
II型肺泡细胞
成纤维细胞

图 7-9 肺泡模式图

三、胸膜

肺的表面覆盖着相互移行的两层胸膜。胸膜是覆盖在胸壁内面、膈上面和肺表面的薄而光滑的浆膜。被覆于胸腔各壁内面的称壁胸膜,被覆于肺表面并伸入肺裂内的称脏胸膜,两层胸膜在肺根处相互移行,形成左、右两个密闭、狭窄的间隙,称胸膜腔。左、右胸膜腔互不相通,腔内呈负压,仅有少量浆液,可减少摩擦。

四、纵隔

纵隔是指两侧纵隔胸膜之间所有器官、组织和结构的总称。纵隔前界为胸骨,后界为脊柱的胸段,两侧界为纵隔胸膜,上达胸廓上口,下至膈。纵隔通常以胸骨角平面为界,分为上纵隔和下纵隔。下纵隔又以心包为界分为前纵隔、中纵隔和后纵隔。纵隔内有心脏、出入心脏的大血管、胸腺、膈神经、气管和主支气管、迷走神经、食管等重要器官和结构。

第二节　呼吸系统的生理功能

　呼吸是机体与外界环境进行气体交换的过程。通过呼吸,机体从外界环境摄取新陈代谢所需要的 O_2,排出代谢产生的 CO_2。其意义在于维持机体内环境中 O_2 和 CO_2 含量的相对稳定,以保证生命活动的正常进行。

　整个呼吸过程由三个紧密联系的环节组成:①外呼吸,是指外界环境与血液在肺部进行的气体交换,它包括肺通气和肺换气;②气体在血液中的运输;③内呼吸,是指血液和组织之间的气体交换过程,有时也包括细胞内的氧化过程,又称为组织换气。通常所称的呼吸仅指外呼吸(图 7-10)。

一、肺通气

　肺与外界环境之间的气体交换过程,称为肺通气。气体进出肺是通过推动气体流动的动力,克服阻止气体流动的阻力来实现的,肺泡与外界环境之间的压力差,是实现肺通气的动力。完成肺通气的器官包括呼吸道、肺和胸廓、呼吸肌等。

(一)肺通气的动力

　气体会沿压力梯度进行扩散。因此,肺泡与大气之间的压力差是实现肺通气的直接

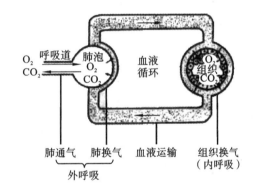

图 7-10　呼吸过程示意图

动力。肺内压大于大气压时,气体出肺,产生呼气;肺内压小于大气压时,气体进肺,产生吸气。一般情况下大气压是固定的,那可变的只有肺内压,而肺内压的变化主要由呼吸肌舒缩引起胸廓的节律性运动,即由呼吸运动引起。可见,呼吸肌收缩和舒张引起的节律性呼吸运动是实现肺通气的原动力。

　1. 呼吸运动　呼吸肌收缩和舒张引起的胸廓节律性扩大和缩小称为呼吸运动,包括吸气运动和呼气运动。主要的吸气肌为膈肌和肋间外肌,使胸廓扩大;主要的呼气肌为肋间内肌和腹肌,使胸廓缩小;此外,还有一些辅助呼吸肌,如斜角肌、胸锁乳突肌等。

　呼吸运动的过程如下。平静呼吸时,吸气运动主要由膈肌和肋间外肌的收缩实现。当膈肌收缩时,向上隆起的膈肌顶下降,增大了胸腔的上下径。当肋间外肌收缩时,肋骨和胸骨上举,胸腔前后径和左右径均增大,引起胸腔和肺的容积增大。肺内压下降低于大气压时,外界气体进入肺内,这就是吸气的过程。呼气运动时膈肌和肋间外肌均舒张,胸廓和肺依靠其自身的回缩力而回位,从而引起胸腔和肺的容积减小。肺内压上升高于大气压时,肺内气体被排出,也就是呼气过程。所以,平静呼吸时,吸气运动是主动的,呼气运动是被动的。

用力吸气时,除膈肌和肋间外肌收缩外,斜角肌、胸锁乳突肌等辅助肌也参与收缩,使胸腔容积和肺容积进一步扩大,肺内压与大气压差值变大,因此能吸入更多的气体。用力呼气时,除吸气肌舒张外,还有呼气肌参与收缩,由于肋间内肌的走行方向与肋间外肌相反,收缩时使肋骨和胸骨下移,使胸腔的前后径进一步缩小,呼气运动增强,排出更多的气体;腹肌收缩可压迫腹腔器官,推动膈肌上移,同时也牵拉下部肋骨向下向内移位,从而使胸腔容积缩小,协助呼气。

呼吸运动的形式按参与的主要肌群不同,可分为腹式呼吸和胸式呼吸。膈肌的收缩和舒张可引起腹腔内器官位移,造成腹部起伏,这种以膈肌舒缩活动为主引起腹部明显起伏的呼吸运动称为腹式呼吸。肋间外肌收缩和舒张时主要表现为胸部的起伏,因此,以肋间外肌舒缩活动为主引起胸部明显起伏的呼吸运动称为胸式呼吸。一般情况下,呼吸运动是腹式和胸式混合式呼吸,只有在胸部或腹部活动受限时才会出现某种单一的呼吸形式,婴儿常以腹式呼吸为主,妊娠晚期妇女常以胸式呼吸为主。另外,呼吸运动按其深度又可分为平静呼吸和用力呼吸。安静状态下的呼吸运动称为平静呼吸,其特点是呼吸运动较平稳均匀,吸气是主动的,呼气是被动的,呼吸频率为每分钟 12～18 次。当机体劳动或运动时,或者当吸入气中 CO_2 含量增加或 O_2 含量减少时,呼吸运动将加深、加快,称为用力呼吸或深呼吸,此时不仅参与收缩的吸气肌数量更多,收缩力更强,而且呼气肌也参与收缩。在缺 O_2 或 CO_2 增多较严重的情况下,会出现呼吸困难。这时,不仅呼吸大大加深,而且还会出现鼻翼扇动,同时还会产生胸部压迫的感觉。

2. 呼吸过程中肺内压的变化　肺泡内的压力称为肺内压。吸气时,肺的容积增大,肺内压下降,低于大气压,外界的空气在肺内压与大气压之差的推动下进入肺泡。随着肺内气体逐渐增加,肺内压也逐渐升高,至吸气末,肺内压升高到与大气压相等。在呼气时,肺的容积减小,肺内压升高并超过大气压,气体由肺内流出,肺内气体逐渐减少,肺内压逐渐下降,至呼气末,肺内压又降到与大气压相等。

呼吸过程中肺内压变化的程度,视呼吸运动的缓急、深浅和呼吸道是否通畅而定。若呼吸浅慢,呼吸道通畅,则肺内压变化较小;若呼吸深快,呼吸道不够通畅,则肺内压变化较大。平静呼吸时,呼吸运动和缓,肺容积的变化较小,吸气时,肺内压较大气压低 1～2 mmHg(0.133～0.266 kPa),即肺内压为 −2～−1 mmHg(−0.266～−0.133 kPa),呼气时,肺内压较大气压高 1～2 mmHg(0.133～0.266 kPa)。用力呼吸时,肺内压变动的幅度增大。当呼吸道不够通畅时,肺内压的起伏幅度将更大。在紧闭声门的情况下尽力做呼吸运动,则吸气时肺内压可低至 −100～−30 mmHg(−13.3～−4 kPa),呼气时可高达 60～140 mmHg(8～18.7 kPa)。

知识链接 7-2

由此可见,呼吸运动中,肺内压随胸腔容积的变化而呈周期性的交替变化,造成肺内压和大气压之间的压力差,这一压力差成为推动气体进出肺的直接动力。

3. 胸膜腔内压　如上所述,在呼吸运动过程中,肺随着胸廓的运动而扩张和缩小所造成的肺内压与大气压之差是肺通气的直接动力。肺之所以能随胸廓运动,是因为在肺和胸廓之间存在着一个密闭、潜在的胸膜腔和肺本身具有弹性。胸膜腔内没有气体,仅有少量浆液。由于肺的弹性回缩力,胸膜腔内压始终低于大气压,称为胸膜腔负压。胸膜腔内压可用连接检压计的注射针头斜刺入胸膜腔内直接测定,但有一定风险;也可通过测定食管内压间接反映胸膜腔内压的变化(图 7-11)。

胸膜腔内的浆液有两方面的作用:一是在两层胸膜之间起润滑作用,减轻在呼吸运动过程中,两层胸膜间的摩擦;二是浆液分子的内聚力使两层胸膜互相贴附在一起,不易分开,从而保证肺随胸廓的运动而运动。

胸膜腔负压的生理意义如下。胸膜腔的密闭性和两层胸膜间浆液分子的内聚力对于维持肺的扩张状态和肺通气具有重要的生理意义。第一,保持肺总是处于扩张状态而不至于塌陷,

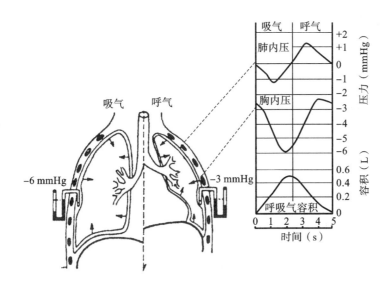

图 7-11　呼吸时肺内压、胸膜腔内压及呼吸气量的变化

有利于肺泡内不间断地进行气体交换。第二,胸膜腔负压加大了胸膜腔内一些管壁薄、压力低的管道(如腔静脉和胸导管)的内外压力差,从而有利于静脉血和淋巴回流。第三,在胸廓容积和肺容积改变之间起耦联作用,使肺能随胸廓的扩大而扩张。一旦胸膜破裂,胸膜腔与大气相通,空气将立即进入胸膜腔内,形成气胸,此时两层胸膜彼此分开,肺将因其本身的回缩力而塌陷。显然,气胸时,肺通气功能受到影响,血液和淋巴回流也将受阻,严重时必须紧急处理,否则将危及生命。

（二）肺通气的阻力

气体在进出肺的过程中,会遇到各种阻止其流动的力,统称为肺通气的阻力。肺通气的动力须克服肺通气的阻力,方能实现肺通气。肺通气的阻力有两种:一是弹性阻力,包括肺的弹性阻力和胸廓的弹性阻力,是平静呼吸时的主要阻力,约占总通气阻力的70%;二是非弹性阻力,包括气道阻力、惯性阻力和组织的黏滞阻力,约占总通气阻力的30%,非弹性阻力中以气道阻力为主。

1. 弹性阻力　弹性阻力是指弹性物体受到外力作用时所产生的一种对抗变形的回位力。肺和胸廓都是弹性物体,因此,当呼吸运动改变其容积时都会产生弹性阻力。呼吸的总弹性阻力即由肺弹性阻力和胸廓弹性阻力组成。

（1）肺弹性阻力:肺在被扩张时产生弹性回缩,回缩力的方向与肺扩张的方向相反,因而是吸气的阻力。

肺弹性阻力来自两个方面:一是肺泡表面液体层所形成的表面张力,约占肺弹性阻力的2/3;二是肺组织本身的弹性回缩力,约占肺弹性阻力的1/3。肺弹性阻力对吸气起阻力作用,对呼气起动力作用。

肺组织本身的弹性阻力主要来自弹力纤维和胶原纤维等弹性成分,当肺被扩张时,这些纤维被牵拉而倾向于回缩。肺扩张越大,其牵拉作用越强,肺的回缩力和弹性阻力便越大;反之,就越小。

肺泡是气体交换的场所,在肺泡的内表面覆盖着薄层液体,与肺泡内气体形成液气界面,因此存在表面张力,其沿肺泡半球状曲面切线方向拉紧液面,合力构成向心回缩力。肺泡表面张力使肺泡趋于缩小,是肺泡扩张的阻力。肺泡表面的液体层来源于血浆,表面张力较大,它的存在会给呼吸带来以下不利影响:①阻碍肺泡的扩张,使吸气的阻力增大。②使相通的大小肺泡内压不稳定。

　　肺泡表面活性物质是由Ⅱ型肺泡细胞合成并释放,是一种复杂的脂蛋白混合物,主要成分是二棕榈酰卵磷脂。肺泡表面活性物质易溶于水,以单分子层分布在肺泡液气界面上,其密度随肺泡的扩张和缩小而改变。该物质的作用是降低肺泡液气界面的表面张力而使肺泡的回缩力减小。肺泡表面活性物质对降低肺泡表面张力的作用具有重要的生理意义:①有助于维持肺泡的稳定性。因为肺泡表面活性物质的密度随肺泡半径的变小而增大,或随肺泡半径的增大而减小,所以在小肺泡或呼气时,表面活性物质的密度大,降低表面张力的作用强,肺泡表面张力小,可以防止肺泡塌陷;在大肺泡或吸气时,表面活性物质的密度减小,肺泡表面张力增加,可以防止肺泡过度膨胀,这样就保持了肺泡的稳定性。②减少肺间质和肺泡内的组织液生成,防止肺水肿的发生。肺泡表面张力合力指向肺泡腔内,对肺泡间质产生"抽吸"作用,使肺泡间质静水压降低,组织液生成增加,可能导致肺水肿。肺泡表面活性物质降低肺泡表面张力,从而减弱表面张力对肺泡间质的"抽吸"作用,防止肺水肿的发生。③降低吸气阻力,减少吸气做功。

　　胎儿Ⅱ型肺泡细胞在妊娠6～7个月开始分泌肺泡表面活性物质,到分娩前达高峰,某些早产婴儿因Ⅱ型肺泡细胞尚未发育成熟,导致缺乏肺泡表面活性物质而使肺泡塌陷,发生新生儿呼吸窘迫综合征。现在可以通过检测羊水中肺泡表面活性物质的含量,预测发生新生儿呼吸窘迫综合征的可能性,从而采取预防措施。例如,如果肺泡表面活性物质缺乏,则可延长妊娠时间或用药物促进其合成,出生后也可给予外源性肺泡表面活性物质进行替代治疗,预防新生儿呼吸窘迫综合征的发生。成人患肺炎、肺血栓等疾病时,也可以因为Ⅱ型肺泡细胞受损导致肺泡表面活性物质减少而发生肺不张并引起呼吸困难。研究还发现,吸烟者肺泡表面活性物质的浓度比不吸烟者的低。

　　(2)胸廓弹性阻力:胸廓弹性阻力来自胸廓的弹性成分。胸廓处于自然位置时,肺容量约为肺总量的67%(相当于平静吸气末的肺容量),此时胸廓无变形,不表现出弹性阻力。肺容量小于肺总量的67%(如平静呼气或深呼气)时,胸廓被牵引向内而缩小,其弹性阻力向外,是吸气的动力,呼气的阻力;肺容量大于肺总量的67%(如深吸气)时,胸廓被牵引向外而扩大,其弹性阻力向内,成为吸气的阻力,呼气的动力。所以胸廓的弹性阻力既可能是吸气或呼气的阻力,也可能是吸气或呼气的动力,视胸廓的位置而定。这与肺的情况不同,肺的弹性阻力总是吸气的阻力。临床上由于胸廓弹性阻力引起肺通气障碍的情况较少,所以临床意义相对较小。

　　(3)肺和胸廓的顺应性和总弹性阻力:由于肺和胸廓弹性阻力不易测定,因此,通常用顺应性来表示肺和胸廓弹性阻力的大小。顺应性是指在外力作用下,弹性体扩张的难易程度,与弹性阻力(R)成反比,即弹性阻力越大,顺应性越小,则物体越不易扩张。肺和胸廓均为弹性组织,具有弹性阻力,其弹性阻力的大小亦可用顺应性来表示。因为肺和胸廓呈串联排列,所以肺和胸廓的总弹性阻力是两者弹性阻力之和。

　　在肺充血、肺组织纤维化或肺泡表面活性物质减少时,肺的弹性阻力增加,顺应性降低,患者表现为吸气困难;而在肺气肿时,肺弹性成分大量被破坏,肺回缩力减小,弹性阻力减小,顺应性增大,患者表现为呼气困难。这些情况都会导致肺通气功能的降低。

　　2.非弹性阻力　气体在呼吸道内的流动还需克服非弹性阻力,包括惯性阻力、黏滞阻力和气道阻力,主要是气道阻力。气道阻力来自气体流经呼吸道时气体分子间和气体分子与气道壁之间的摩擦,是非弹性阻力的主要成分,占80%～90%。气道阻力受气流速度、气流形式和气道管径大小的影响。流速快,阻力大,流速慢,阻力小。气流形式有层流和湍流,层流阻力小,湍流阻力大。气流太快和管道不规则容易发生湍流,如气管内有黏液、渗出物或肿瘤、异物等,可用排痰、清除异物、减轻黏膜肿胀等方法减少湍流,降低阻力。气道管径大小是影响气道阻力的另一重要因素。因为流体的阻力(R)与管道半径(r)的4次方成反比,所以管径缩小时,气道阻力增加。

呼吸道管壁平滑肌接受交感神经和迷走神经支配。交感神经兴奋时,呼吸道管壁平滑肌舒张,气道口径扩大,气道阻力降低;迷走神经兴奋时,呼吸道管壁平滑肌收缩,气道口径缩小,气道阻力增大。此外,某些体液因素也影响呼吸道管壁平滑肌的舒缩,如儿茶酚胺可使平滑肌舒张,气道阻力降低;在发生变态反应时,肺间质的肥大细胞脱颗粒,释放大量组胺、5-羟色胺、缓激肽等,则可引起呼吸道管壁平滑肌强烈收缩,造成气道狭窄,气道阻力升高,进出肺的气流量减少,导致呼吸困难,称支气管哮喘。

（三）肺通气功能的评价指标

1.肺容量 肺容量是指肺容纳的气体量,其大小随着呼吸运动而变化。肺容量及肺通气量是反映进出肺气体量的一些指标,除余气量和功能余气量外,其他气体量都可以用肺量计直接记录。

（1）潮气量:平静呼吸时,每次吸入或呼出的气体量为潮气量。正常成人平静呼吸时,潮气量为400~600 mL,平均以500 mL计算。用力呼吸时,潮气量增大,最大可达肺活量大小。

（2）补吸气量:平静吸气末,再尽力吸气所能吸入的气体量为补吸气量。正常成人补吸气量为1500~2000 mL。补吸气量反映吸气储备能力。

（3）补呼气量:平静呼气末,再尽力呼气所能呼出的气体量为补呼气量。正常成人补呼气量为900~1200 mL。补呼气量反映呼气储备能力。

（4）余气量:最大呼气末尚存留于肺内不能再呼出的气体量为余气量。正常成人余气量为1000~1500 mL。余气量过大表示肺通气功能不良。支气管哮喘和肺气肿患者的余气量增加。

（5）深吸气量:平静呼气末做最大吸气时所能吸入的气体量为深吸气量。它是潮气量与补吸气量之和,是衡量最大通气潜力的重要指标。胸廓、胸膜、肺组织和呼吸肌等的病变,可使深吸气量减少而降低最大通气潜力。

（6）功能余气量:平静呼气末尚存留于肺内的气体量为功能余气量。功能余气量等于余气量与补呼气量之和,正常成人约为2500 mL。肺气肿患者的功能余气量增加,肺实质性病变时减小。

功能余气量的生理意义是缓冲呼吸过程中肺泡气氧分压和二氧化碳分压（PO_2和PCO_2）的变化幅度。

由于功能余气量的稀释作用,吸气时,肺内PO_2不致突然升得太高,PCO_2不致降得太低;呼气时,PO_2则不会降得太低,PCO_2不会升得太高。这样,肺泡气和动脉血液的PO_2和PCO_2就不会随呼吸而发生大幅度的波动,有利于肺换气。

（7）肺活量、用力肺活量和用力呼气量:尽力吸气后,从肺内所能呼出的最大气体量为肺活量（VC）。肺活量是潮气量、补吸气量与补呼气量之和。肺活量有较大的个体差异,与性别、年龄、体位、呼吸肌强弱等有关,正常成年男性平均约3500 mL,女性约2500 mL。

肺活量反映了肺一次通气的最大通气潜力,在一定程度上可用于评价肺通气功能。但由于测定肺活量时不限制呼气的时间,所以肺活量不能充分反映肺组织的弹性状态和气道的通畅程度,即不能充分反映通气功能的状况。因此,有人提出了用力肺活量和用力呼气量的概念。用力肺活量是指一次最大吸气后,尽力尽快呼气所能呼出的最大气体量。正常时,用力肺活量略小于在没有时间限制条件下测得的肺活量。用力呼气量过去称为时间肺活量,是指一次最大吸气后再尽力尽快呼气,然后计算在第1 s、第2 s、第3 s末呼出的气体量占用力肺活量的百分数。正常时,第1 s、第2 s、第3 s末呼出的气体量占用力肺活量的83%、96%、99%。其中,第1 s用力呼气量（FEV_1）在临床上最有意义。在哮喘等阻塞性肺疾病患者,第1 s用力

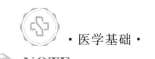
呼气量可显著下降。

(8)肺总量:肺可容纳的最大气体量为肺总量。肺总量等于潮气量、补呼气量、补吸气量及余气量之和,其大小因性别、年龄、运动锻炼情况和体位改变而异,成年男性平均约为 5000 mL,女性约为 3500 mL。

2.肺通气量和肺泡通气量

(1)肺通气量:肺通气量是指每分钟吸入或呼出的气体总量。它等于潮气量乘以呼吸频率。正常成人平静呼吸时,呼吸频率为每分钟 12～18 次,潮气量为 500 mL,则每分肺通气量为 6～9 L。肺通气量随性别、年龄和活动量的不同而有差异。为便于比较,最好在基础条件下测定,并以每平方米体表面积的通气量为单位来计算。

劳动或运动时,肺通气量增大。在尽力做深、快呼吸时,每分钟所能吸入或呼出的最大气体量为最大随意通气量。最大随意通气量反映单位时间内充分发挥全部通气能力所能达到的通气量,是估计一个人能进行多大运动量的生理指标之一。测定时,一般只测量 10 s 或 15 s 的最深最快的呼出或吸入气量,再换算成每分钟的最大通气量。最大通气量一般可达 150 L,即肺通气量的 25 倍。对平静呼吸时的每分通气量与最大通气量进行比较,可以了解通气功能的储备能力,通常用通气储量百分比表示。

通气储量百分比＝(最大随意通气量－每分平静通气量)/最大随意通气量×100%

其正常值等于或大于 93%。

(2)无效腔和肺泡通气量:每次吸入的气体,部分将留在鼻或口与终末细支气管之间的呼吸道内,这部分气体不参与肺泡与血液之间的气体交换,故将这部分呼吸道的容积称为解剖无效腔,在正常成人约为 150 mL。进入肺泡的气体,也可因血流在肺内分布不均而未能都与血液进行气体交换,未能发生交换的这一部分肺泡容量称为肺泡无效腔。肺泡无效腔与解剖无效腔一起合称为生理无效腔。健康人平卧时,生理无效腔等于或接近于解剖无效腔。

由于无效腔的存在,每次吸入的新鲜空气不能都到达肺泡与血液进行气体交换。因此,为了计算真正有效的气体交换量,应以肺泡通气量为准。肺泡通气量是每分钟吸入肺泡的新鲜空气量(等于潮气量和无效腔气量之差)乘以呼吸频率。如果潮气量为 500 mL,无效腔气量为 150 mL,则每次吸入肺泡的新鲜空气为 350 mL。此外,潮气量和呼吸频率的变化对肺通气量和肺泡通气量有不同的影响。在潮气量减半和呼吸频率加倍或潮气量加倍而呼吸频率减半时,肺通气量保持不变,但是肺泡通气量却发生明显变化。对肺换气而言,浅而快的呼吸是不利的;深而慢的呼吸虽然可以增加肺泡通气量,但同时也会增加呼吸做功。

二、气体交换

生理状态下,机体内的气体交换包括肺换气和组织换气(图 7-12)。

肺泡与肺毛细血管血液之间的气体交换过程称为肺换气。组织毛细血管血液与组织细胞之间的气体交换过程称为组织换气。

(一)气体交换的原理

气体分子不停地进行着无定向的运动,其结果是气体分子从压力高处向压力低处移动,这一过程称为气体扩散。肺换气和组织换气就是以扩散方式进行的。单位时间内气体扩散的容积为气体扩散速率,它受下列因素的影响。

1.气体的分压差 在混合气体中,每种气体分子运动所产生的压力称为该气体的分压,如氧气(O_2)的分压可表示为 PO_2。气体分压不受混合气体中的其他气体及其分压的影响,在温度恒定时,每一种气体的分压取决于它自身的浓度。

2.气体的分子量和溶解度 分子量小的气体扩散较快。在相同条件下,气体扩散速率和气体分子量(MW)的平方根成反比。如果扩散发生于气相和液相之间,则扩散速率还与气体在溶液中的溶解度成正比。溶解度(S)是单位分压下溶解于单位容积溶液中的气体量。一般以1个大气压、38 ℃时,100 mL液体中溶解的气体的体积(mL)来表示。因为CO_2在血浆中的溶解度(51.5)约为O_2的(2.14)24倍,CO_2的分子量(44)略大于O_2的分子量(32),所以CO_2的扩散系数是O_2的20倍。

3.扩散面积和距离 气体扩散速率与扩散面积(A)成正比,与扩散距离(d)成反比。

4.温度 气体扩散速率与温度(T)成正比。人体体温相对恒定,故温度因素可忽略不计。

(二)肺换气

1.肺换气的过程 混合静脉血流经肺毛

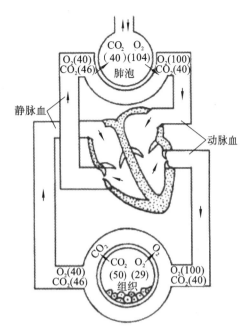

图7-12 气体交换示意图

细血管时,血液PO_2是40 mmHg,比肺泡气的PO_2 104 mmHg低。肺泡气中的O_2便在分压差的作用下向血液净扩散,血液的PO_2逐渐上升,最后接近肺泡气的PO_2;混合静脉血的PCO_2是46 mmHg,肺泡气的PCO_2是40 mmHg,所以,CO_2向相反的方向净扩散,即从血液到肺泡。

O_2和CO_2在血液和肺泡间的扩散都极为迅速,不到0.3 s即可达到平衡。通常情况下,血液流经肺毛细血管的时间约为0.7 s,所以当静脉血流经肺毛细血管全长约1/3时,已经基本上完成了肺换气过程。可见,正常情况下肺换气有很大的储备能力。

2.影响肺换气的因素

(1)呼吸膜的厚度:肺泡气体通过呼吸膜(肺泡-毛细血管膜)与血液气体进行交换。气体扩散速率与呼吸膜厚度成反比,呼吸膜越厚,单位时间内交换的气体量就越少。呼吸膜由6层结构组成:含肺泡表面活性物质的液体层、肺泡上皮细胞层、上皮基底膜、肺泡上皮和毛细血管之间的间隙(基质层)、毛细血管基膜和毛细血管内皮细胞层。虽然呼吸膜有6层结构,但却很薄,平均总厚度不足1 μm,有的部位只有0.2 μm,气体易于扩散通过。此外,整个肺的呼吸膜面积很大,约为70 m²,而肺毛细血管总血量不多,因而血液层很薄。肺毛细血管平均直径约为5 μm,红细胞需要挤过肺毛细血管,因此,红细胞膜通常能接触到毛细血管壁,O_2、CO_2不必经过大量的血浆层就可到达红细胞或进入肺泡,扩散距离短,交换速度快。任何使呼吸膜增厚或扩散距离增加的疾病如肺纤维化、肺水肿等,都会降低扩散速率,减少扩散量。运动时,由于血流加速,气体在肺部的交换时间缩短,这时呼吸膜的厚度或扩散距离的改变对肺换气的影响便显得更加突出。

(2)呼吸膜的面积:气体扩散速率与扩散面积成正比。正常人的肺约有3亿个肺泡,呼吸膜的总扩散面积约为70 m²,平静呼吸时,可供气体交换的呼吸膜面积40 m²,故有相当大的储备面积。运动时,因肺毛细血管开放数量和开放程度增加,扩散面积也大大增加。肺不张、肺实变、肺气肿、肺叶切除或肺毛细血管关闭和阻塞,均可使呼吸膜扩散面积减小,进而影响肺换气。

(3)通气/血流比值:每分钟肺泡通气量(V_A)和每分钟肺血流量(Q)之间的比值。正常成人安静时,每分钟肺泡通气量约为4.2 L,每分钟肺血流量约为5 L,因此,通气/血流比值(V_A/

Q)约为 0.84。只有在适宜的通气/血流比值的情况下才能实现适宜的肺换气。如果通气/血流比值增大,就意味着通气过剩,血流相对不足,部分肺泡气体未能与血液气体充分交换,致使肺泡无效腔增大。反之,通气/血流比值下降,则意味着通气不足,血流相对过多,部分血液流经通气不良的肺泡,混合静脉血中的气体不能得到充分更新,犹如发生了功能性动静脉短路。由此可见,无论通气/血流比值增大或减小,都会妨碍有效的气体交换,导致机体缺 O_2 和 CO_2 潴留,其中主要是缺 O_2。在肺气肿患者,由于许多细支气管阻塞和肺泡壁的破坏,上述两种通气/血流比值异常的情况都可能发生,致使肺换气效率受到极大影响,这是造成肺换气功能异常最常见的一种原因。因此,通气/血流比值可作为衡量肺换气功能的指标。

(三)组织换气

组织换气的机制和影响因素与肺换气相似,不同的是气体的交换发生于液相(血液、组织液、细胞内液)介质之间,而且扩散膜两侧 O_2 和 CO_2 的分压差随细胞内氧化代谢的强度和组织血流量的不同而不同。如果血流量不变,代谢增强,则组织液中的 PO_2 降低,PCO_2 升高;如果代谢率不变,血流量增大,则组织液中的 PO_2 升高,PCO_2 降低。

在组织中,由于细胞的有氧代谢,O_2 被利用,并产生 CO_2,所以 PO_2 可低至 4 kPa(30 mmHg)以下,PCO_2 可高达 6.7 kPa(50 mmHg)以上。动脉血液流经组织毛细血管时,O_2 便顺着分压差从血液向组织液和细胞扩散,CO_2 则由组织液和细胞向血液扩散,动脉血因失去 O_2 和得到 CO_2 而变成静脉血。

三、气体在血液中的运输

O_2 和 CO_2 在血液中的运输方式有物理溶解和化学结合两种,物理溶解的气体量少,化学结合的气体量多。但是气体必须先在血液中溶解后,才能发生化学结合,而结合状态的气体也必须分解成溶解状态后才能逸出血液,故物理溶解是实现化学结合运输所必需的环节。因此,物理溶解的气体和化学结合的气体之间总是处于动态平衡。

(一)O_2 的运输

1. 物理溶解 气体的溶解量取决于该气体的溶解度和分压大小。分压高,溶解度高,溶解的气体量多;反之,则比较少。氧气在血液中的溶解度较低,动脉血 PO_2 为 13.3 kPa(100 mmHg)时,每 100 mL 血液中仅溶解 0.3 mL O_2,约占血液运输 O_2 总量的 1.5%。

2. 化学结合 化学结合是指 O_2 与红细胞内血红蛋白(Hb)的结合。正常成人每 1000 mL 动脉血中 Hb 结合的 O_2 约为 200 mL,约占血液运输 O_2 总量的 98.5%。

血液中的 O_2 主要以 HbO_2 形式运输。O_2 与 Hb 的结合有以下一些重要特征。

(1)反应快,可逆,不需酶的催化,受 PO_2 的影响。当血液流经 PO_2 高的肺部时,Hb 与 O_2 结合,形成 HbO_2,当血液流经 PO_2 低的组织时,HbO_2 迅速解离,释放 O_2,成为去氧 Hb。

(2)Fe^{2+} 与 O_2 结合后仍是二价铁,所以该反应是氧合,而不是氧化。

(3)1 分子 Hb 可以结合 4 分子 O_2。100 mL 血液中,Hb 所能结合的最大 O_2 量称为 Hb 的氧容量,而 Hb 实际结合的 O_2 量称为 Hb 的氧含量。Hb 的氧含量主要受 PO_2 的影响。Hb 氧含量与氧容量的百分比为 Hb 的氧饱和度。一般动脉血氧饱和度为 98%,静脉血氧饱和度约为 75%。HbO_2 呈鲜红色,去氧 Hb 呈紫蓝色。当血液中去氧 Hb 含量达 5 g/100 mL 以上时,皮肤、黏膜呈浅蓝色,这种现象称为发绀。

CO 可与 Hb 结合,占据 Hb 分子中 O_2 的结合位点,使血液中 HbO_2 的含量减少。CO 与 Hb 的亲和力是 O_2 的 210 倍,这意味着在极低的 PCO 下,CO 就可以从 HbO_2 中取代 O_2。此外,CO 还有一种极为有害的效应,即当 CO 与 Hb 分子中 1 个血红素结合后,将增加其余 3 个血红素对 O_2 的亲和力,使氧解离曲线左移,妨碍 O_2 的解离。所以 CO 中毒既妨碍 Hb 与 O_2 的结合,又妨碍 O_2 的解离,其危害极大。

（二）CO_2 的运输

1.物理溶解 血液中物理溶解的 CO_2 约占血液中 CO_2 总量的 5%。

2.化学结合 化学结合的 CO_2 占 95%。CO_2 化学结合的形式主要是碳酸氢盐和氨基甲酸血红蛋白,碳酸氢盐形式占 CO_2 总运输量的 88%,氨基甲酸血红蛋白形式占 7%。从组织扩散入血的 CO_2 首先溶解于血浆中,在血浆中溶解的 CO_2 绝大部分扩散进入红细胞,在红细胞内以碳酸氢盐和氨基甲酸血红蛋白的形式运输。

（1）碳酸氢盐:从组织扩散进入血液的大部分 CO_2,在红细胞内与水反应生成 H_2CO_3,H_2CO_3 解离成 HCO_3^- 和 H^+,反应极为迅速并且可逆。红细胞内含有较高浓度的碳酸酐酶,在其催化下,上述反应可加快 5000 倍,不到 1 s 即达平衡。在此反应过程中,红细胞内 HCO_3^- 的浓度不断增加,HCO_3^- 便顺着浓度梯度通过红细胞膜扩散进入血浆。为维持红细胞内电荷平衡,Cl^- 便由血浆扩散进入红细胞,这一现象称为氯转移。这样,HCO_3^- 便不会在红细胞内堆积,有利于 CO_2 的运输。在红细胞内,HCO_3^- 与 K^+ 结合,在血浆中则与 Na^+ 结合,生成碳酸氢盐。上述反应中产生的 H^+ 大部分与 Hb 结合而被缓冲。在肺部,反应进行方向与血液中相反。因为肺泡气的 PCO_2 比静脉血的低,血浆中溶解的 CO_2 首先扩散进入肺泡,红细胞内的 HCO_3^- 与 H^+ 生成 H_2CO_3,碳酸酐酶又加速 H_2CO_3 分解成 CO_2 和 H_2O,CO_2 从红细胞扩散进入血浆,而血浆中的 HCO_3^- 便进入红细胞以补充消耗了的 HCO_3^-,Cl^- 则扩散出红细胞。这样,以 HCO_3^- 形式运输的 CO_2,在肺部被释放出来。

（2）氨基甲酸血红蛋白:一部分 CO_2 与 Hb 的氨基结合生成氨基甲酸血红蛋白,这一反应无需酶的催化,而且迅速、可逆。该反应的主要因素是氧合作用。HbO_2 与 CO_2 结合形成氨基甲酸血红蛋白的能力比去氧 Hb 小,因此 O_2 与 Hb 结合可促使 CO_2 释放,而 O_2 与血红蛋白解离则促进 Hb 与 CO_2 结合。在组织,HbO_2 解离释放出 O_2,部分 HbO_2 变成去氧 Hb,与 CO_2 结合生成氨基甲酸血红蛋白。在肺部,HbO_2 的生成增多,促使氨基甲酸血红蛋白解离,释放 CO_2 和 H^+。上述调节具有重要的意义,虽然以氨基甲酸血红蛋白形式运输的 CO_2 仅约占 CO_2 总运输量的 7%,但在肺部排出的 CO_2 中却有 17.5% 是从氨基甲酸血红蛋白中释放出来的。

点滴积累

（1）呼吸的基本环节包括外呼吸、气体在血液中的运输、内呼吸。

（2）外呼吸包括肺通气和肺换气。

（3）呼吸肌的舒缩运动是肺通气的原动力,肺内压与大气压的压力差是气体进出肺的直接动力。

（4）O_2 和 CO_2 在血液中的运输形式均包括物理溶解和化学结合,其中以化学结合为主。

第三节 呼吸系统疾病的常见症状与体征

呼吸系统在与外界进行气体交换过程中,环境中的有害物质如粉尘、有害气体及病原体等可以随着空气进入呼吸道和肺。当机体抵抗力和免疫功能下降或呼吸道的自净和防御功能削

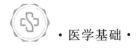

NOTE

弱时,就会导致呼吸系统疾病的发生。呼吸系统疾病的症状和体征比较多,但较常见的主要有以下几种。

一、咳嗽

咳嗽是呼吸系统疾病常见症状,是机体的一种反射性防御动作,通过咳嗽可以清除呼吸道内的分泌物或异物。但是咳嗽也有不利的一面,如咳嗽可使呼吸道感染扩散,剧烈咳嗽可诱发咯血及自发性气胸等。因此,如果频繁咳嗽影响工作与休息,则为病理状态。

咳嗽的病因很多,除了呼吸系统疾病(如吸入刺激性气体、气道异物、炎症、出血、肿瘤等)、胸膜疾病(如胸膜炎、气胸等)外,心脏病(如左心衰竭引起肺淤血、肺水肿等)、纵隔肿瘤、神经因素及药物等都可导致咳嗽。

咳嗽是由于延髓咳嗽中枢受刺激引起的。来自耳、鼻、咽、喉、支气管、胸膜等感受区的刺激传入咳嗽中枢后,该中枢再将冲动传向运动神经,即喉下神经、膈神经和脊髓神经,分别刺激咽肌、膈肌及其他呼吸肌,进而产生咳嗽动作。其过程包括:短促的吸气后声门关闭,膈下降,然后呼气肌和膈肌快速收缩,肺内压升高,声门突然开放,肺内高压气体喷射而出,冲击狭窄的声门裂隙而发出声音,呼吸道分泌物或异物亦随之排出。

咳痰是一种病态现象。正常支气管黏膜腺体和杯状细胞只分泌少量黏液,以保持呼吸道黏膜的湿润。当呼吸道发生炎症时,黏膜充血、水肿,黏液分泌增多,毛细血管壁通透性增加,浆液渗出。渗出物与黏液、吸入的尘埃和某些组织破坏物等混合成痰,随咳嗽动作排出。在肺淤血和肺水肿时,肺泡和小支气管内有不同程度的浆液漏出,也可引起咳痰。

临床上,把咳嗽时无痰或痰量极少称为干性咳嗽(干咳),常见于咽喉炎、急性支气管炎初期、轻症肺结核、气管受压以及胸膜受刺激等。伴有痰的咳嗽称为湿性咳嗽(湿咳),常见于慢性支气管炎、肺气肿、肺脓肿、空洞型肺结核、支气管扩张等。

另外,咳嗽的声音、咳嗽的时间规律也有助于临床医生进行疾病诊断。

二、咳痰

咳痰是呼吸系统疾病的重要症状,可使呼吸道内的分泌物随咳嗽动作排出口腔外。痰液由呼吸道分泌的黏液、炎性渗出物、吸入的尘埃以及病原体等混合而成。

不同疾病形成的痰液,其性状不完全相同。急性发作伴感染时为黄色脓痰,慢性支气管炎常为白色黏痰或白色泡沫样痰;支气管扩张和肺脓肿痰液量多,而且可呈现分层现象,上层为泡沫,中层为混浊黏液,下层为脓性物和坏死组织;肺淤血、肺水肿时常出现粉红色泡沫样痰;白色念珠菌感染可见痰白黏稠、牵拉成丝、难以咳出;肺癌和肺结核可见血性痰;大叶性肺炎可见铁锈色痰。

三、咯血

咯血是指喉及喉以下呼吸道任何部位的出血,经口腔排出。少量咯血有时仅表现为痰中带血,大量咯血时血液从口鼻涌出,严重者可阻塞呼吸道,导致窒息死亡。咯血可发生于支气管和肺部疾病(如肺结核、支气管扩张、支气管肺癌、慢性支气管炎、支气管内膜结核等)、心血管疾病(如二尖瓣狭窄等)、血液病(如血小板减少性紫癜、白血病、血友病等)、急性传染病(如流行性出血热等)。

临床上,咯血需要与口腔、咽、鼻出血鉴别,大量咯血还需要与呕血(上消化道出血)鉴别。咯血与呕血的区别见表7-1。

表7-1 咯血与呕血的区别

项　目	咯　血	呕　血
出血前症状	喉部发痒、咳嗽、胸闷等	上腹部不适、恶心、呕吐
出血方式	咯出	呕出,可为喷射状
血液的性状	碱性,鲜红色,混有泡沫和痰	酸性,咖啡色、暗红色,伴食物残渣和胃液
柏油样便	一般无,如咽下血液可有	有,呕血停止后仍可持续
出血后痰的性状	痰中带血	无痰

四、哮喘

哮喘主要见于支气管哮喘,是机体对某些变应原发生超敏反应、呼吸道炎症和反应性增高、神经因素等作用,导致支气管平滑肌收缩。典型的哮喘发作表现为伴有哮鸣音的呼气性呼吸困难、咳嗽、胸闷,严重者表现为端坐呼吸。有些青少年的哮喘在运动时出现,称为运动性哮喘。

另外,喘息型慢性支气管炎患者除咳嗽、咳痰外,尚有喘息并伴有哮鸣音;左心衰竭引起肺淤血、肺水肿时,患者亦可出现喘息和哮鸣音,称为心源性哮喘。

五、呼吸困难

呼吸困难是指患者主观上感觉空气不足、呼吸费力、身体不适,客观上表现为呼吸运动用力,严重时可出现张口呼吸、鼻翼扇动、端坐呼吸,甚至发绀、呼吸辅助肌参与呼吸运动,并且可有呼吸频率、深度、节律的改变。

引起呼吸困难的原因繁多,主要见于呼吸系统疾病(如慢性阻塞性肺疾病、支气管哮喘、肿瘤和异物等引起的呼吸道梗阻、肺炎气胸、大量胸腔积液等)、中枢神经系统疾病(如脑出血、脑外伤、颅内压升高等)、心血管疾病(左心衰竭引起的肺淤血和肺水肿)等。

临床上,呼吸困难可以分为以下几种。①吸气性呼吸困难:见于上呼吸道部分梗阻,吸气费力而时间延长,出现胸骨上窝、锁骨上窝及肋间隙向内凹陷,称为"三凹征",听诊有高调吸气性哮鸣音;②呼气性呼吸困难:见于下呼吸道有部分梗阻,呼气费力而时间延长,听诊有呼气性哮鸣音;③混合性呼吸困难:见于肺部有广泛病变或大片肺不张,因呼吸膜面积明显减少,影响换气功能,患者感觉呼气和吸气均费力。

第四节 呼吸系统常见疾病

呼吸系统与外界环境相通,其疾病发生与外界环境致病因素的关系较为密切。近年来,由于大气污染加重,吸烟人群增多,再加上病原体的变异和耐药性的增加,呼吸系统疾病的发病率增高,各种感染性疾病、慢性病、恶性肿瘤(肺癌)日渐增多,成为危害人群健康的常见病、多发病。

一、急性上呼吸道感染

急性上呼吸道感染一般称为感冒,是由病毒和细菌感染引起的鼻、咽、喉的急性炎症性疾病,也是最常见的感染性疾病。

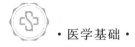

（一）病因和发病机制

急性上呼吸道感染的病原体主要为病毒,常见的有流感病毒、鼻病毒、冠状病毒、副流感病毒、呼吸道合胞病毒等;也可有链球菌、葡萄球菌、肺炎链球菌等细菌感染。受凉、过度劳累、营养不良等引起全身抵抗力下降是此病的诱因。

（二）临床表现

感冒初期患者有鼻塞、流清鼻涕、打喷嚏、咽部干燥不适等症状,随后,鼻涕可变黏稠,有细菌感染时呈黄色脓痰状。炎症波及喉部时,可出现声音嘶哑、咳嗽或有少量黏液痰。还可出现畏寒、低热、全身酸痛、头痛乏力、食欲减退等全身症状。感冒继发细菌感染并不多见,有时可并发鼻窦炎、扁桃体炎、中耳炎等。

（三）治疗原则

（1）普通病毒性感冒是一种自限性疾病,无并发症者一般无须特别处理。

（2）头痛、发热、全身酸痛时可应用解热镇痛药。

（3）无继发细菌感染者,无须应用抗生素。

（4）减轻鼻部充血和鼻塞可用 1％麻黄素滴鼻;有鼻过敏者可选用抗组胺药。

（5）中药对普通感冒有一定疗效,常用的中成药有感冒冲剂、板蓝根冲剂、银翘解毒片等。

知识链接 7-3

二、慢性阻塞性肺疾病

慢性阻塞性肺疾病（COPD）是肺实质与小气道受到病理损害后,导致慢性不可逆性气道阻塞、呼气阻力增加、肺功能不全为共同特征的肺疾病的统称,主要包括慢性支气管炎、慢性阻塞性肺气肿、支气管哮喘及支气管扩张症等疾病。该病与吸烟密切相关,可引起肺的过度充气,患者出现咳嗽、喘息和气促等症状。

COPD 主要与慢性支气管炎和慢性阻塞性肺气肿密切相关。当患者出现慢性咳嗽、咳痰和呼吸困难等症状时,通过肺功能检查可明确诊断。在应用支气管扩张剂后 FEV_1 小于预计值的 80%,同时 $FEV_1/FVC<70\%$,表明存在气流受限,此种状况如不能完全逆转,则可考虑COPD。

（一）慢性支气管炎

慢性支气管炎是指气管、支气管黏膜及其周围组织的慢性非特异性炎性疾病,属于一种慢性阻塞性肺疾病。临床上表现为反复发作的咳嗽、咳痰,部分患者还伴有喘息,后期常并发肺气肿和慢性肺源性心脏病。

1.病因和发病机制　慢性支气管炎的病因比较复杂,其发生是由多种内、外因素长期综合作用的结果,其中呼吸系统局部防御功能受损是本病发生的重要内在因素。

（1）理化因素:吸烟（主要的）、大气污染、气候（寒冷）、粉尘和装潢材料等既可损伤呼吸道黏膜,又可导致呼吸道局部防御功能下降,局部容易发生感染,进而促使慢性支气管炎的发生。

（2）感染因素:病毒和细菌的感染与慢性支气管炎的发生、发展,尤其是慢性支气管炎的急性发作关系密切。常见的病毒有鼻病毒、腺病毒、呼吸道合胞病毒等,细菌有流感嗜血杆菌、奈瑟球菌、甲型链球菌和肺炎球菌等。

（3）过敏因素:喘息型慢性支气管炎的发生与机体对某些变应原产生了超敏反应、支气管平滑肌收缩有关,常见于粉尘、烟草等因素。

（4）其他因素:包括自主神经功能紊乱（占 $40\%\sim60\%$）,内分泌功能变化（如老年人的肾上腺皮质激素分泌减少）,呼吸道免疫功能削弱（如受凉、过度劳累、酗酒、年老体弱、慢性消耗性疾病、前列腺素分泌减少等）。机体自主神经功能紊乱,呼吸道副交感神经功能亢进,气道处

NOTE

于高反应状态,微弱的刺激即可引起支气管收缩、分泌物增多,与慢性支气管炎的发生也有一定关系。

2. 临床表现

(1) 咳嗽、咳痰:慢性支气管炎的主要症状,临床上以慢性咳嗽、咳痰 3 个月以上并至少连续 2 年作为诊断本病的依据。咳嗽的特点是长期反复咳嗽,冬春寒冷季节加重,逐年加重,清晨起床和入睡前咳嗽频繁,白天减轻。痰常为白色泡沫样或白色黏痰,早晚量多,合并感染而急性发作时,常转变为黏液脓性痰,且量更多。此时,听诊可有散在的干、湿啰音。

(2) 喘息:见于喘息型慢性支气管炎患者,肺部可闻及哮鸣音。

知识链接 7-4

3. 治疗原则

(1) 戒烟:对于减轻症状、延缓病情的发展具有重要作用。

(2) 控制感染:根据感染的严重程度及病原菌药敏试验结果选用合适的抗菌药物。轻者口服即可,重者肌内注射或静脉滴注。

(3) 祛痰镇咳:祛痰为主,以达到减轻阻塞、疏通呼吸道、改善肺通气和减轻症状的目的。应该避免使用强镇咳剂。

(4) 解痉、平喘:口服或吸入支气管舒张剂,可选用 β_2 受体激动剂、抗胆碱药、茶碱类药物等。

(二) 慢性阻塞性肺气肿

慢性阻塞性肺气肿简称肺气肿,是指细、小支气管以下的末梢肺组织(包括呼吸性细支气管、肺泡管、肺泡囊和肺泡)含气量增多的一种疾病状态,是支气管和肺部疾病最常见的合并症。肺气肿患者在后期可发生呼吸衰竭、慢性肺源性心脏病等并发症。

1. 病因和发病机制 慢性支气管炎是肺气肿常见的原因之一。发生机制如下:①慢性支气管炎时,分泌物使小、细支气管不完全性阻塞。吸气时呼吸道扩张,空气进入肺泡;呼气时小、细支气管闭塞,残气量增加,引起肺气肿。②小、细支气管管壁的炎性损伤,导致其支撑能力和弹性下降。吸气时气体可进入肺泡,呼气时管壁塌陷,引起肺气肿。③吸烟或遗传引起 α_1-抗胰蛋白酶缺乏,弹性蛋白酶大量降解弹性蛋白等,导致肺组织的弹性下降,末梢肺组织的残气量增加,引起肺气肿。

2. 临床表现

(1) 原发病的表现:慢性咳嗽、咳痰、喘息等。

(2) 呼吸困难:呈现逐渐加重的特点,早期仅在劳动、上楼等活动时有气促,随着病情加重,患者在轻微活动甚至静息状态也感到呼吸困难、胸闷,严重时还可出现发绀等缺氧的表现。

(3) 桶状胸:肺内残气量明显增多,导致患者胸廓前后径增大,肋间隙增宽,是肺气肿特征性的体征。X 线检查表现为胸廓扩张、肋间隙增宽、两肺透光度增强。

(4) 肺功能检查:$FEV_1/FVC < 70\%$,FEV_1 小于预计值的 80%,最大通气量低于预计值的 80%,残气量大于肺总量的 40% 时,对肺气肿的诊断最有价值。

3. 治疗原则

(1) 积极治疗原发病:慢性支气管炎是引起肺气肿最常见的原发病,因此,积极治疗慢性支气管炎是控制肺气肿发展的重要措施之一。

(2) 加强营养:由于长期呼吸困难,消耗的能量多,同时又影响进食,肺气肿患者往往营养不良。因此,加强营养有利于改善呼吸功能并增强免疫力。

(3) 呼吸训练:通过呼吸训练等可改善肺通气。

(4) 氧疗:每天坚持一定时间的低流量吸氧,对防止肺心病等并发症的发生、改善生存质量、延长寿命有较好的效果。

·医学基础·

NOTE

 案例分析

某男,62岁,吸烟史32年。活动后气急7年,时有咳嗽、咳痰。体格检查:桶状胸,两肺呼吸音低。肺功能检查:FEV_1小于预计值的80%,$FEV_1/FVC<70\%$。胸片示两肺透光度增强,肋间隙增宽。最可能的临床诊断是什么?

分析:

根据患者的病史及肺气肿的典型临床表现,结合X线胸片、肺功能检查结果,可诊断患者为慢性阻塞性肺气肿。

实验五　肺功能的测定与呼吸系统疾病

【实验目的】

(1) 学会测定肺功能,了解测定各种肺容量的临床意义。

(2) 通过观察大体标本,掌握呼吸系统各器官的形态特点和呼吸系统常见疾病的肉眼变化;通过观察切片标本,进一步熟练使用显微镜,并了解呼吸系统各器官的结构特点和呼吸系统常见疾病的镜下病变特点。

【实验步骤】

(1) 肺活量的测定:用肺量计测定潮气量、肺活量等反映肺通气功能的指标。

(2) 大体标本的观察:观察的大体标本包括鼻、咽、喉、气管、肺及各种肺炎、肺气肿、肺癌等病理组织。

(3) 切片标本的观察:包括气管、肺及各种肺炎、肺气肿等病理组织。

【实验提示】

(1) 观察切片时尽可能区分各级支气管。

(2) 测定潮气量和肺活量时应注意分别做到平静呼吸或用力呼吸。

【实验思考】

统计全班同学的肺活量,观察哪些同学肺活量大,哪些同学肺活量小,并解释原因。

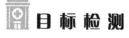 目 标 检 测

在线答题

简答题

1.简述呼吸困难的类型。

2.简述上、下呼吸道的组成。

3.简述呼吸的基本环节。

扫码看答案

126

第八章 血液系统和心血管系统疾病

 导学情景

■ 情景描述

血液可在心脏的推动下周而复始地在血管内循环流动。你知道为什么患者失血后会出现头晕、乏力等症状吗？为什么感染后要抽血检查吗？血常规检查中有哪些项目？为什么输血前要鉴定血型？血液系统的疾病有哪些呢？下面我们来看一则案例。

李某，男，56岁。头痛、头晕2年，加重1周。3年前体检发现高血压，当时血压值160/95 mmHg，未进行正规治疗。平时有抽烟的嗜好，一天2～3包。体格检查：体温36.5 ℃，脉率96次/分，血压180/100 mmHg，神志清，双肺未见异常，心界向左下移位，心音增强，心前区可闻及Ⅱ级杂音。X线胸片显示心界向左下扩大。

■ 学前导语

血液系统由造血器官和血液组成。上述患者头痛、头晕是由什么原因引起的？与血压升高有关吗？本章我们将带领大家认知血液系统和心血管系统的构成及作用，并了解血液系统和心血管系统常见疾病的临床特点及治疗原则。

第一节 血液系统的解剖和生理

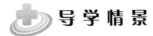

血液在心血管系统中循环流动，在运输物质、维持内环境稳定中起重要作用，为机体内、外环境之间进行物质交换提供了重要场所。同时，血液还具有缓冲功能，参与体温的调节。

一、血液系统的组成和理化特性

血液系统由造血器官和血液组成。造血器官主要有骨髓、胸腺、脾脏、淋巴结等。血液由血浆和血细胞构成。血液在心血管系统中的循环流动，为机体内、外环境之间进行物质交换提供了重要场所，并在运输物质和维持内环境稳态中起重要作用。大量失血、血液的成分或性质发生改变或血液循环障碍均可引起体内器官的血流量不足，造成严重的组织损伤，甚至危及生命。

人体内所含的液体称为体液，在成人约占体重的60%，由细胞内液和细胞外液组成。细胞内液约占体重的40%，分布于细胞内，是细胞内各种生物化学反应的场所；细胞外液占体重的20%，分布于细胞外，是细胞直接生活的液体环境。细胞外液中，15%存在于组织间隙中，称为组织液，4%存在于血管内，即为血浆，1%为淋巴液和脑脊液。

由细胞外液构成的细胞直接生活的液体环境称为内环境，血浆是其中最活跃的部分。内环境的理化性质（化学成分、含氧量、pH值、温度、渗透压等）在一定范围内保持相对稳定的状态称为稳态。内环境稳态是细胞生存的必要条件。

（一）血液的组成与理化特性

1.血液的组成 血液由55％的血浆和45％的血细胞组成，人体内血液的总量称为血量，它是血浆量和血细胞量的总和，占体重的7％～8％或相当于每千克体重70～80 mL。如一位60 kg体重的成人，其体内的血液量为4.2～4.8 L。

血浆的成分中91％～92％为水分，仅8％～9％为固体物质，其中含有血浆蛋白和低分子物质，血浆蛋白有白蛋白、球蛋白和纤维蛋白原三种成分，其中白蛋白含量最高；低分子物质主要是多种电解质如Na^+、K^+、Cl^-、Ca^{2+}和小分子有机物等。血细胞包括红细胞、白细胞和血小板（图8-1）。

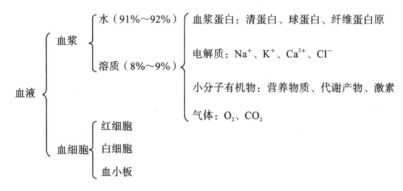

图8-1 血液的组成

2.血液的理化特性

（1）血液的比重：血液的比重为1.050～1.060，取决于血细胞的数量，血液中红细胞的数量越多，全血的比重就越大。血浆比重为1.025～1.030，主要取决于血浆蛋白的含量，血浆中血浆蛋白的含量越多，血浆比重越大。

（2）血液的酸碱度（pH值）：正常值为7.35～7.45，pH值<7.35提示酸中毒，pH值>7.45提示碱中毒，pH值<6.9或pH值>7.8提示生命有危险。血液的酸碱度维持在相对稳定的状态，主要取决于血浆中的缓冲物质$NaHCO_3/H_2CO_3$（比值为20：1）、Na_2HPO_4/NaH_2PO_4和血浆蛋白钠/血浆蛋白等缓冲系统，以$NaHCO_3/H_2CO_3$缓冲系统为主；另外，肺和肾不断排出体内过多的酸或碱，亦可使血浆pH值保持相对稳定，并可使血液中缓冲系统各物质的比例恢复正常。

（3）血液的黏滞性：血液的正常流动呈层流状态，血液各层之间存在的一定的运动阻力即为血液的黏滞性。通常是在体外测定血液或血浆与水相比的相对黏滞性，血液的相对黏滞性为4～5，血浆为1.6～2.4。全血的黏滞性主要取决于红细胞的数量，血浆的黏滞性主要取决于血浆蛋白的含量。水、酒精等物理学上所谓的"理想液体"的黏滞性是不随流速改变的，而血液在血流速度很快时类似理想液体（如在动脉内），其黏滞性不随流速而变化；但当血流速度小于一定限度时，其黏滞性则与流速成反比。人体内因某种疾病使微环境血流速度显著减慢时，红细胞可叠连或聚集成其他形式的团粒，使血液的黏滞性增大，对血流造成很大的阻力，影响循环的正常进行。这时可以通过输入血浆白蛋白或低分子右旋糖酐以增加血流冲刷力量，使红细胞分散。

（4）血浆渗透压：用半透膜隔开不同浓度的溶液时，半透膜只能让水分子通过，而溶质分子不能通过，高浓度溶液中含有数量较多的溶质颗粒，从而具有较强的吸引和保留水分子的能力，一段时间后，会出现水分子从低浓度一侧向高浓度一侧扩散的现象，这种现象称为渗透现象。血液具有的吸引水分子透过半透膜的力量称为血浆渗透压，与溶质颗粒数的多少成正比，

NOTE

与溶质的种类和颗粒的大小无关,血浆渗透压约为 313 mOsm/L。血浆中的晶体物质(主要是电解质)形成的渗透压,称为晶体渗透压。由于血浆与组织液中晶体物质的浓度几乎相等,所以它们的晶体渗透压也基本相等,保持了细胞外液晶体渗透压的相对恒定,这对于维持细胞内外的水平衡和细胞的正常体积极为重要。血浆中蛋白质形成的渗透压,称为胶体渗透压。蛋白质分子量大,产生的渗透压甚小,不超过 1.5 mOsm/L,主要来自白蛋白,对于保持血管内外的水平衡和血浆容量有重要作用。由于组织液中蛋白质很少,所以血浆的胶体渗透压高于组织液。如白蛋白明显减少,即使球蛋白增加而保持血浆蛋白总含量基本不变,血浆胶体渗透压也将明显降低。晶体渗透压与胶体渗透压的比较见表 8-1。

表 8-1 晶体渗透压与胶体渗透压的比较

项 目	晶体渗透压	胶体渗透压
成分	晶体物质(主要是 NaCl)	蛋白质(主要是白蛋白)
正常值	约 313 mOsm/L	约 1.5 mOsm/L
特点	构成血浆渗透压的主要部分	构成血浆渗透压的次要部分
意义	维持细胞内外的水平衡	保持血管内外的水平衡

知识链接 8-1

(二)血液的功能

血液在人体生命活动中主要具有四个方面的功能。

1. 运输物质 运输物质是血液的基本功能,自肺吸入的氧气以及由消化道吸收的营养物质,都需要依靠血液运输才能到达全身各组织。同时组织代谢产生的二氧化碳与其他废物也有赖于血液运输到肺、肾等处进行排泄,从而保证身体正常新陈代谢的进行。

2. 参与体液调节 机体功能的调节,固然主要有赖于中枢神经系统的活动,但内分泌的激素和一般组织的代谢产物,也不断通过血液的传递而对机体的活动产生重要作用。激素可直接分泌进入血液,依靠血液输送到相应的靶器官,实现对各组织器官功能活动的调节。

3. 保持内环境稳态 血液内所含水量和各种矿物质的量都是相对恒定的。血液不断循环且与各部分体液广泛沟通,同时血液中存在的一些缓冲物质对保持体内水和电解质的平衡、酸碱度平衡以及体温的恒定等都起决定性的作用。

4. 防御和保护功能 血液中的白细胞和各种抗体、补体具有强大的免疫功能,白细胞能吞噬、消灭侵入机体内的病原体。血小板与血浆中的凝血因子,在血管破碎时,有止血和凝血作用,这是血液的防御和保护功能。

二、血液凝固和抗凝系统

▶▶▶课堂活动

请同学们讨论,为什么轻度损伤出血后在几分钟内就会自行停止?生理情况下血管中流动的血液为什么不会凝固?

血液凝固简称血凝,是指血液由流动的液体状态变成不流动的胶冻状凝块的过程。血凝后 1~2 h,血凝块发生收缩,产生淡黄色的液体即为血清。与血浆相比,血清缺乏凝血过程中被消耗掉的凝血因子,但增加了血液凝固时血管内皮细胞和血小板释放的化学物质。

(一)凝血因子

血浆和组织中直接参与血液凝固的物质,称为凝血因子,根据发现的先后顺序按国际命名法用罗马数字编号的有 12 种,即凝血因子 I ~ XIII(凝血因子 VI 已被取消),见表 8-2。此外,还有前激肽释放酶、高分子激肽原、血小板的磷脂等,也直接参与凝血过程。除钙离子(凝血因子

Ⅳ)和磷脂外,其他已知的凝血因子均是蛋白质,其中大部分是以酶原的形式存在,须被激活才具有活性,被激活的凝血因子在其右下角标注"a",如凝血因子Ⅱa、Ⅹa等。凝血因子Ⅱ、Ⅶ、Ⅸ和Ⅹ是在肝脏合成的,需要维生素K的参与。凝血因子Ⅲ正常只存在于血管外。

表 8-2　按国际命名法编号的凝血因子

编　　号	同　义　名	编　　号	同　义　名
凝血因子Ⅰ	纤维蛋白原	凝血因子Ⅷ	抗血友病因子
凝血因子Ⅱ	凝血酶原	凝血因子Ⅸ	血浆凝血激酶
凝血因子Ⅲ	组织凝血激酶	凝血因子Ⅹ	Stuart-Prower因子
凝血因子Ⅳ	钙离子	凝血因子Ⅺ	血浆凝血激酶前质
凝血因子Ⅴ	前加速素	凝血因子Ⅻ	接触因子
凝血因子Ⅶ	前转变素	凝血因子ⅩⅢ	纤维蛋白稳定因子

(二) 血液凝固过程

血液凝固简称血凝,是一系列凝血因子按一定顺序激活,最终形成纤维蛋白凝块的过程。根据血凝过程是否有血液以外的凝血因子参与,可将其分为内源性凝血和外源性凝血两种途径。

1. 内源性凝血　参与凝血的凝血因子全部来源于血液,是由血液接触带负电荷的异物(如人工心瓣膜、玻璃、胶原等)表面启动的凝血过程。这一途径的始动凝血因子是凝血因子Ⅻ。其过程分为三个阶段。

第一阶段为表面激活阶段,此阶段是在心血管内皮损伤时,由血管内膜下组织特别是胶原纤维与凝血因子Ⅻ接触,使其激活为凝血因子Ⅻa,凝血因子Ⅻa可激活前激肽释放酶成为激肽释放酶,后者又能激活凝血因子Ⅻ成为凝血因子Ⅻa,通过这一正反馈过程,形成大量的凝血因子Ⅻa。凝血因子Ⅻa进一步激活凝血因子Ⅺ,形成凝血因子Ⅺa。由凝血因子Ⅻ激活到凝血因子Ⅺa形成的过程,称为表面激活阶段。

第二阶段为磷脂表面阶段,由第一阶段形成的活性凝血因子Ⅺa在Ca^{2+}参与下激活凝血因子Ⅸ形成活性凝血因子Ⅸa,凝血因子Ⅸa再与凝血因子Ⅷ、Ca^{2+}和血小板第三因子(PF_3)在血小板磷脂表面形成凝血因子Ⅷ复合物,复合物中的凝血因子Ⅸa是一种蛋白水解酶,能使凝血因子Ⅹ水解而被激活形成凝血因子Ⅹa,凝血因子Ⅷ在此过程中是辅助因子,能够使凝血因子Ⅹ被水解激活成凝血因子Ⅹa加快几百倍。凝血因子Ⅹa与凝血因子Ⅴ通过Ca^{2+}连接在PF_3的磷脂表面上即形成凝血酶原复合物,激活凝血酶原(凝血因子Ⅱ)生成凝血酶(凝血因子Ⅱa),凝血酶生成后即脱离PF_3的磷脂表面进入血液。由凝血因子Ⅺa到凝血酶形成的过程即为磷脂表面阶段。

第三阶段为纤维蛋白形成阶段,由第二阶段形成的凝血酶一方面迅速水解纤维蛋白原(因子Ⅰ)成为纤维蛋白单体;另一方面在Ca^{2+}参与下,激活凝血因子ⅩⅢ生成凝血因子ⅩⅢa,凝血因子ⅩⅢa使纤维蛋白单体变成牢固的不溶于水的纤维蛋白多聚体,并交织成网,将血细胞网罗其中形成血凝块,至此内源性凝血过程全部完成。

2. 外源性凝血　外源性凝血是在组织损伤、血管破裂情况下,由血管外的凝血因子Ⅲ(组织凝血激酶)与血液中的凝血因子Ⅶ和Ca^{2+}形成复合物,激活凝血因子Ⅹ成为凝血因子Ⅹa。其后的反应过程与内源性凝血途径完全相同。外源性凝血过程较简单,参与的凝血因子相对较少,时间短,血凝发生较快。

通常情况下,机体发生的凝血过程是内源性凝血途径和外源性凝血途径相互促进、同时进行的结果(图 8-2)。正常凝血的启动可能是通过外源性凝血途径。凝血过程一旦触发,就会迅

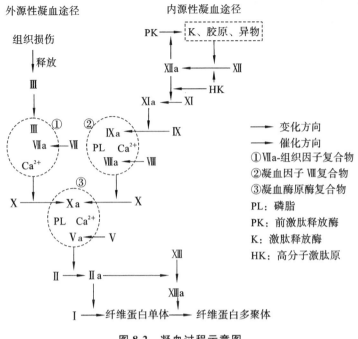

图 8-2 凝血过程示意图

速连续地进行,形成"瀑布"样的反应,直到完成为止。

（三）抗凝和促凝

正常情况下,血管内的血液能保持流体状态不发生凝固;而生理情况下,机体不可避免地会发生血管内皮的损伤,导致凝血,但此凝血只限于受伤的局部而不扩展到全身阻碍血液循环。这说明机体内存在与凝血相对抗的抗凝物质,这些物质中主要的是抗凝血酶Ⅲ(antithrombin Ⅲ,AT Ⅲ)和肝素。抗凝血酶Ⅲ是肝合成的一种脂蛋白,能与凝血酶结合形成复合物使凝血酶失去活性,还能封闭凝血因子Ⅶ、Ⅸa、Ⅹa、Ⅺa 和Ⅻa 的活性中心,使这些活性因子失活而阻断凝血过程。肝素是一种黏多糖,在肝、肺组织中最多,主要由肥大细胞和嗜酸性粒细胞产生,是一种很强的抗凝物质。生理情况下,血浆中几乎不存在肝素,肝素主要通过增强抗凝血酶的活性而发挥间接抗凝作用,肝素还可刺激血管内皮细胞释放组织因子途径抑制物(TFPI),因此肝素在体内的抗凝作用强于体外。肝素与抗凝血酶Ⅲ所含的赖氨酸结合后引起抗凝血酶Ⅲ构象改变,使 AT Ⅲ所含的精氨酸残基更易与凝血酶的丝氨酸残基结合。一旦肝素-AT Ⅲ-凝血酶复合物形成,肝素就从复合物上解离,再次与另一分子 AT Ⅲ结合而被反复利用。AT Ⅲ-凝血酶复合物则被网状内皮系统所消除。

由于血液凝固是酶促反应,因此,在小于 42 ℃范围内升高温度,可加速酶的反应速度而促进血液凝固,当温度降低到 10 ℃以下,参加凝血过程的酶的活性降低时,可延缓血液凝固。另外,粗糙的表面可加速血小板解体,成为一种促凝因素。

（四）纤维蛋白溶解

在生理止血过程中,形成的血凝块可堵塞受损的局部血管,使出血停止。血管受伤愈合后,已形成的纤维蛋白可在纤维蛋白溶解酶的作用下,降解液化,使血管通畅,这一过程称为纤维蛋白溶解,简称纤溶。纤溶系统包括纤维蛋白溶解酶原(纤溶酶原)、纤维蛋白溶解酶(纤溶酶)、纤溶酶原激活物与纤溶抑制物四种成分。纤溶的基本过程分为两个阶段:纤溶酶原的激活与纤维蛋白的降解。

1. 纤溶酶原的激活 在正常情况下,血浆中的纤溶酶原无活性,只有被激活成为纤溶酶后,才能发挥作用,这一过程需在纤溶酶原激活物的作用下完成。纤溶酶原激活物主要有三类。第一类为血浆激活物,由小血管内皮细胞合成和释放,当血管中出现血凝块时,可使血管内皮细胞释放大量的激活物。第二类为组织激活物,存在于很多组织中,以子宫、前列腺、肺、甲状腺含量较高,在组织损伤时可释放。因此,月经血因含有此类激活物而不凝固,上述器官易发生手术后渗血。组织激活物的作用主要在血管外进行纤溶,有利于组织修复和伤口的愈合。第三类为依赖于凝血因子Ⅻa的激活物,内源性凝血途径凝血因子Ⅻ被激活后,催化前激肽释放酶转化为激肽释放酶,后者即可激活纤溶酶原。因此,这类激活物的作用,可使血凝与纤溶相互协调、配合,保持血液的正常液态。

2.纤维蛋白的降解 被激活的纤溶酶是一种活性很强的蛋白水解酶,能将纤维蛋白或纤维蛋白原分子水解分割成很多可溶性的小肽片段,总称为纤维蛋白降解产物,它们一般不能再凝固。纤溶酶是血浆中活性最强的蛋白酶,除主要降解纤维蛋白和纤维蛋白原外,对凝血因子Ⅱ、凝血因子Ⅴ、凝血因子Ⅷ、凝血因子Ⅹ等也有降解作用。当纤溶亢进时,可因凝血因子的大量分解和纤维蛋白降解产物的抗凝作用而表现出出血倾向。

3.纤溶抑制物及其作用 血液中能抑制纤溶的物质为纤溶抑制物,主要是抗纤溶酶,它能与纤溶酶结合形成复合物,使纤溶酶失去活性。正常情况下,血液中纤溶抑制物浓度很高,使纤溶酶不易发挥作用。血管内有血栓形成时,血凝块的纤维蛋白能吸附纤溶酶原及其激活物,而不吸附纤溶抑制物,所以,血凝块有大量的纤溶酶而使纤维蛋白溶解。

凝血与纤溶是既对立又统一的功能系统,它们的动态平衡状态使人体在出血时既能有效地止血,又能防止血块堵塞血流,从而维持血液的正常流动状态。在血管内,如果凝血作用大于纤溶,就发生血栓,反之则造成出血倾向。

（五）正常情况下血管内血液不凝固的原因

知识链接 8-2

正常人血液中虽含有各种凝血因子,但不会发生血管内凝血现象。这是因为正常血管内皮完整光滑,血液中无凝血因子Ⅲ,故不会启动凝血过程;凝血过程的早期阶段较缓慢,而血液循环速度很快,可不断将少量被活化的凝血因子稀释冲走,并被肝、脾等处的巨噬细胞吞噬破坏,使早期的凝血过程不能完成;正常血浆中存在抗凝系统,其中最重要的是抗凝血酶Ⅲ和肝素。

三、血型

（一）血型与红细胞凝集

血型是指红细胞膜上的特异性抗原的类型。不同的人有不同的血型,将血型不相容的两个人的血液滴在玻片上混合,红细胞将聚集成簇,此种现象称为红细胞凝聚。红细胞发生凝聚的机制是抗原-抗体反应。抗原即凝集原,位于红细胞膜上,抗体即凝集素,存在于血清中,能与红细胞膜上相应的凝集原结合产生免疫反应。

根据红细胞血型凝集原的不同,已确认了许多独立的不同血型系统,如 ABO、Rh、P、MNSs、Lewis 血型系统等。目前应用得较多的且对输血较重要的血型是 ABO 和 Rh 血型系统。

（二）ABO 血型系统和 Rh 血型系统

1.ABO 血型系统 根据红细胞膜上存在的 A 抗原（凝集原）与 B 抗原的情况将血型分为 A 型、B 型、AB 型和 O 型 4 种类型。血清中含有与凝集原相对应的特异性抗体,称为凝集素。红细胞膜上只含有 A 抗原的为 A 型,只含有 B 抗原的为 B 型,含 A、B 两种抗原的为 AB 型,既不含 A 抗原也不含 B 抗原的为 O 型。ABO 血型系统分型依据详见表 8-3。

NOTE

表 8-3　ABO 血型系统分型依据

血　型	凝　集　原	凝　集　素
A 型	A	抗 B
B 型	B	抗 A
AB 型	A 和 B	无抗 A 和抗 B
O 型	无 A 和 B	抗 A 和抗 B

知识链接 8-3

2. Rh 血型系统　Rh 凝集原是红细胞膜的另一类凝集原,因最先发现于恒河猴(rhesus monkey)的红细胞而得名。Rh 血型系统的抗原系统很复杂,与临床关系密切的是 D、E、C、c、e 5 种,其中 D 抗原的抗原性最强。医学上通常将红细胞膜上含有 D 抗原的称为 Rh 阳性,红细胞膜上缺乏 D 抗原的称为 Rh 阴性。我国汉族和大部分少数民族,属 Rh 阳性的约占 99%,Rh 阴性的占 1% 左右。

（三）ABO 血型与输血

1. 输血原则　输血是一种重要的治疗措施,但是输血不是绝对的有益无害,它可以引起许多不良反应,有时甚至危及患者生命。为了保证输血的安全和提高输血的效果,必须遵守输血的原则:①在准备输血时,首先必须鉴定血型并做交叉配血试验,保证供血者与受血者的 ABO 血型相合以避免因血型不合引起严重的输血反应;②无论是输全血还是输成分血,均应选用同型血液输注;③患者如果需要再次输血,则必须重新做交叉配血试验;④能不输血,尽量不要输血,以减少不良反应和多种疾病的传播;⑤可不输新鲜血的,不输新鲜血,防止发生输血相关的移植物抗宿主病,而且新鲜全血除红细胞外,各种成分达不到有效治疗剂量。

2. 输血反应　输血过程中可能出现的反应如下:①最常见的是发热反应;②对于曾有超敏反应史的患者,可在输血后期出现超敏反应,多表现为皮肤瘙痒或荨麻疹;③死亡率最高、危险性最大的是血型不合的溶血反应;④如果输血过多、过快,可导致心力衰竭、肺水肿;⑤引起输血传播性疾病如输血后肝炎、艾滋病、疟疾、EB 病毒感染、梅毒等;⑥长期、多次输血可导致含铁血黄素沉着症和血友病。

点滴积累

（1）血液由液态的血浆与混悬在其中的红细胞、白细胞和血小板等有形成分组成。血浆与血清的成分基本相同,二者的区别主要在于参与血液凝固的成分在质和量上的区别。血清中缺少部分凝血因子 I（纤维蛋白原）、凝血因子 II（凝血酶原）、凝血因子 V 和凝血因子 VIII 等。

（2）凝血与纤溶的动态平衡状态既能止血,又能防止血块堵塞血流,从而维持血液的正常流动。

（3）血型是指红细胞膜上的特异性抗原的类型,目前应用较多的也是对输血较重要的血型是 ABO 和 Rh 血型系统。为了保证输血的安全和提高输血的效果,必须遵守输血原则。

第二节　心血管系统的解剖

心血管系统是一个连续而封闭的管道系统,由心脏和血管构成。心血管内有血液循环流

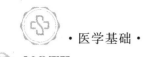

·医学基础·

动。心脏是血液循环的动力器官,可通过有节律的收缩和舒张推动血液流动;血管是血液流经的通道,由动脉、毛细血管和静脉组成。

一、血液循环

血液在心血管内周而复始地循环流动,称为血液循环。通过血液循环可将血液中的氧及营养物质供给全身的组织细胞,同时,将组织细胞产生的代谢产物运走,以保证人体新陈代谢的正常进行。根据血液循环的途径不同,可分为体循环和肺循环两部分(图 8-3)。

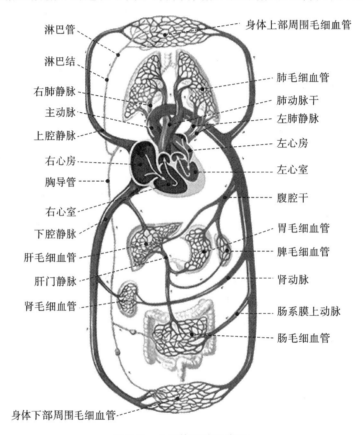

图 8-3　心血管系统示意图

(一)体循环(大循环)

当心室收缩时,含有较多的氧及营养物质的鲜红色血液即动脉血,从左心室射入主动脉,经各级动脉分支流向毛细血管,在此与周围组织细胞进行物质交换,形成静脉血,再经各级静脉回流至上、下腔静脉,最后返回右心房。这一循环过程称为体循环,也称为大循环。体循环的特点是流程长,范围广,血液由动脉血变成静脉血。

(二)肺循环(小循环)

血液(静脉血)由右心室射出,经肺动脉及其分支到达肺泡壁的毛细血管网,在此进行气体交换,释出二氧化碳,吸收肺泡中的氧气,再经肺静脉返回左心房。这一循环过程称为肺循环,也称为小循环。肺循环的特点是流程短,只经过肺,血液由静脉血变成动脉血。

二、心脏

(一)心脏的位置和外形

心脏位于胸腔的中纵隔内,约 2/3 位于身体正中线的左侧,1/3 位于正中线的右侧。心脏

NOTE

的上方连有出入心脏的大血管,下方是膈;两侧借纵隔胸膜与肺相邻;前方大部分被肺和胸膜覆盖;后方邻近左主支气管、食管、胸主动脉(图 8-4)。心脏呈倒置的圆锥形,可分一尖、一底、两面、三缘和三沟。心尖钝圆,朝向左前下方,于左侧第 5 肋间隙锁骨中线内 0.5～1 cm 处可扣及其搏动。心底,朝向右后上方,与出入心脏的大血管相连。两面:心脏前面,朝向胸骨及肋软骨,又称胸肋面(图 8-5);心脏后面,与膈的中心腱相邻,又称膈面(图 8-6)。三缘:右心缘主要由右心房构成,左心缘主要由左心室构成,下缘由右心室和心尖构成。冠状沟是靠近心底处的一条环形沟,是心房与心室在心脏表面的分界标志;在胸肋面和膈面各有一条自冠状沟向心尖稍右侧走行的沟,即前室间沟和后室间沟,为左、右心室的分界线。

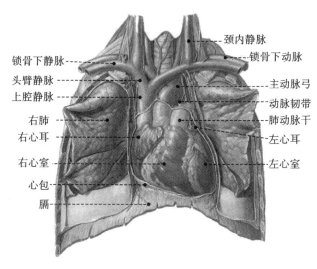

图 8-4 心脏的位置

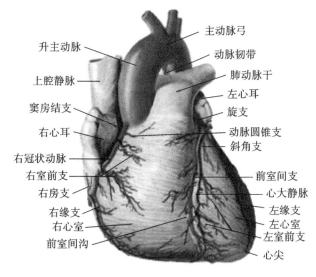

图 8-5 心脏的外形和血管(前面观)

（二）心腔

心脏为一中空的肌性器官,内有四个心腔,借房间隔和室间隔分为后上部的左、右心房和前下部的左、右心室,同侧的心房与心室借房室口相通。心房接纳静脉,心室发出动脉。左、右侧的心腔之间有房间隔和室间隔,故不直接相通。房间隔由两层心内膜夹少量心肌和结缔组织构成,厚 1～4 mm,卵圆窝处最薄,厚约 1 mm。室间隔大部分由心肌构成,称室间隔肌部;但在上部有一小的卵圆形区域,非常薄,缺乏肌质,称为室间隔膜部,此处是先天性心脏病室间

NOTE

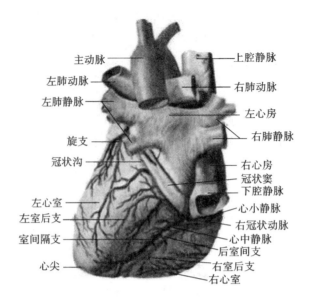

图 8-6　心脏的外形和血管(后面观)

隔缺损的好发部位。

在房室口处有房室瓣,右房室瓣有三个瓣膜,称三尖瓣;左房室瓣有两个瓣膜,称二尖瓣。在瓣膜的游离缘与心室壁的乳头肌之间连有数条丝状的腱索,使瓣膜在心室收缩时关闭房室口,防止血液逆流回心房(图 8-7)。

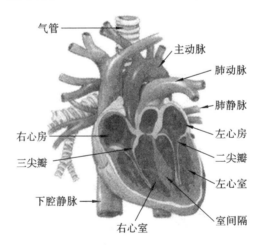

图 8-7　心腔结构示意图

右心房与上、下腔静脉相连,左心房与肺静脉相连,右心室与肺动脉相连,左心室与主动脉相连。在心室与动脉的连接处有三片半月形瓣膜,分别称为肺动脉瓣和主动脉瓣,心室收缩时,瓣膜向动脉侧开放,血液流入动脉;心室舒张时,瓣膜关闭,防止动脉内的血液反流。瓣膜像闸门一样,单向开放,保证心内血液定向流动。

(三)心壁的结构

心壁由内向外依次分为心内膜、心肌层和心外膜三层。

心内膜是衬在心腔内面的一层光滑的薄膜,其内皮与血管的内皮相连续。心瓣膜即由心内膜向心腔折叠而成。心内膜分为内皮、内皮下层和心内膜下层,心内膜下层内含有血管、神经和心脏传导系统的分支。

心肌层是心壁的主体,主要是由心肌纤维构成。其中心房肌较薄,心室肌较厚,左心室肌最厚。在各房室口和动脉口周围有致密结缔组织形成的纤维环,构成了心壁的支架。心房肌和心室肌分别附着于纤维环上,互不连续。房间隔位于左、右心房之间,由两层心内膜夹少量心肌和结缔组织构成,其右侧面中下部有卵圆窝,是房间隔最薄处,易发生缺损。室间隔的大部分由心肌构成,称为肌部;其上部靠近心房处,有一缺乏心肌的卵圆形区域,称为室间隔膜部,是室间隔缺损的好发部位。

心外膜为心壁外面的一层浆膜,即心包的脏层,包裹在心肌的表面。

（四）心脏传导系统

心脏传导系统位于心壁内,由特殊分化的心肌细胞组成,它们形成一些结或束,其功能是产生兴奋并传导冲动,维持心脏正常的节律,使心房肌和心室肌的收缩互相协调。心脏传导系统包括窦房结、结间束、房室结、房室束及其分支等(图8-8)。

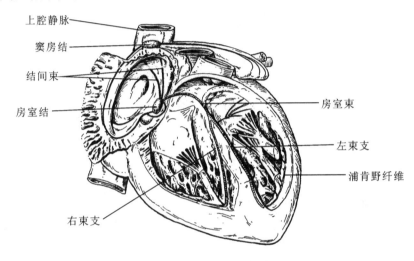

图 8-8 心脏传导系统示意图

1.窦房结 窦房结是心脏正常的起搏点,位于上腔静脉入口与右心耳之间的心外膜下方,能产生自律性兴奋,并通过结间束传到房室结。正常时窦房结每分钟可发出 $60\sim100$ 次的冲动,沿其系统传导至全心各处,支配心肌的收缩与扩张。若窦房结发生病变,可使心律发生改变,称为窦性心律失常。临床上常见的有窦性心动过速、窦性心动过缓等。

2.房室结 房室结位于房中隔下部右心房侧心内膜下,冠状窦口的前上方,房室结的下端续为房室束,其功能是将窦房结传来的冲动传至心室肌。

3.房室束 始于房室交界处的房室结,向下走行于室间隔内并分为左、右束支,分别沿室间隔两侧的心内膜深面下行,最终形成浦肯野纤维网与心肌相连。

（五）心脏的血管

营养心脏的血管有左、右冠状动脉,均起自于升主动脉的根部,经冠状沟分布到心脏的各部。左冠状动脉主要分布于左心房、左心室、右心室前壁和室间隔的前上 2/3 部;右冠状动脉主要分布于右心房、右心室、左心室后壁、室间隔后下 1/3 部及窦房结和房室结(图8-5)。

冠状动脉并非终末动脉,同侧冠状动脉各分支和左、右冠状动脉分支之间均有广泛的吻合,因此心肌内的毛细血管极为丰富,几乎每根肌纤维都伴有一条毛细血管,毛细血管汇成小静脉。心脏的静脉大部分于冠状沟后部汇合成冠状窦,再经冠状窦口注入右心房。

（六）心包

心包是包裹心脏及出入心脏的大血管根部的囊状结构,分为内、外两层,外层为纤维心包,内层是浆膜心包。纤维心包是坚韧的结缔组织囊,包在心脏的表面,向上与出入心脏的大血管外膜延续,向下与膈的中心腱相附着。浆膜心包薄而光滑,分为脏层和壁层,脏层即心外膜,壁层紧贴纤维心包的内面。脏、壁两层在大血管根部相互移行,形成潜在的心包腔,内含少量浆液,可减少心脏搏动时两层之间的摩擦(图 8-9)。

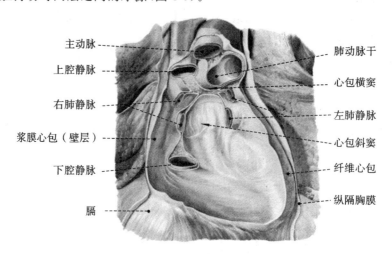

主动脉 —— 肺动脉干

上腔静脉 —— 心包横窦

右肺静脉 —— 左肺静脉

浆膜心包(壁层) —— 心包斜窦

下腔静脉 —— 纤维心包

—— 纵隔胸膜

膈 ——

图 8-9　心包

三、血管

(一)血管的种类与结构

血管可分为动脉、静脉和毛细血管三类。

1. 动脉　动脉是将血液从心脏运送到毛细血管的管道。动脉在走行中不断分支变细,根据其管径大小可分为大、中、小三级动脉。大动脉是指由心室发出的主干血管,其管径大、管壁厚,如主动脉和肺动脉等;管径小于 1.0 mm 的动脉称小动脉,其中接近毛细血管的部分称微动脉;介于大、小动脉之间的动脉均为中动脉,如肱动脉和脑动脉等。

动脉管腔的横断面呈圆形,其管壁较厚,由内向外分为内膜、中膜和外膜三层。内膜最薄,由内皮及其外面的少量结缔组织构成。内膜游离面光滑,可减少血液流动的阻力。内膜邻近中膜处,有呈波浪状的内弹性膜,内弹性膜由弹性纤维构成,且在中动脉最明显。中膜是管壁结构中最厚的一层,由平滑肌和弹性纤维构成。大动脉的中膜以弹性纤维为主,因弹性较大而被称为弹性动脉(图 8-10)。中动脉和小动脉的中膜以平滑肌为主,故称为肌性动脉。小动脉管壁平滑肌的舒缩可改变血流的外周阻力,影响血压,所以又称其为阻力血管。外膜较薄,由疏松结缔组织构成,含有小血管、淋巴管和神经等。

2. 静脉　静脉管壁较薄,分为内膜、中膜和外膜,但是三层间的界限不明显。

静脉也可分为大、中、小静脉。大静脉是指注入心房的静脉主干,如上、下腔静脉;管径小于 2.0 mm 的静脉称小静脉,其中与毛细血管相连的部分称微静脉;介于大、小静脉之间的静脉属于中静脉,如肘正中静脉等。

3. 毛细血管　毛细血管分布广泛,管腔最小,管壁最薄,仅由一层内皮及其基膜构成,吻合成网状,是血液与组织液进行物质交换的场所。毛细血管可分为连续毛细血管、有孔毛细血管和血窦三类。

(二)肺循环血管

肺循环血管包括肺动脉、毛细血管和肺静脉。肺动脉干粗而短,起于右心室,在升主动脉的前方向左后上方斜行,至主动脉弓的下方分为左、右肺动脉。经左、右肺门进入肺内,再经多次分支后形成肺泡毛细血管网。肺动脉内的血液含 CO_2 浓度较高,为静脉血。肺静脉起于肺泡周围的毛细血管网,在肺内逐级汇合,至两肺门处,各自形成两条肺静脉出肺,注入左心房。

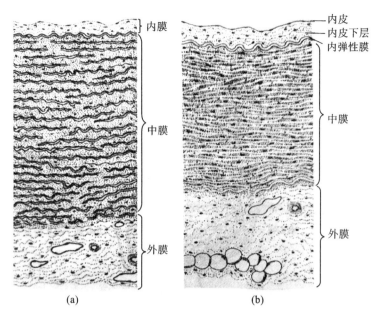

图 8-10 大动脉管壁结构(低倍)

肺静脉内的血液含 O_2 浓度高,为动脉血。

（三）体循环血管

体循环血管包括体循环的动脉和静脉,即从心脏发出的主动脉及其各级分支,以及返回心脏的上腔静脉系、下腔静脉系和心静脉系。

1.体循环的动脉 主动脉是全身最粗大的动脉,由左心室发出,可分为升主动脉、主动脉弓和降主动脉三段。

升主动脉是主动脉向右上行部分,比较短,在其起始处发出左、右冠状动脉。主动脉弓位于胸骨柄的后方,呈弓形弯向左后方,至第 4 胸椎体下缘移行为降主动脉。在主动脉弓的上面,从右向左发出三大分支,即头臂干、左颈总动脉和左锁骨下动脉。头臂干上升到右胸锁关节高度时发出右颈总动脉和右锁骨下动脉。颈总动脉上行又分为颈内、颈外动脉,分布于头颈部。锁骨下动脉延续为腋动脉、肱动脉,肱动脉至肘窝又可分为桡动脉和尺动脉,分布于上肢。主动脉弓下方,靠近动脉韧带处有 2～3 个粟粒状小体,称主动脉小球,是化学感受器,参与呼吸的调节。

主动脉弓下行为降主动脉,在胸腔内称为胸主动脉,在腹腔内称为腹主动脉。胸主动脉的分支有食管动脉、支气管动脉、心包动脉、肋间后动脉和肋下动脉。腹主动脉的分支较多,可分为壁支和脏支两种。壁支为 4 对腰动脉,分布于腹后壁、背部等处。脏支数量多且粗大,不成对的脏支有腹腔干(又分为胃左动脉、肝总动脉和脾动脉 3 支)、肠系膜上动脉和肠系膜下动脉,成对的脏支有肾动脉和睾丸动脉。

腹主动脉再下行分支为左、右髂总动脉,髂总动脉又分支为髂内、髂外动脉。髂内动脉分布于盆腔内脏器官和盆壁,髂外动脉向下延续为股动脉,股动脉至腘窝处移行为腘动脉,在腘窝下缘又分为胫前动脉和胫后动脉,分布于下肢(图 8-11)。

2.体循环的静脉 体循环的静脉与同级动脉相比,其数量多、管壁薄、管腔大、弹性差。静脉管壁内具有半月形向心开放的静脉瓣,有防止血液逆流的作用,四肢静脉的静脉瓣较多,尤其是下肢更多。静脉按存在部位又分为浅静脉和深静脉。浅静脉位于浅筋膜内,有些部位可透过皮肤看到,又称为皮下静脉,不与动脉伴行,最后注入深静脉。临床上常经较大的浅静脉进行注射、输液和插管等。深静脉位于深筋膜的深面,多与同名动脉伴行,引流范围与伴行动

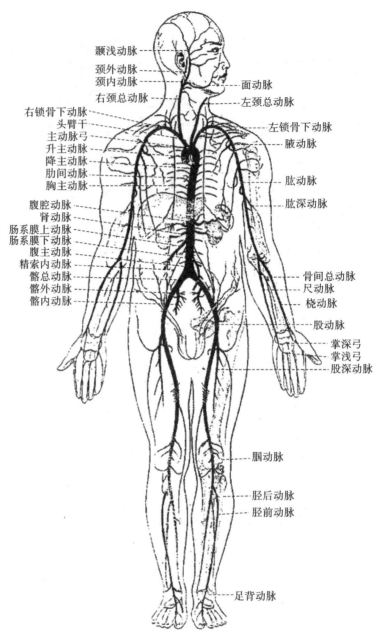

颞浅动脉
颈外动脉
颈内动脉
右颈总动脉
右锁骨下动脉
头臂干
主动脉弓
升主动脉
降主动脉
肋间动脉
胸主动脉
腹腔动脉
肾动脉
肠系膜上动脉
肠系膜下动脉
腹主动脉
精索内动脉
髂总动脉
髂外动脉
髂内动脉

面动脉
左颈总动脉
左锁骨下动脉
腋动脉
肱动脉
肱深动脉
骨间总动脉
尺动脉
桡动脉
股动脉
掌深弓
掌浅弓
股深动脉
腘动脉
胫后动脉
胫前动脉
足背动脉

图 8-11　全身动脉

脉的分布范围大体一致。

体循环的静脉可分为三个系统,即上腔静脉系、下腔静脉系(包括门静脉系)和心静脉系。上腔静脉系是收集头颈、胸部(心除外)和上肢的静脉血回流到心脏的管道。下腔静脉系是收集下肢、盆部和腹部的静脉血返回心脏的管道。心静脉系为收集心脏的静脉血液的管道。

门静脉系是下腔静脉系中的一个重要组成部分,收集除肝外腹腔不成对器官的静脉血。门静脉由肠系膜上静脉和脾静脉在胰头后方汇合而成,后经肝门入肝,在肝内反复分支,注入肝血窦,最后经肝静脉出肝入下腔静脉。正常情况下,肝门静脉系与上、下腔静脉系之间的吻合支都比较细小,血流量也较少,当肝门静脉回流受阻时(如肝硬化),肝门静脉系的血液经上述交通途径形成的侧支循环,注入上、下腔静脉系,随着血流量的增多,吻合支变得粗大可出现静脉曲张(图 8-12)。

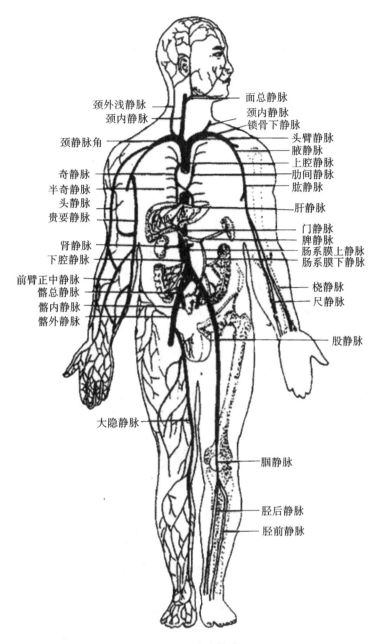

图 8-12　全身静脉

点滴积累

（1）心血管系统是一个密闭而连续的管道系统，主要由心脏和血管构成。

（2）血液循环将血液中的氧和营养物质等运送给全身的组织细胞，同时，将组织细胞产生的代谢废物运走，以保持机体新陈代谢的进行和维持正常的生命活动。

（3）根据血液循环的途径不同，可分为体循环和肺循环两部分。

（4）心脏为一中空的肌性器官，内有四个心腔，借房间隔和室间隔分为后上部的左、右心房和前下部的左、右心室，同侧的心房与心室借房室口相通。心房接纳静脉，心室发出动脉。左、右侧的心腔之间有房间隔和室间隔，故不直接相通。

（5）血管可分为动脉、静脉和毛细血管三类。

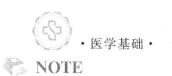

第三节 心血管系统的生理功能

一、心脏的功能

心脏的功能是泵血,通过心房和心室有节律的收缩和舒张活动来完成。心肌的节律性收缩是血液循环流动的动力,心瓣膜的作用是使血液的流动始终朝着单一方向进行。

(一)心率与心动周期

1.心率 每分钟心跳的次数即为心率。正常成人安静状态时为 $60\sim100$ 次/分,平均 75 次/分。心率可因年龄、性别及生理状态不同而有差异。新生儿心率可达 130 次/分,此后随年龄增长逐渐减慢,至青春期接近于成人。在成人中,女性心率相比男性稍快;经常运动锻炼者心率较慢。人在运动、紧张或情绪激动时,心率加快。如果安静时成人心率超过每分钟 100 次,称为心动过速;低于每分钟 60 次,称为心动过缓。

2.心动周期 心脏每收缩和舒张一次称为一个心动周期。心动周期的长短与心率有关,如果心率为 75 次/分,心动周期即为 0.8 s。在一个心动周期中,心房首先收缩,持续 0.1 s,继而舒张为 0.7 s;当心房收缩时,心室处于舒张状态,持续 0.5 s;心房进入舒张后不久,心室开始收缩,持续 0.3 s。从心室开始舒张到心房开始收缩之前这段时间,心房和心室均处于舒张状态,称为全心舒张期,约为 0.4 s(图 8-13)。如果心率加快,则心动周期缩短,以舒张期缩短更为明显。故过快的心率对心脏的充盈和持久活动非常不利。

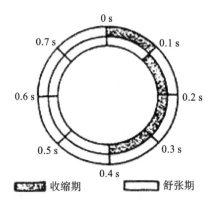

图 8-13 心动周期示意图(外圈代表心房活动,内圈代表心室活动)

(二)心脏泵血过程

在心脏内,血液是由心房流向心室,再由心室射入动脉。心腔内压力的变化是促进血液流动的动力,而瓣膜的开闭则决定着血流的方向。在心脏的泵血过程中,心室起着主要作用。现以左心室为例说明心室射血和充盈的过程(图 8-14)。

1.心室收缩期 心室收缩期可分为等容收缩期和射血期。心房收缩完毕开始舒张时,心室立即开始收缩,心室内压力迅速升高,当超过房内压时房室瓣关闭,可防止血液逆流入心房。此时室内压仍低于主动脉压,主动脉瓣处于关闭状态,心室成为一个封闭的腔,腔内充满不可压缩的血液,随着心肌的强烈收缩,室内压急剧升高,没有血液从中射出,心室容积基本不变,称为等容收缩期,持续约 0.06 s(图 8-15)。当室内压继续升高、超过主动脉压时,主动脉瓣被推开,血液由心室快速流入主动脉,心室容积变小,此期为射血期,历时约 0.24 s。

2.心室舒张期 心室舒张期分为等容舒张期、充盈期和心房收缩期。心室射血后开始舒

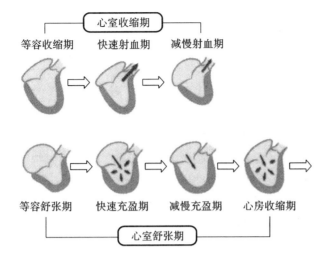

图 8-14 心室收缩期和舒张期的分期

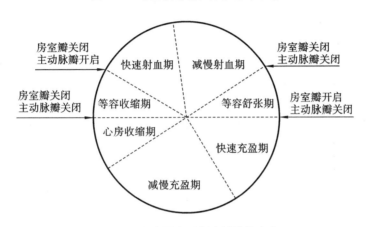

图 8-15 心室泵血过程中瓣膜的变化

张,室内压降低,当低于主动脉压时,主动脉瓣关闭,此时的室内压仍高于房内压,房室瓣亦处于关闭状态,心室再次形成一个封闭的腔隙,容积不变,室内压下降,称为等容舒张期,持续约0.08 秒。心室继续舒张,室内压进一步下降,当室内压低于房内压时,心房中血液推开房室瓣快速流入心室,心室容积随之扩大,称为充盈期,历时约 0.42 s。在心室舒张期的约最后 0.1 s,心房开始收缩,称心房收缩期。心室血液的 70% 来自心室舒张,室内压降低对心房和大静脉血液有"抽吸作用",而通过心房收缩充盈心室的血液仅占 30%。

（三）心输出量及其调节

心输出量是衡量心脏泵血功能的基本指标,可分为每搏输出量和每分输出量。每搏输出量是指一侧心室每次收缩时射出的血量（简称搏出量）;每分输出量是每分钟一侧心室射出的血量（简称心输出量）,等于搏出量和心率的乘积。正常人左半侧心和右半侧心的心输出量基本相等。健康成人安静状态下,搏出量为 70 mL,以心率为 75 次/分计算,则心输出量约为 5 L/min。心输出量与机体的代谢水平相适应,在运动、情绪激动、怀孕等情况下,心输出量会增加。心输出量取决于搏出量和心率,而搏出量又受心肌前负荷、后负荷和心肌收缩能力的影响。这些因素都可调节心输出量。

1.心肌前负荷 心肌在收缩前所承受的负荷,称为心肌前负荷。心室肌的前负荷可以用心室舒张末期的容积或压力来表示。这一血量或压力,决定了心肌在收缩前的初长度。在一定范围内,前负荷增大,心肌收缩的初长度增加,心肌收缩力增强,搏出量增加。

2.心肌后负荷 心肌收缩后遇到的负荷或阻力,称为心肌后负荷。心室射血过程中,必须克服大动脉(肺动脉或主动脉)血压造成的阻力,才能使心室血液冲开半月瓣进入动脉,因此,大动脉血压起着后负荷的作用,心室肌的后负荷取决于动脉血压的高低,动脉血压的变化将影响心肌的收缩,从而影响搏出量。

3.心肌收缩力 心肌收缩力是指心室肌细胞本身的功能状态。在同等条件下,心肌收缩力增强则搏出量增多,心肌收缩力减弱则搏出量减少。心肌收缩力受神经及体液因素的调节。交感神经兴奋、血中肾上腺素增多时,心肌收缩力增强;迷走神经兴奋时,心肌收缩力减弱。

4.心率 在一定范围内,心率加快,心输出量可增加。但心率过快(超过 180 次/分)时,由于心动周期缩短,特别是心室舒张期显著缩短,导致心室充盈血量减少,使搏出量和心输出量相应减少。反之,心率过缓(低于 40 次/分),尽管心室舒张期延长,但心室容积有限,充盈量亦不会无限制增加,故心输出量也将减少。

(四)心音

心动周期中,心肌收缩与舒张、瓣膜关闭、血流撞击动脉管壁等引起的振动所产生的声音,称为心音。正常情况下用听诊器在胸壁适当部位可听到两个心音,即第一心音和第二心音。

第一心音出现在心室收缩期,标志着心室收缩的开始,是由心室收缩、房室瓣突然关闭伴随大动脉管壁振动形成的。其音调低,声音强,持续时间长。在心尖搏动处听得最清楚。故它的强弱可以反映心室收缩力量以及房室瓣的功能状况。

第二心音出现在心室舒张期,标志着心室舒张的开始,是由心室舒张、动脉瓣关闭引起的。其音调高,声音弱,持续时间短,在胸骨旁第 2 肋间处听得最清楚。其声音的强弱可以反映动脉血压的高低以及动脉瓣的功能状态。

在听取心音的同时可了解心率、心室舒缩情况和瓣膜的功能状态等。如心瓣膜发生病变时,会出现一些异常的声音,称为心脏杂音。因此,心音与心脏杂音的听诊在某些心脏疾病的诊断上具有重要意义。

二、血管功能

血管分为动脉、毛细血管和静脉三大类。各种血管之间的连接又构成复杂的网络。各类血管有自己的结构和功能特点,在血液循环系统中发挥着不同的生理作用。

(一)血流的基本生理因素

血液在心血管中流动时,涉及一系列血流动力学问题,其中基本的是血流量、血流阻力和血压以及它们之间的关系。

1.血流量和血流速度 血流量(Q)是指单位时间内流过血管某一横截面的血量,也称为容积速度,通常以 mL/min 或 L/min 为单位。整个循环系统的血流量就是两个心室的总输出量,对于一个器官来说,单位时间内流过某一器官的血流量就是该器官的血流量。不论是心输出量,还是器官血流量,都与其动脉、静脉两端压力差(ΔP)成正比,而与血流阻力(R)成反比。其关系式如下:$Q=\Delta P/R$。

血流速度是指单位时间内血流中的一个质点在血管内移动的距离,也称为线速度,通常以 mm/s 或 m/s 为单位。血液在血管内流动时,其流速与血流量成正比,与血管总横截面积成反比。因此,血液在主动脉中流速最快,在总横截面积最大的毛细血管中流速最慢。

2.血流阻力 血流阻力(R)是指血液在血管内流动时所遇到的阻力。它来自血液成分之间以及血液与血管壁之间的摩擦。血流阻力的大小与血管长度和血液黏滞度成正比,与血管半径的 4 次方成反比。生理情况下,血管的长度、血液黏滞度的变化很小,故血流阻力主要取决于血管口径,血管半径稍有变化,血流阻力便发生很大变化。体内小动脉和微动脉口径较

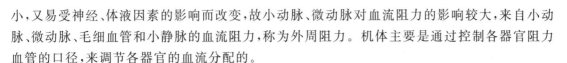
小,又易受神经、体液因素的影响而改变,故小动脉、微动脉对血流阻力的影响较大,来自小动脉、微动脉、毛细血管和小静脉的血流阻力,称为外周阻力。机体主要是通过控制各器官阻力血管的口径,来调节各器官的血流分配的。

3.血压 血压(P)是指血液对单位面积血管壁的侧压力。在不同血管内分别称为动脉血压、毛细血管血压和静脉血压。血压通常以毫米汞柱或千帕为计量单位(1 mmHg≈0.133 kPa)。血液在流经大动脉、中小动脉、毛细血管、静脉系统至右心房时,由于不断克服阻力,血压逐渐降低,因此不同部位血管内的血压不同。动脉血管处,血压最高;小动脉、微动脉处,血压下降最显著;至腔静脉、右心房时血压已接近零值。

(二)动脉血压

1.动脉血压的正常值 通常所说的血压即指动脉血压。在每个心动周期中,动脉血压呈现周期性变化。心室收缩时,动脉血压升高所达到的最高值,称为收缩压。心室舒张时,动脉血压降低所达到的最低值,称为舒张压。收缩压与舒张压之差,称为脉压。脉压可反映动脉血压波动的幅度。为便于测量血压,常以上肢肱动脉血压为标准。临床上动脉血压的习惯记录方法是"收缩压/舒张压"。我国健康青年人安静状态下的收缩压为100~120 mmHg(13.3~16.0 kPa),舒张压为60~80 mmHg(8.0~10.6 kPa),脉压为30~40 mmHg(4.0~5.3 kPa)。根据我国最新的相关标准:收缩压小于120 mmHg(16.0 kPa),舒张压小于80 mmHg(10.6 kPa)为理想血压;收缩压小于130 mmHg(17.3 kPa),舒张压小于85 mmHg(11.3 kPa)为正常血压;收缩压在130~139 mmHg(17.3~18.5 kPa),舒张压在85~89 mmHg(11.3~11.9 kPa),为血压的正常高限,超过正常高限即为高血压。若收缩压持续低于90 mmHg(12.0 kPa)或舒张压低于60 mmHg(8.0 kPa),则认为是低血压。

稳定的动脉血压是推动血液循环和保持各器官有充足供血量的必要条件。动脉血压过低,血液供应则不能完全满足需要,特别是脑、心、肾等重要器官可因缺血缺氧造成严重后果。动脉血压过高,心脏后负荷增大,可导致心室肥大,甚至心力衰竭。另外,动脉血压过高易引起血管壁的损伤,如脑血管破裂可造成脑出血。可见,动脉血压的相对稳定是保证正常生命活动的必要条件。

2.动脉血压的形成 在封闭的心血管系统中,足够的循环血量是形成动脉血压的前提。在此基础上,心脏射血与外周阻力两者相互作用形成了动脉血压。外周阻力是血液在外周血管内流动时所遇到的阻力,主要与血管口径有关,特别是小动脉和微动脉所构成的血流阻力。在心室收缩期,由于外周阻力的存在,心室射出的血液只有1/3流至外周,其余2/3暂时储存在大动脉内,因此收缩期动脉血压升高,但由于大动脉壁的弹性扩张,收缩压不至于过高。心室舒张期心脏射血停止,动脉血压下降,同时大动脉弹性回缩,继续推动血流。大动脉的弹性回缩和外周阻力的存在,使舒张期大动脉内仍保持一定的血液充盈,舒张压不至于过低。

3.影响动脉血压的因素

(1)搏出量:当搏出量增加时,动脉血压升高,以收缩压升高明显,脉压增大。搏出量减少,则收缩压明显降低。因此,收缩压主要反映搏出量的多少。

(2)心率:其他因素不变,心率在一定范围内增加,可使舒张压升高,这是由于心率加快,心动周期缩短,尤其是心室舒张期缩短明显,因而流至外周的血量减少,心室舒张期末存留于大动脉内的血量增多,使舒张压升高。

(3)外周阻力:其他因素不变,外周阻力增大,血压升高,以舒张压升高明显。这是由于舒张期中血液流至外周的速度减慢,舒张期末血管内血液增多,外周阻力下降,舒张压下降。因此,舒张压高低主要反映外周阻力的大小。

(4)循环血量与血管容积的比例:正常机体的循环血量与血管容积相适应,使血管内血液保持一定的充盈度,显示一定的血压,当循环血量减少或血管容积增加时,均可导致血压下降。

（5）大动脉的弹性:由于大动脉的弹性储器作用,动脉血压的波动幅度明显小于心室内压的波动幅度。老年人的动脉管壁硬化,大动脉的弹性储器作用减弱,故收缩压明显升高,舒张压明显降低,脉压增大。

（三）动脉脉搏

在每个心动周期中,动脉内的压力发生周期性波动。这种周期性的压力变化可引起动脉血管发生波动,称为动脉脉搏,简称脉搏。这种波动起始于主动脉,沿着动脉管壁向周围传播,在一些浅表动脉的表面(如桡动脉)均可摸到。脉搏的频率(脉率)与节律反映心率和心律,也是反映心血管功能的一项重要指标。

（四）静脉血压与静脉血流

1. 静脉血压　静脉具有管壁薄、容量大、可收缩的特点,具有调节血流量的功能,静脉通过收缩或舒张来调节回心血量和心输出量,以使血液循环适应机体的需要。

当体循环血液流经小静脉时,血压降到 $15\sim20$ mmHg;到达右心房时,血压已接近于零。通常将各器官的静脉血压称为外周静脉压,而把胸腔内的大静脉和右心房内的血压称为中心静脉压。中心静脉压的正常值为 $4\sim12$ cmH$_2$O。

中心静脉压的高低,取决于心脏射血功能和静脉回心血量。如心功能良好,能及时将回心血液射出,则中心静脉压较低;反之,则中心静脉压较高。若静脉回心血量增加,中心静脉压也会升高。故中心静脉压的测定有助于对患者心功能状况与血容量进行判断,并可作为临床控制补液量和补液速度的观察指标。

2. 静脉血流及其影响因素　外周静脉压与中心静脉压之差是推动静脉血流的动力,凡能改变这个压力差的因素,都可影响静脉血流。

（1）心肌收缩力:心肌收缩力越强,搏出量越多,心室排空越完全,中心静脉压越低,静脉回心血量也就越高;相反,则静脉回流受阻,静脉回心血量减少。

（2）呼吸:吸气时由于胸膜腔内压降低,有利于大静脉和心房扩张,可间接导致中心静脉压的降低,从而加速静脉血回流;呼气时则相反,使静脉血回流减少。

（3）骨骼肌的挤压作用:当下肢进行肌肉运动时,骨骼肌收缩时挤压静脉,促进静脉血回流;骨骼肌舒张时,静脉压降低,又促使毛细血管血液流入静脉。同时,因静脉内有瓣膜存在,静脉内的血液只能向心脏方向流动而不能倒流。

（4）体位:当身体由平卧位突然直立时,由于重力作用,身体低垂部分静脉扩张,容量增大,因而回心血量减少,导致心输出量减少和血压下降,可引起脑、视网膜供血不足,出现头晕、眼前发黑等症状。

（五）组织液的生成与回流

组织、细胞间隙内的液体,称为组织液。组织液是组织细胞直接生活的环境。组织细胞通过细胞膜与组织液进行物质交换,而组织液则通过毛细血管壁与血液进行物质交换。因此,组织液是组织细胞与血液进行物质交换的中介。组织液中除蛋白质浓度明显低于血浆外,其他成分与血浆相同。

1. 组织液生成与回流的机制　毛细血管壁具有通透性。组织液是血浆经毛细血管壁滤出而生成的,同时它还可以通过毛细血管壁回流入血液。血浆中除大分子蛋白质外,其他成分均可通过毛细血管壁。组织液进出血管壁取决于有效滤过压。促进滤出的因素有毛细血管血压和组织液胶体渗透压;促进回流的因素有血浆胶体渗透压和组织液静水压。即有效滤过压＝(毛细血管血压＋组织液胶体渗透压)－(血浆胶体渗透压＋组织液静水压)。

当有效滤过压为正值时,毛细血管内液体滤出,生成组织液;当有效滤过压为负值时,组织

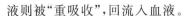

NOTE

液则被"重吸收",回流入血液。

正常情况下,组织液在动脉端不断生成,在静脉端不断回流。在毛细血管动脉端生成的组织液,大部分在静脉端重吸收入血液,少量则进入淋巴管,形成淋巴液,最终仍回流到血液。

2.影响组织液生成与回流的因素 正常机体,组织液生成与回流保持着动态平衡。凡能影响有效滤过压和毛细血管壁通透性以及淋巴循环的因素,都能影响组织液生成与回流。如果组织液生成增多,回流减少,则导致水肿。

三、心血管活动的调节

机体在不同的生理状态下,各组织器官的代谢水平不同,对供血量的需求也不同。机体主要通过神经和体液两种调节方式对心血管系统的功能活动进行调节,使之适应各器官组织不同情况下的供血量。

（一）神经调节

心肌和血管平滑肌接受内脏神经支配。机体对心血管活动的神经调节是通过各种心血管反射实现的。

1.心的神经支配及其作用 心接受交感神经和迷走神经的双重支配。

（1）心交感神经及其作用:心交感神经起自脊髓胸段 1～5 节灰质的侧角,分布于心肌细胞。心交感神经兴奋时,对心肌细胞具有兴奋作用,使心率加快,心肌收缩力增强,心输出量增多而血压升高。

（2）心迷走神经及其作用:心迷走神经起自延髓,分布于窦房结、心房肌、房室结、房室束及其分支,心室肌也有少量分布。当迷走神经兴奋时,对心肌细胞具有抑制作用,使心率减慢,心肌收缩力减弱,心输出量减少而血压下降。

2.血管的神经支配及其作用 除毛细血管外,血管壁内都有平滑肌,绝大部分血管平滑肌都受内脏神经支配。支配血管平滑肌的神经纤维可分为缩血管神经纤维和舒血管神经纤维两大类。

（1）交感缩血管神经及其作用:交感缩血管神经分布于全身血管平滑肌,特别是小动脉和微动脉处分布较丰富。该神经兴奋时,血管平滑肌收缩,外周阻力增加,血压升高。

（2）交感舒血管神经及其作用:骨骼肌血管除受交感缩血管神经支配外,还受交感舒血管神经支配,兴奋时使骨骼肌血管舒张,血流量增加。交感舒血管神经通常只在情绪激动和剧烈运动时才发挥作用,以增加肌肉的血流量。

3.心血管中枢 中枢神经系统内与调节心血管活动有关的神经元,统称为心血管中枢。从大脑皮质到脊髓都存在着调节心血管功能的各级中枢,但心血管的基本中枢在延髓。延髓心血管中枢包括心迷走中枢（心抑制中枢）、心交感中枢（心加速中枢）和交感缩血管中枢,它们分别通过心迷走神经、心交感神经和交感缩血管神经来调节心血管的活动。

4.心血管活动的反射性调节

（1）颈动脉窦和主动脉弓压力感受性反射:颈动脉窦和主动脉弓管壁的外膜下有压力感受器,能感受血液对血管壁的牵张刺激。动脉血压升高时,压力感受器接受刺激而产生神经冲动,由传入神经传至延髓,使心迷走中枢兴奋。通过相应的传出神经调节心血管活动,使心率减慢,心收缩力减弱,心输出量减少,血管舒张,外周阻力下降,从而使动脉血压回降。这一反射是由血压升高引起,反射结果为血压下降,故又称减压反射。减压反射是一种负反馈调节。其生理意义是维持动脉血压的相对稳定。

（2）颈动脉体和主动脉体化学感受性反射:颈动脉体和主动脉体为化学感受器。当血液出现缺 O_2、CO_2 过多或 H^+ 浓度增高时,均可刺激化学感受器,使其产生神经冲动,神经冲动沿传入神经传入延髓,主要兴奋延髓的呼吸中枢,使呼吸加深加快,肺通气量增加;同时也可提高交感缩血管中枢的紧张性,使血管收缩,外周阻力增加,动脉血压升高。此反射主要对呼吸具有经常性调节作用,对维持血中 O_2、CO_2 含量的相对稳定起重要作用。

(二)体液调节

体液调节是指血液和组织液中一些化学物质对心血管活动的调节作用,按其作用范围,可分为全身性体液调节和局部性体液调节。

1. 全身性体液调节

(1)肾上腺素和去甲肾上腺素:血液中的肾上腺素和去甲肾上腺素主要来自肾上腺髓质。两者对心血管的作用相似,但又各有特点。肾上腺素对心肌作用较强,可使心率加快,心肌收缩力增强,心输出量增多。所以临床上常把肾上腺素作为心脏的兴奋药使用。去甲肾上腺素的缩血管作用较强,可使全身的小动脉收缩,外周阻力显著增加,使动脉血压升高。所以临床上常作为升压药物使用。肾上腺髓质在安静及休息时很少分泌这两种激素,但在运动、劳动、情绪激动、失血、窒息、疼痛等情况下分泌增多,以调节心血管活动使其适应机体的需要。

(2)血管紧张素:因失血引起循环血量减少或肾疾病导致肾血流量减少时,可促使球旁细胞分泌肾素(一种蛋白水解酶)进入血液,将血中由肝生成的血管紧张素原水解为血管紧张素Ⅰ(十肽)、它随血液流经肺循环时,受肺中转化酶的作用,被水解为血管紧张素Ⅱ(八肽),部分血管紧张素Ⅱ可继续被酶降解为血管紧张素Ⅲ(七肽)。

血管紧张素Ⅱ能使全身小动脉收缩而升高血压,此外,还可促进肾上腺皮质分泌醛固酮,醛固酮作用于肾小管,可起到保钠、保水、排钾的作用,从而引起血量增多,血压升高;血管紧张素Ⅲ的缩血管作用较弱,但促进醛固酮分泌的作用较强。

2. 局部性体液调节 组织细胞活动时释放的某些物质对微血管具有扩张作用。这些物质非常容易被破坏,或经血液稀释后浓度很低,只能在局部发生调节作用,且均可以引起局部血管扩张。这些物质主要有组胺、前列腺素、激肽类和组织细胞的代谢产物如 CO_2、乳酸、H^+、腺苷等。

点滴积累

(1)心脏的功能是泵血,是通过心房和心室有节律的收缩和舒张活动来完成的。心肌的节律性收缩是血液循环流动的动力,心瓣膜的作用是使血液的流动始终朝着单一方向进行。

(2)心脏每收缩和舒张一次称为一个心动周期。心动周期的长短与心率有关,如果心率为 75 次/分,心动周期即为 0.8 s。

(3)心输出量取决于搏出量和心率,而搏出量又受心肌前负荷、后负荷和心肌收缩能力的影响。

(4)心动周期中,心肌收缩与舒张、瓣膜关闭、血流撞击动脉管壁等引起的振动所产生的声音,称为心音。正常情况下用听诊器在胸壁适当部位可听到两个心音,即第一心音和第二心音。

(5)通常所说的血压即指动脉血压。在每个心动周期中,动脉血压呈现周期性变化。心室收缩时,动脉血压升高所达到的最高值,称为收缩压。心室舒张时,动脉血压降低所达到的最低值,称为舒张压。

(6)机体主要通过神经和体液两种调节方式对心血管系统的功能活动进行调节,使之适应各器官组织不同情况下的供血量。

第四节 心血管系统疾病常见症状与体征

一、心悸

心悸是一种自觉心脏跳动的不适感觉或心慌感。当心率加快时,主观感觉心脏跳动不适,心率缓慢时则感觉搏动有力。心悸时心率可快可慢,也可出现心律失常。心悸的病因各异,既可见于功能性疾病,也可见于心脏器质性病变,临床上须加以鉴别。常见病因有以下几种。

(一)心律失常

1. 期前收缩 如房性期前收缩、交界性期前收缩及室性期前收缩等。

2. 心动过速 窦性心动过速、阵发性室上性或室性心动过速等。

3. 心动过缓 如高度房室传导阻滞(Ⅱ、Ⅲ度房室传导阻滞)、窦性心动过缓或病态窦房结综合征,由于心率缓慢,舒张期延长,心室充盈度增加,心搏强而有力,发生心悸。

(二)心脏活动增强

1. 生理情况 如精神过度紧张,剧烈运动,大量饮酒或浓茶后,某些药物如肾上腺素、阿托品、氨茶碱、咖啡因、麻黄素、甲状腺片等的应用可发生心悸。

2. 病理情况 如贫血、高热、甲状腺功能亢进、缺氧、低血糖等均可发生心悸。

3. 各种器质性心脏病 如高血压性心脏病、原发性心肌病、风湿性心脏病、动脉导管未闭、室间隔缺损、脚气性心脏病等,均可发生心悸。

(三)心脏神经症

心脏神经症是由于自主神经功能失调,引起心悸、胸痛等临床表现的一种功能性疾病,虽无心律失常或器质性心脏病,但由于交感神经张力增高、心率增强,患者常感觉到心悸。该病多见于青壮年女性,临床上除心悸外,尚有心率加快、心前区或心尖部轻微疼痛,以及疲乏、头昏、头痛、失眠、耳鸣、记忆力减退等神经衰弱的表现。患者焦虑、情绪激动等情况下更易发生。

二、胸痛

各种原因引起的胸部疼痛称为胸痛,是临床上常见的症状。其机制是各种原因所致的组织损伤,刺激胸部的感觉神经纤维产生痛觉冲动,并传至大脑皮质的痛觉中枢,从而引起胸痛。

(一)病因

1. 胸壁疾病 急性皮炎、带状疱疹、皮下蜂窝织炎、流行性肌炎、肋软骨炎、肋间神经炎、肋骨骨折、多发性骨髓瘤、急性白血病等。

2. 心血管疾病 心绞痛、急性心肌梗死、心肌病、急性心包炎、二尖瓣或主动脉瓣病变、胸主动脉瘤、肺梗死、心脏神经症等。

3. 呼吸系统疾病 胸膜炎、胸膜肿瘤、自发性气胸、支气管炎、支气管肺癌等。

4. 纵隔疾病 纵隔炎、纵隔气肿、纵隔肿瘤等。

5. 其他疾病 食管癌、食管炎、膈下脓肿、肝脓肿、脾梗死等。

(二)临床表现

1. 疼痛的部位 不同疾病引起的胸痛常有特定的部位。胸壁疾病的疼痛常固定在病变部位,且局部有明显压痛;急性肺炎、肺梗死、自发性气胸等的疼痛在患侧胸部;心绞痛和急性心肌梗死常位于胸骨后或心前区,可放射至左肩、左臂内侧。

2.疼痛的性质 轻微的隐痛至剧烈的疼痛,程度不等,性质不同。肋间神经痛呈阵发性的烧灼痛。原发性肺癌和纵隔肿瘤可致胸部隐痛和闷痛。心绞痛和心肌梗死常呈压榨样痛,可伴有窒息感。

3.疼痛的发生方式 胸膜炎的疼痛常在深吸气及咳嗽时发生,屏住呼吸时疼痛减轻。心绞痛常在用力或过度激动时诱发,呈发作性疼痛。心肌梗死常呈持续性剧痛并伴有濒死感。

4.伴随症状 胸痛伴咳嗽常考虑呼吸系统疾病。胸痛伴有高热、咳嗽则考虑肺炎。胸痛伴有咯血考虑肺结核、支气管扩张、肺癌、肺梗死等。胸痛突然发生伴呼吸困难多见于自发性气胸。胸痛伴进行性吞咽梗阻感考虑食管疾病。

点滴积累

(1)心悸是指人们自我感觉到的心跳或心慌,可伴有心前区不适感,常由心律失常、心脏活动增强等原因导致。

(2)胸痛是各种原因引起的胸部疼痛,可由炎症、外伤、肿瘤等引起。

第五节 血液系统和心血管系统常见疾病

一、贫血

贫血是指单位容积外周血液中的血红蛋白浓度和红细胞计数低于正常最低值。其中以血红蛋白浓度的降低最为重要。当血红蛋白浓度男性低于 120 g/L、女性低于 110 g/L,妊娠时低于 100 g/L 时可诊断为贫血。贫血是临床常见的症状之一,不是一种独立的疾病。多种疾病均可引起贫血。贫血的病因及发病机制复杂多样。

(一)贫血分类

1.按细胞形态分类 根据红细胞平均体积(MCV)、红细胞平均血红蛋白浓度(MCHC)将贫血分为三类。贫血的细胞形态分类见表 8-4。

表 8-4 贫血的细胞形态分类

MCV/fl	MCHC/(%)	贫血类型	常见疾病
>100	32~35	大细胞性贫血	巨幼细胞贫血
80~100	32~35	正常细胞性贫血	再生障碍性贫血 溶血性贫血 急性失血性贫血 慢性系统性疾病 (尿毒症、肝病、恶性肿瘤等)
<80	<32	小细胞低色素性贫血	缺铁性贫血 铁粒幼细胞贫血 地中海贫血

2.按病因与发病机制分类 根据病因与发病机制,分为以下三类。

(1)红细胞生成减少。

①造血物质缺乏:铁缺乏可造成缺铁性贫血;叶酸和(或)维生素 B_{12} 缺乏导致细胞 DNA 合成障碍,引起巨幼细胞贫血。

②造血功能障碍:造血干细胞数量减少或质量缺陷,如再生障碍性贫血等。

(2)红细胞破坏过多。

①红细胞内在缺陷:红细胞基本结构异常或缺陷可造成其寿命缩短。如遗传性球形红细胞增多症、葡萄糖-6-磷酸脱氢酶缺乏症等。

②红细胞外在因素:新生儿溶血、血型不合、自身免疫性溶血等免疫因素,疟疾、黑热病等感染因素,大面积烧伤、化学毒物和药物中毒等。

(3)失血:各类出血性疾病或外伤所致的失血性贫血,可分为急性失血与慢性失血。

(二)临床表现

各类贫血都有共同的表现,主要是由于血红蛋白减少,血液携氧能力降低,引起全身各器官和组织缺氧而产生相应的变化。贫血症状的轻重,取决于贫血发生的速度(以此为主)、贫血的程度和患者原来的身体状况、年龄等因素。贫血程度的临床分级见表 8-5。

表 8-5 贫血程度的临床分级

分 级	血红蛋白/(g/L)	临 床 表 现
轻度	120(110)～91	症状轻微
中度	90～61	体力劳动后感到心慌、气短
重度	60～31	卧床休息时也感心慌、气短
极度	<30	常合并贫血性心脏病

1.皮肤黏膜 皮肤黏膜苍白是贫血共同和最突出的体征,检查以睑结膜、口唇、指甲及手掌部位较为可靠。可有皮肤弹性下降,毛发稀疏。

2.神经肌肉系统 由于缺血、缺氧,患者常出现疲乏无力、头痛、头晕、耳鸣、晕厥等症状,严重贫血者可发生昏迷。

3.呼吸循环系统 轻度贫血影响不明显;中度贫血体力活动后可出现心悸、气短,与活动后组织得不到充分氧气供应有关。严重贫血轻微活动或在休息状态可发生呼吸困难。严重和长期贫血可致贫血性心脏病。体力活动后感觉气促、心悸为突出的症状。

4.消化系统 因胃肠黏膜缺氧引起消化液分泌减少和胃肠功能紊乱所致。以食欲减退、恶心、胃肠胀气、便秘多见。

5.泌尿生殖系统 由于肾脏、生殖系统缺氧,可出现多尿、尿比重降低、轻度蛋白尿和肾功能障碍,男性性功能减退,女性月经失调(闭经、月经过多极为常见)等。

6.其他 贫血患者有时伴低热,若无病因可寻,则可能与贫血的基础代谢升高有关。若体温超过 38.5 ℃,则应查找致热的病因,如感染等。血管内溶血出现血红蛋白尿和高铁血红蛋白血症,可伴有腹痛、腰痛和发热。

(三)几种常见的贫血性疾病的临床特点

1.缺铁性贫血

1)概述 铁是合成血红蛋白的必需物质。当体内铁储备耗竭时,继之血红蛋白合成减少引起的贫血称为缺铁性贫血。缺铁性贫血是最常见的营养性贫血,以儿童和女性人群尤其是妊娠妇女的发病率较高。

2)病因 铁摄入不足是造成婴幼儿缺铁性贫血的主要原因,尤其对于人工喂养的婴儿;月经期、妊娠期及哺乳期妇女的铁需求量增加,若饮食供给铁不足,则易造成缺铁性贫血。慢性失血是成人缺铁性贫血最多见、最重要的原因。消化性溃疡出血、反复鼻出血、钩虫病、痔出

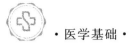

血、胃大部切除术等是引起缺铁性贫血的常见原发病。

3) 临床表现 缺铁性贫血的临床表现包括原发病和贫血两个方面。此病发病隐匿,多呈慢性渐进性,患者可有以下特征。

(1) 一般表现:乏力、易倦、心悸、头晕、头痛、眼花耳鸣等非特异性症状。

(2) 营养缺乏及黏膜损害:皮肤干燥、角化、萎缩,毛发干枯易脱落,指(趾)甲扁平、不光整、脆薄易裂甚至反甲(匙状指),口角炎,舌炎,舌乳头萎缩,严重者引起吞咽困难。

(3) 各系统临床表现:神经、精神系统异常,儿童可出现多动症。异食癖,喜吃生米、石子、泥土、茶叶等,这是缺铁性贫血的特异性表现。循环呼吸系统出现心悸、气短等代偿表现,体力活动时尤其明显。长期严重贫血的患者还可发生心脏扩大和贫血性心脏病。消化系统症状有食欲不振、便稀或便秘等。

4) 辅助检查 典型血象为小细胞低色素性贫血。血清铁低于 $8.95~\mu mol/L$,血清总铁结合力升高,大于 $64.44~\mu mol/L$,血清铁蛋白低于 $12~\mu g/L$。骨髓铁粒幼细胞计数少于 15%,骨髓涂片染色示骨髓细胞外铁消失。

5) 治疗 缺铁性贫血的治疗原则如下。

(1) 根除病因:去除原发病,如消化性溃疡出血、月经过多等。

(2) 补充铁剂:首选口服铁剂,宜选用硫酸亚铁、富马酸亚铁等亚铁制剂。餐后服用可减轻消化道反应。口服铁剂后外周血网织红细胞 3 天开始升高,血红蛋白约 2 周开始上升,一般 2 个月恢复正常,为补足储备铁,需继续服用铁剂 4~6 个月,待储存铁指标正常后停药。也可采用注射铁剂治疗。严重者可输血治疗。

2. 再生障碍性贫血

1) 概述 再生障碍性贫血,简称再障,是一种获得性骨髓造血功能衰竭症,主要是由于骨髓功能衰竭,造成全血细胞减少的一种疾病。临床上以全血细胞减少、贫血、感染和出血为特征。再障在我国呈散发,以中青年发病居多,男性略多于女性。

2) 病因

(1) 原发性:无明确原因可寻,称为原发性再障 。

(2) 继发性:可能与多种原因有关,药物如氯霉素、抗癌药物,化学因素如苯及其衍生物,物理因素如 X 射线、γ 射线等和病毒感染如 EB 病毒、肝炎病毒等。

3) 临床表现 主要临床表现为进行性贫血、出血、感染,肝、脾、淋巴结多无肿大。依据临床表现的严重程度和发病缓急,将再障分为急性再障和慢性再障。

(1) 急性再障(重型再障):较少见。起病急、发展快,早期最主要的表现为出血(全身出血)与感染。

①出血:出血的原因为血小板减少。出血部位多,程度上亦较严重,当血小板小于 $20\times10^9/L$ 时,应特别注意颅内出血的发生。②感染:多数患者有发热,体温在 39 ℃以上,以呼吸道感染最常见,其次有消化道、泌尿生殖道及皮肤、黏膜感染,常合并败血症。③贫血:随着病程的延长出现进行性的贫血。

(2) 慢性再障(非重型再障):较多见。起病缓慢,病程长,多以贫血为主要表现,出血、感染较轻。预后较好。少数病情恶化者表现同急性再障,预后极差。

 案例分析

患者,男,38 岁,6 个月前开始出现面色苍白、头晕、乏力、经常感冒,10 天前出现口腔黏膜血疱。血常规检查:中性粒细胞 $0.564\times10^9/L$,红细胞 $2.0\times10^{12}/L$,血小

板 $6×10^9$/L。骨髓检查提示骨髓增生程度重度减少,淋巴细胞比例 75%。一般抗贫血药物无效。请问:该患者可能的诊断是什么? 请做出分析。为什么患者面色苍白、头晕、乏力、经常感冒,口腔黏膜出现血疱?

分析

该患者所患疾病为再生障碍性贫血。因其主要表现为外周血中全血细胞均明显减少,骨髓造血功能低下。由于出血和贫血,患者易出现面色苍白、乏力、头晕的表现。由于机体免疫力低下,中性粒细胞数量减少,机体抵抗外界微生物侵袭的能力下降,因此患者经常发生感冒,出现口腔溃疡或血疱。

4) 辅助检查

(1) 血常规检查:急性、慢性再障均表现为全血细胞减少,网织红细胞绝对值低于正常。贫血呈正常细胞性贫血,一般不出现红细胞体积的变化。

(2) 骨髓穿刺:可见脂肪滴增多,骨髓颗粒减少。

5) 治疗

(1) 对症处理:补充造血原料,纠正贫血,控制出血和感染。

(2) 抑制免疫反应:抗淋巴/胸腺细胞球蛋白、环孢素。

(3) 促进造血:雄激素如康力龙、达那唑等。

3. 溶血性贫血

1) 概述 溶血性贫血是指红细胞寿命缩短,破坏加速,而骨髓造血功能代偿不足时发生的贫血。常伴有黄疸,称为"溶血性黄疸",其他特点有贫血、脾肿大、网织红细胞增多和骨髓幼红细胞增生。

2) 病因 见前述"红细胞破坏过多"的内容。

3) 临床表现 溶血性贫血的临床表现与溶血的缓急、程度和场所有关。

(1) 急性溶血:起病急骤,突发寒战、高热、腰背剧痛、气促、乏力、烦躁及恶心、呕吐、腹痛等胃肠道症状。因溶血产生大量的血红蛋白引起血红蛋白尿,尿色如浓红茶或酱油样,并有明显贫血和黄疸,严重者可神志淡漠或昏迷,休克和心功能不全。溶血产物可导致急性肾衰竭。

(2) 慢性溶血:起病较缓慢。除乏力、面色苍白、气促、头晕等一般贫血常见的症状、体征外,可有不同程度的黄疸和脾肿大。长期高胆红素血症,可引起胆石症和肝功能损害。

(3) 胆红素代谢异常:血清总胆红素升高,以非结合胆红素升高为主,尿液中尿胆原明显升高,尿胆红素阴性。

4) 治疗

(1) 寻找并去除病因和诱因。

(2) 应用糖皮质激素和免疫抑制剂抑制免疫反应。

(3) 脾切除:经激素或者药物治疗无效者,与脾破坏过多有关者可考虑脾切除。

二、白血病

白血病是累及造血干细胞的造血系统恶性肿瘤。因造血干细胞恶变,白血病细胞停滞在细胞发育的某一阶段,在骨髓和其他造血组织中异常增生,抑制正常造血并浸润全身器官和组织,产生各种症状和体征,临床上常有贫血,发热,出血和肝、脾、淋巴结肿大等表现。

(一) 分类

根据白血病细胞成熟程度和自然病程,可分为急性白血病和慢性白血病。①急性白血病:

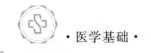

NOTE

多为原始细胞及早幼细胞,自然病程仅数月。②慢性白血病:细胞分化较好,多为成熟细胞和较成熟细胞,自然病程可为数年。根据细胞形态,又可分为以下几类。①急性白血病分为急性淋巴细胞白血病、急性髓细胞白血病。②慢性白血病分为慢性粒细胞白血病、慢性淋巴细胞白血病及少见类型白血病如毛细胞白血病、幼淋巴细胞白血病等。

(二)病因

病因至今未明。病毒感染、放射、遗传因素、化学毒物和药物,以及免疫因素都与白血病的发生有关。

(三)临床表现

1.急性白血病　起病急缓不一。主要临床表现为贫血、出血、发热及各器官白血病细胞浸润的症状和体征。

(1)贫血:常为首发症状,呈进行性发展。原因:正常红细胞生成减少为主要原因,另外,无效性红细胞生成、溶血、出血等也是造成贫血的因素。

(2)发热:最常见的症状。多由感染引起,其次是代谢亢进。感染多与成熟粒细胞缺乏和人体免疫力降低有关。感染的部位以口腔炎、牙龈炎、咽峡炎常见。最常见的致病菌为革兰阴性杆菌,如肺炎克雷伯菌、大肠杆菌、产气杆菌等。

(3)出血:出血的部位可发生在全身各部,以皮肤淤点、淤斑、鼻出血、牙龈出血、月经过多多见。严重时发生颅内出血,甚至导致患者死亡。出血的主要原因为血小板减少,其他原因还有血小板功能异常、凝血因子减少、白血病细胞浸润和感染毒素对血管的损伤、纤溶亢进等。

(4)器官和组织白血病细胞浸润的表现:最常见于急性淋巴细胞白血病。常见的白血病细胞浸润表现如下。

①肝、脾、淋巴结肿大。

②骨骼和关节疼痛,尤以胸骨下端局部压痛最常见。

③牙龈增生、肿胀,皮下结节等。

④中枢神经系统白血病:主要表现为头痛、呕吐、颈项强直,甚至抽搐、昏迷,可出现脑神经受损。脑脊液压力增高,并可见白血病细胞。以儿童急性淋巴细胞白血病最常见。

⑤其他部位:眼眶骨膜、睾丸等。

(5)辅助检查:

①血常规检查:大部分患者白细胞增多,也有白细胞计数正常或减少。分类检查可见原始细胞和(或)早幼细胞。血小板减少。

②骨髓象:确诊白血病及其类型的重要依据,表现为有核细胞增生明显活跃或极度活跃,原始细胞和幼稚细胞显著增多。

2.慢性白血病　以慢性粒细胞白血病最常见,其临床特点是粒细胞显著增多,脾明显肿大,病程较缓慢,多因急性变死亡。自然病程分为慢性期、加速期和急变期。

(1)慢性期:早期常无自觉症状,可出现乏力、低热、多汗、体重减轻等代谢亢进的表现,后期有贫血和出血倾向。脾肿大为最突出的体征。可有肝大,浅表淋巴结多无肿大。部分患者有胸骨中下段压痛。

(2)加速期:出现原因不明的高热、虚弱、体重下降,脾迅速肿大,骨、关节痛,贫血、出血。

(3)急变期:终末期,表现与急性白血病类似。预后极差,常在数月内死亡。

(四)治疗原则

白血病的治疗包括支持治疗、联合化疗和造血干细胞移植。

1.支持治疗　防治感染、纠正贫血、控制出血和预防高尿酸血症肾病。

2.急性白血病　一般以化学药物治疗为主。

NOTE

（1）化学药物治疗：简称化疗。多采用联合化疗。常用的化疗药物有氨甲蝶呤、6-巯基嘌呤、阿糖胞苷、环磷酰胺、白消安、长春新碱、柔红霉素、阿霉素、泼尼松、维A酸（全反式）等。

（2）化疗方案：分为两个阶段，即诱导缓解和巩固维持。不同阶段使用不同的联合化疗方案：①诱导缓解是指从化疗开始到完全缓解阶段。目的是迅速大量地杀灭白血病细胞，恢复机体正常造血，使患者的症状和体征消失，血象和骨髓象基本恢复正常。长春新碱和泼尼松组成的VP方案是诱导缓解急性淋巴细胞白血病的基本方案；柔红霉素和阿糖胞苷组成的DA方案是诱导缓解急性淋巴细胞白血病的标准方案。②巩固维持是指缓解后巩固强化。目的是继续消灭体内残存的白血病细胞，防止复发。巩固维持治疗，一般3～5年。延长缓解期和无病存活期，争取治愈。

3.中枢神经系统白血病 中枢神经系统白血病的防治是治疗急性白血病、减少复发的关键。常在缓解后给予鞘内注射氨甲蝶呤。

4.慢性白血病的治疗 应着重于慢性期的治疗。慢性粒细胞白血病的化疗药物常首选羟基脲。甲磺酸伊马替尼作为一种靶向治疗药物，能较好地抑制酪氨酸激酶，控制疾病进展。急性变时按急性粒细胞白血病的方案治疗。

5.造血干细胞移植 造血干细胞移植是目前公认的根治性治疗措施。慢性白血病多采用异体干细胞移植，急性白血病自体、异体移植均可采用。

知识链接 8-4

三、原发性高血压

高血压是以体循环动脉血压升高为主要临床表现的一种常见心血管疾病，其诊断标准如下：收缩压≥140 mmHg和（或）舒张压≥90 mmHg。根据原因可分为两类：原发性高血压和继发性高血压。原发性高血压，是指病因尚未十分明确的高血压，又称高血压病，约占所有高血压患者的95％以上，是心脑血管疾病最重要的危险因素，常与其他心血管危险因素共存，可损伤重要脏器，如心脏、脑、肾脏的结构和功能，最终导致这些器官的功能衰竭。继发性高血压，是由某些疾病造成的血压升高，如急性肾炎、慢性肾炎、甲状腺功能亢进等，发病率约占高血压的5％。

高血压患病率和发病率在不同国家、地区或种族之间有差别。高血压患病率、发病率及血压水平随年龄增长而升高。高血压在中、老年人较为常见，尤以单纯收缩期高血压为多。流行病学调查显示，我国高血压患病率和流行存在地区、城乡和民族差别，随年龄增长而升高。北方高于南方，华北和东北属于高发区；沿海高于内地；城市高于农村；高原少数民族地区患病率较高。男、女性高血压总体患病率差别不大，青年期男性略高于女性，中年后女性稍高于男性。近些年来，我国原发性高血压发病率呈明显上升趋势。

（一）病因和发病机制

原发性高血压的病因为多因素，目前尚未完全清楚，可能与下列因素有关。

1.遗传因素 高血压具有明显的家族聚集性，父母双方或者一方有高血压，其子女高血压的发病率明显高于一般人群。高血压的遗传可能存在主要基因显性遗传和多基因关联遗传两种方式。在遗传表型上，高血压发病率不仅有遗传性，而且在血压水平、并发症发生以及其他有关因素方面如肥胖等也有遗传性。

2.环境因素

（1）饮食：钠盐摄入量与高血压发病率显著正相关，摄钠盐越多，血压水平和高血压患病率越高。流行病学调查研究发现，高盐饮食的人群和地区，高血压的发病率明显高于低盐饮食的人群和地区。高蛋白质摄入过多、饱和脂肪酸摄入过多、饱和脂肪酸/多不饱和脂肪酸较高、长期过量饮酒等，高血压发病率明显增高。

知识链接 8-5

（2）精神应激：临床研究发现，不同职业人群中，高血压的发病率有着显著差异，脑力劳动者、司机、会计等职业的高血压发病率较高。此外，长期处于不良的心理状态，如焦虑、忧郁、恐惧等，也易患高血压病。

（3）吸烟：吸烟可使交感神经末梢释放的去甲肾上腺素增加，同时通过氧化应激损害一氧化氮介导的血管舒张，而使血压增高。

3.其他因素 肥胖、年龄增长、体力活动减少、药物、睡眠呼吸暂停低通气综合征（SAHS）等因素也可引起血压升高。

（二）临床表现

1.高血压的分级 我国高血压的标准是根据临床及流行病学资料界定的，见表8-6。

表 8-6 血压水平的分类和标准

分 类	收缩压/mmHg	舒张压/mmHg
正常血压	<120	<80
正常高值	120～139	80～89
高血压：	≥140	≥90
1级高血压（轻度）	140～159	90～99
2级高血压（中度）	160～179	100～109
3级高血压（重度）	≥180	≥110
单纯收缩期高血压	≥140	<90

2.临床类型 根据起病急缓和病程进展，原发性高血压可分为缓进型和急进型，临床上以前者多见，后者少见。此外，重症患者还可出现一些急性并发症。

（1）缓进型高血压病：起病缓慢，病程较长。病变发展分为三个时期。

①功能紊乱期：高血压的早期，主要表现为全身细小动脉间歇性的痉挛，血压处于波动状态，血管痉挛时血压升高，缓解后血压可恢复到正常水平。此期多在劳累或精神紧张时发作，可有头痛和头晕的症状，经休息后血压可降至正常。

②血管病变期：表现为细动脉出现玻璃样变和小动脉平滑肌细胞的增生、肥大，纤维增多，动脉管壁增厚、变硬，管腔狭窄，外周阻力增高，临床出现持续性高血压。

③内脏病变期：随着病程进展、血压持续升高，患者的心脏、脑、肾脏等重要器官可受到损害而发生病变。

心脏病变：长期血压升高，心脏负荷加重，左心室出现代偿性肥厚；晚期，左心室失代偿，心室扩张，心肌收缩力降低，可发生心力衰竭。以上心脏病变称为高血压性心脏病。部分患者并发冠心病，临床可出现心绞痛或心肌梗死。

肾脏病变：肾脏细、小动脉硬化，肾单位缺血萎缩纤维化，双肾体积缩小，重量减轻，表面呈均匀弥漫的细颗粒状，称为原发性颗粒性固缩肾。患者肾功能逐渐减退，可引起多尿、夜尿，尿中出现蛋白质、管型和红细胞。

脑的病变：可发生急性脑血管病，出现脑水肿、脑软化及脑出血。脑出血是最严重的并发症，常导致死亡或残疾。在脑小动脉硬化、变脆或小动脉瘤形成的基础上，当血压骤然升高时，血管、动脉瘤可破裂出血。脑出血多发生于基底节、内囊区域，临床上表现为突然发病、偏瘫、失语、昏迷等症状。

视网膜病变：视网膜中央动脉硬化，检眼镜检查可见血管迂曲，反光增强，呈银丝状改变，动静脉交叉处出现压痕。严重时有视乳头水肿、视网膜渗出和出血，患者视力减退。

（2）急进型高血压病：占高血压病患者的1%～5%，多见于中青年，多数患者发病时即为

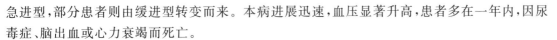

急进型,部分患者则由缓进型转变而来。本病进展迅速,血压显著升高,患者多在一年内,因尿毒症、脑出血或心力衰竭而死亡。

（3）高血压急症。

①高血压危象：在高血压病程中,紧张、疲劳、停药等多种诱因可使全身小动脉强烈痉挛,导致血压急剧升高而出现的一系列严重的临床表现称为高血压危象,通常表现为剧烈头痛,伴有恶心呕吐、视力障碍,常危及生命。多见于缓进型高血压病内脏病变期和急进型高血压病患者。

②高血压脑病：发生于重症患者,当血压突然升高超过脑血管自动调节能力时,脑组织血流灌注过多,毛细血管压力过高,渗透性增强,导致脑水肿和颅内压增高,甚至脑疝的形成,引起一系列暂时性脑循环功能障碍的临床表现。患者可出现剧烈头痛、呕吐、抽搐或昏迷,常常危及生命。

（三）治疗

药物治疗是原发性高血压的主要治疗方法。应用降压药物控制血压,虽不能解除高血压的病因,但确能改善症状,降低并发症,提高患者的生活质量,延长其寿命。

1.治疗原则 1级高血压患者,以改变生活方式为主,如控制体重、低盐饮食、补充钾盐与钙、适当运动等,必要时可用单一药物治疗;2级高血压及以上者,宜联合用药,可提高治疗效果,减少不良反应。

初始治疗时通常应采用较小的有效治疗剂量,并根据需要,逐步增加剂量,以获得疗效并降低不良反应。

尽可能使用一天服用一次且能持续 24 h 降压作用的长效制剂,以有效控制夜间血压与晨峰血压;有效预防心脑血管并发症的发生。

2级、3级高血压患者,多需长期用药,不能随意中断,绝大多数患者需终身治疗。

2.常用降压药物 降压药物种类较多,可结合患者情况联合用药。

（1）利尿剂：通过增加钠、水的排出,降低血容量、心输出量而起到降压作用,如氢氯噻嗪。利尿剂作用温和,是基础降压药物,主要用于1级、2级高血压,尤其是老年人高血压或并发心力衰竭时。

（2）β受体阻滞剂：通过减慢心率和减弱心肌收缩力,如普萘洛尔、倍他洛尔等。β受体阻滞剂使心输出量下降;降低交感神经活性,使血管扩张;抑制肾素分泌等作用降低血压。

（3）钙通道阻滞剂：阻滞钙离子通道,抑制血管平滑肌及心肌钙离子内流,降低心肌收缩力,扩张外周血管,使血压下降。适用于各级高血压。如硝苯地平。

（4）血管紧张素转化酶抑制剂（ACEI）：抑制血管紧张素转化酶活性,减少血管紧张素Ⅱ的生成,适用于各级高血压。如卡托普利。

（5）血管紧张素Ⅱ受体阻滞剂（ARB）：血管紧张素Ⅱ受体阻滞剂能较 ACEI 更彻底地阻断血管紧张素Ⅱ的作用。常用的药物有氯沙坦。

（6）α受体阻滞剂：通过阻滞突触后 α 受体可使外周血管扩张,从而产生降压作用。如哌唑嗪。

四、动脉粥样硬化与冠心病

（一）动脉粥样硬化

动脉粥样硬化是一种常见的动脉硬化症,病变主要累及大、中动脉,如主动脉、冠状动脉、脑动脉等。血液中的脂质在动脉内膜中沉积,引起局部管壁纤维增生和形成粥样斑块,导致管壁增厚、变硬、管腔狭窄,可使心脏、脑等器官继发缺血性病变,出现冠心病与急性脑血管病等。

NOTE

知识链接 8-6

动脉粥样硬化多见于中、老年人,近年来在我国的发病率有明显升高的趋势。冠状动脉粥样硬化引起的冠心病,是老年人死亡的常见原因之一。

1. 病因和发病机制 尚未完全阐明,下列因素被视为危险因素。

(1) 高脂血症:流行病学调查和基础研究表明,血中胆固醇持续升高与本病的发生呈正相关。血浆内脂质以脂蛋白形式存在。脂蛋白由脂质(胆固醇及其酯、甘油三酯)与载脂蛋白组成。血浆脂蛋白按密度不同分为四类,即乳糜颗粒、极低密度脂蛋白、低密度脂蛋白和高密度脂蛋白。血浆低密度脂蛋白、极低密度脂蛋白水平持续升高与动脉粥样硬化的发病率呈正相关,主要因为分子较小的脂蛋白容易透入动脉内膜,促进血管壁内平滑肌细胞迁移和增生形成斑块,引起动脉粥样硬化。高密度脂蛋白与动脉粥样硬化的发病呈负相关,可能与高密度脂蛋白有清除血液及外周组织中过多胆固醇的作用有关。

(2) 高血压:据统计,高血压患者冠状动脉粥样硬化的发病率比血压正常者高 4 倍,而且与同性别、同年龄组的人相比较,其动脉粥样硬化的发病较早、病变较重。高血压时,由于血流对管壁的机械压力和冲击作用较大,动脉内膜容易受损,使血中脂蛋白易于透入内膜。同时内膜受损的血管壁胶原纤维显露,引起血小板聚集,从而释放生长因子,刺激动脉中膜平滑肌细胞增生并移入内膜,以吞噬和分解脂蛋白,并产生胶原纤维、弹力纤维等,形成斑块。

(3) 吸烟:大量吸烟可使血液中的一氧化碳等有害物质浓度升高,损伤血管内皮细胞,使血脂易于透入内膜下。

(4) 糖尿病:与非糖尿病人群相比较,糖尿病人群中动脉粥样硬化的发病率较高,发病年龄较轻,病变进展也较快。糖尿病患者由于糖代谢障碍,而使脂肪代谢增强,血中胆固醇、甘油三酯明显升高,同时高密度脂蛋白降低,可促进动脉粥样硬化的发生。

(5) 其他因素:①年龄:老年人更易发生动脉粥样硬化。②性别:育龄妇女发病率较低,因为雌激素具有升高高密度脂蛋白的作用。③遗传:冠心病的家族聚集现象说明,遗传因素是动脉粥样硬化的危险因素之一。④缺少体育锻炼或体力活动减少。⑤长期精神紧张。⑥体重超重或肥胖等因素均与动脉粥样硬化的发生有关。

2. 临床表现 随着病情的进一步发展,病变的中动脉管壁增厚变硬,管腔狭窄,相应器官会因缺血而出现临床表现,如:冠状动脉狭窄导致心肌缺血,可表现为心绞痛;脑动脉狭窄可造成脑供血不足,患者出现头痛、头晕、记忆力减退,长期缺血可引起脑萎缩。

另外,粥样斑块可继发血栓形成,阻塞管腔可导致心肌梗死、脑梗死等严重病变,患者会出现更加严重的临床表现。主动脉由于管腔粗大,管壁硬化不会导致管腔狭窄,而无缺血引起的临床表现。

3. 药物治疗

(1) 扩张血管的药物(参见心绞痛的治疗)。

(2) 调节血脂的药物:他汀类,如辛伐他汀 10～20 mg,每日 1 次;贝特类,苯扎贝特缓释片 400 mg,每日 1 次。

(3) 抗血小板药物:抗血小板的黏附和聚集,旨在防止血栓形成。可用阿司匹林 50～100 mg,每日 1 次。

(二) 冠心病

冠心病是冠状动脉粥样硬化性心脏病的简称,是由冠状动脉粥样硬化引起的心肌缺血、缺氧性病变,亦称缺血性心脏病。根据冠状动脉病变的部位、范围和程度不同,临床上将本病分为隐匿型或无症状型冠心病、心绞痛、心肌梗死、缺血性心肌病、猝死五种临床类型。本节重点介绍心绞痛和心肌梗死。

1. 心绞痛 心绞痛是由于冠状动脉供血不足,心肌急剧的、暂时性缺血和缺氧所引起的临床综合征。

1）发病机制　在冠状动脉粥样硬化的基础上，冠状动脉痉挛减少了供血量，或由于运动及其他原因使心肌耗氧量急剧增加，冠状动脉的血液供应不能满足机体代谢的需要，从而引起心肌缺血、缺氧。代谢产物堆积并刺激心传入神经末梢，兴奋经1～5胸交感神经节和相应的脊髓段，传至大脑产生痛觉。同时，兴奋累及相应脊髓段的脊神经，使其分布的皮肤区域产生压榨和紧缩感。

2）临床表现

（1）症状：典型的心绞痛有以下特点。①诱因：劳累、恐惧、情绪激动、饱餐、寒冷、吸烟等均可诱发。②部位：胸骨上段或中段之后，范围如手掌大小，可波及心前区，可放射至左肩、左臂内侧，达无名指和小指，或至颈、咽或下颌部。③性质：常为压迫、发闷或紧缩感，但不是刺痛或锐痛，可有窒息或濒死感。④持续时间：多为1～5 min，一般不超过15 min。⑤缓解因素：休息或舌下含服硝酸甘油后，多数患者可缓解。

（2）体征：疼痛发作时可出现面色苍白、冷汗、焦虑、心率加快和血压升高，在心尖部可闻及收缩期杂音等。

3）辅助检查

（1）心电图：检查心电图是诊断冠心病最简便、常用的方法，尤其是心绞痛发作时，心电图的异常主要是ST-T改变。对于安静状态下无症状或症状很短难以捕捉的患者，可以通过运动增加心脏负荷的方法诱发心肌缺血，或者采用动态心电图的方法记录到相应的变化。

（2）超声心动图：M型超声心动图和二维超声心动图可实时观察心脏和大血管结构，可以对心脏形态、结构、室壁运动以及左心室功能进行检查。此外，对急性心肌梗死的并发症，如室间隔穿孔、乳头肌断裂、室壁瘤、心腔内附壁血栓等具有重要诊断价值。

（3）多层螺旋CT心脏和冠状动脉成像：多层螺旋CT心脏和冠状动脉成像是一项无创、低危、快速的检查方法，已逐渐成为一种重要的冠心病早期筛查和随访手段。

（4）冠状动脉造影：目前冠状动脉造影是诊断冠心病的一种常用而有效的方法。在X线下，心导管经皮穿刺入相应动脉（桡动脉最常用，也可穿刺股动脉或肱动脉），沿主动脉行至升主动脉根部，然后探寻左或右冠状动脉口并插入，注入造影剂，使冠状动脉显影。这种方法可清楚显示冠状动脉血管有无狭窄病灶及程度，从而确定治疗方案（介入、手术或内科治疗）。这是一种较为安全可靠的有创诊断技术，现已广泛应用于临床，被认为是诊断冠心病的"金标准"。

4）治疗

（1）发作期治疗：目的在于终止发作。主要措施包括休息、吸氧；药物治疗常选作用较快的硝酸酯制剂，这类药物可扩张冠状动脉，增加血流量，如硝酸甘油0.3～0.6 mg舌下含化，1～2 min起作用，可缓解心绞痛。

（2）缓解期治疗：消除诱因，适当运动，合理饮食，戒烟酒，使用持久的抗心绞痛药物，主要包括：①硝酸酯类药物，如硝酸异山梨酯（消心痛）；②β受体阻滞剂，如普萘洛尔；③钙通道阻滞剂，如硝苯地平；④冠状动脉扩张药，如双嘧达莫；⑤中医中药治疗，可用速效救心丸、复方丹参等。也可实施主动脉-冠状动脉旁路移植术、经皮腔内冠状动脉成形术等方法治疗。

2. 心肌梗死　心肌梗死是由于冠状动脉急性阻塞，引起心肌严重而持续性缺血、缺氧所导致的局部心肌细胞的坏死。

1）病因与发病机制　基本病因是冠状动脉粥样硬化，造成管腔狭窄。在此基础上，一旦出现某些继发性病变或诱因，使管腔闭塞，又无侧支循环建立，可使血供急剧减少或中断，如持续1 h以上可导致心肌的缺血性坏死。其机制是在冠状动脉粥样硬化后又并发以下情况：①血栓形成；②斑块内出血；③冠状动脉持久性痉挛；④因情绪激动或过度劳累使心肌负荷增加而供血不足;⑤少数情况下,因大出血、休克等使冠状动脉循环血量急剧减少。

2)临床表现

(1)先兆:多数患者发病前数日有乏力、胸部不适,活动时心悸、气急、烦躁、心绞痛等前驱症状,其中以新发生心绞痛或原有心绞痛加重较为突出。心绞痛发作较以往频繁、程度较剧、持续较久,硝酸甘油疗效差,诱发因素不明。疼痛时伴有恶心、呕吐、大汗、头晕,血压波动明显,或伴严重心律失常或心功能不全。

(2)症状:疼痛是最先出现的症状,多发生于清晨,疼痛的部位和性质与心绞痛相同,程度较重,持续时间较长,可达数小时或更长时间,休息和含用硝酸甘油片多不能缓解。患者常烦躁不安、出汗、恐惧,或有濒死感。此外,还可出现全身症状或胃肠道症状。如果患者度过急性期,多数出现下述并发症:①心律失常;②左心衰竭及休克;③心脏破裂;④室壁瘤;⑤附壁血栓形成及栓塞。

(3)体征:①心脏体征:心率多增快,少数也可减慢;心尖区第一心音减弱;可出现房性奔马律,少数有室性奔马律;10%~20%患者在起病第2~3天出现心包摩擦音;心尖区可出现粗糙的收缩期杂音或伴收缩中晚期喀喇音;可有各种心律失常。②血压降低。③休克或心力衰竭有关的其他体征。

3)治疗 保护和维持心脏功能,改善心肌血液供应,挽救濒死心肌,缩小心肌梗死范围,及时处理并发症,防止猝死。

(1)监测与一般治疗:①监测:密切观察患者血压、心率、呼吸、心电图、神志、疼痛及全身情况。②休息:卧床休息2周,保持环境安静,减少探视,防止不良刺激。③吸氧:最初几日间断或持续通过鼻导管或面罩给氧。④护理:第1周患者应绝对卧床,注意饮食,保持大便通畅;以后根据病情适当安排活动。

(2)止痛:应尽早解除疼痛,一般可肌注哌替啶或吗啡。

(3)再灌注疗法:①溶栓疗法:近年来应用尿激酶(或链激酶)溶栓疗法已成为治疗急性心肌梗死的主要措施,可使闭塞的冠状动脉早期再通,从而达到血液的再灌注,恢复对缺血心肌的血液供应,最大限度地缩小心肌梗死的面积,达到降低心力衰竭、心律失常的发生率以及近远期死亡率的目的。②经皮腔内冠状动脉成形术(PTCA):应用此法可直接扩张狭窄血管,再灌注心肌。

(4)纠正心律失常:使用利多卡因静脉注射治疗室性心律失常。

(5)抗休克:可采用补充血容量、使用升压药物等措施来维持血压。

(6)治疗心力衰竭:根据病情使用利尿剂、血管扩张剂、非洋地黄类正性肌力药等。

(7)其他治疗:酌情选用促进心肌代谢药物、极化液疗法、右旋糖酐、β受体阻滞剂、血管紧张素转化酶抑制剂、药物抗凝疗法等。

点滴积累

(1)贫血是指单位容积的外周血中的红细胞和血红蛋白低于正常值。多种疾病会引起贫血表现。

(2)白血病是一种骨髓增殖异常而导致的恶性血液系统肿瘤。主要表现为贫血、出血、感染及组织器官的浸润。

(3)心血管系统的常见疾病主要有高血压病、动脉粥样硬化与冠心病,其病变特点是动脉硬化性疾病,累及全身各级动脉,并导致心脏、脑等重要生命器官继发严重血液循环障碍,从而危及患者的健康甚至生命。

NOTE

实验六 人体心率、血压的测量与 ABO 血型鉴定

【实验目的】

（1）熟练掌握人体心率的测量方法。

（2）学会人体动脉血压的原理与测量方法。

（3）学会 ABO 血型鉴定原理及方法。

【实验内容】

1. 实验原理

（1）心率的测量。

心率的测量有脉率指触法和心音听诊法。在心脏的舒缩活动中，动脉内压力的变化发生周期性波动，引起管壁发生搏动，并能以波的形式沿管壁向外周传播，且与心脏的周期性活动一致。故一般情况下，用手指触摸到身体浅表部位动脉的脉搏率能代表心率。心脏在活动中产生的心音可通过周围组织传递到胸壁。在胸壁一定部位通过听诊器听诊可测量心率。

（2）血压的测量。

人体动脉血压的测量采用听诊法，测量部位为上臂肱动脉。在动脉外加压，根据血管音的变化来测量血压。通常血液在血管内流动时没有声音，如果血液流经狭窄处形成涡流，则发出声音。当缠于上臂的袖带充气后压力超过肱动脉收缩压时，肱动脉内的血流完全被阻断，用听诊器在其远端将听不到声音。徐徐放气降低袖带内的压力，当压力低于肱动脉收缩压而高于舒张压时，血液将断续地流过肱动脉而产生声音，在肱动脉远端则能听到动脉音。继续放气，当袖带内压力等于舒张压时，血流从断续流动变成连续流动，声音将突然由强变弱并消失。故从无声音到刚听见第一个动脉音时的外加压力相当于收缩压，动脉音消失时的外加压力相当于舒张压。

（3）ABO 血型鉴定。

红细胞膜上的表面抗原即凝集原和相应的抗体即凝集素特异性结合，使红细胞凝集成团，进而引起红细胞破裂，产生溶血，称为红细胞凝集试验。ABO 血型鉴定的原理就是利用红细胞凝集试验，将待测血液分别与已知含 A 抗体和 B 抗体的标准血清混合，观察是否发生凝集现象，判断待测血液红细胞膜上有何种抗原，由此确定待测血液的血型。ABO 血型的玻片鉴定法见图 8-16。

2. 实验对象 人。

3. 实验用品

（1）心率及血压测量：听诊器、血压计、秒表。

（2）ABO 血型鉴定：采血针，双凹载玻片，75%酒精棉球，生理盐水，消毒干棉球，牙签，小试管，毛细滴管，显微镜，标准 A 型血清（含抗 B 抗体），标准 B 型血清（含抗 A 抗体）。

【实验步骤】

1. 心率的测量 脉率指触法和心音听诊法。

（1）受试者静坐 5 min。

（2）脉率指触法：检测者将食指、中指、无名指在受试者一侧手腕部桡动脉处测量脉率，也可用心音听诊法。脉率测量先以 10 s 为单位，连续测量 3 个 10 s，其中两次相同并与另一次相差不超过 1 次时，即认为是相对安静状态，否则应适当休息后继续测量，直至符合要求，然后将测量 30 s 的脉搏乘 2，即为心率。

2. 血压的测量

（1）熟悉血压计的结构。血压计有汞柱式、弹簧式和电子式。一般常用的是汞柱式血压

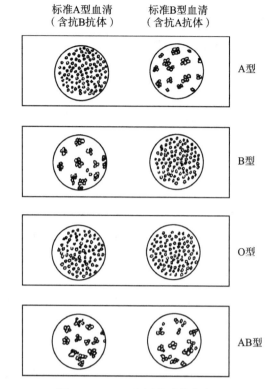

图 8-16 ABO 血型的玻片鉴定法

计,它由水银检压计、袖带和橡皮充气球组成。水银检压计是一根标有压力刻度的玻璃管,上端通大气,下端和水银槽相通。袖带为外包布套的长方形橡皮囊,它借橡皮管分别和检压计的水银槽及橡皮充气球相通。橡皮充气球是一个带有螺丝帽的橡皮囊,供充气、放气用。

（2）受试者脱去一衣袖,静坐 5 min 以上。

（3）松开血压计橡皮球螺丝,驱出袖带内残留气体,再旋紧螺丝。

（4）令受试者将前臂平放于桌上,与心脏在同一水平位,手掌向上。将袖带缠在其上臂上,袖带下缘至少在肘关节上 2 cm,松紧适宜。

（5）将听诊器耳件塞入外耳道,其弯曲方向与外耳道一致,即略向前弯曲。

（6）在肘窝内侧先用手指触及肱动脉脉搏,将听诊器胸件放在其上。

（7）测量收缩压:用橡皮充气球将空气打入袖带内,使水银检压计中水银柱逐步上升到听诊器听不到动脉音为止。继续打气使水银再上升 20～30 mmHg,随即松开橡皮球螺旋,连续缓慢放气,减低袖带内压力,在水银柱缓慢下降的同时认真听诊。当开始听到"砰、砰"的动脉音时水银检压计上水银柱的刻度即为收缩压。正常成人安静状态时的收缩压多为 100～120 mmHg。

（8）测量舒张压:继续缓慢放气,动脉音先由低到高,然后由高变低,最后完全消失。在声音消失的瞬间,水银检压计上水银柱刻度即代表舒张压。正常成人舒张压多为 60～80 mmHg。血压记录常以"收缩压/舒张压"(mmHg)表示。

（9）测量结束后,及时放出袖带内的气体,关闭开关。

3. ABO 血型鉴定

（1）取一块清洁双凹载玻片,用记号笔标记双凹载玻片,在左上角写 A,右上角写 B。

（2）75％酒精棉球消毒左手无名指指尖后,用采血针刺破指尖,待血液流出后,取血 1～2 滴,加入含 1 mL 生理盐水的小试管内,混匀,即得约 5％红细胞悬液。

（3）用小滴管分别吸取标准 A 型血清和标准 B 型血清各 1 滴,滴于双凹载玻片左端和右端。用 2 支毛细滴管吸取上述红细胞悬液,分别加入双凹载玻片左、右两侧的血清内,用牙签搅拌,使标准血清与红细胞悬液混匀。(每边各用1支毛细滴管和1支牙签,切勿混用!)

(4) 手持双凹载玻片转动数次,转动时双凹载玻片应保持在一个水平面上,然后置于室温,10～15 min后观察结果。

(5) 结果观察。

①肉眼观察:如果外观略呈花边状或锯齿状,看上去有沉淀,则多为凝集;如果血滴呈均匀状态,边缘整齐,则多为不凝集。

②低倍镜观察:在低倍镜下,如果观察到红细胞凝集成团,或尚有少数游离红细胞,则为凝集现象;如果红细胞均为游离状态,则为不凝集。根据镜下所见有无凝集现象判定血型。

(6) 判断血型:根据受试者红细胞是否被标准A型、B型血清所凝集,判断其血型。

【实验提示】

(1) 测量应在安静环境中进行,受试者应先休息且保持心境平静。

(2) 受试者应脱去衣袖,以免袖口过紧,阻碍血液循环。

(3) 重复测量时,应让水银柱回到零位后再测,以防静脉回流不畅。

(4) 不要将听诊器胸件置于袖带底进行测量。

(5) 血压计打气时不要太快,以防水银喷出管外。

(6) 实验前必须清洗干净所用的双凹载玻片、毛细滴管和小试管,以免出现假凝集现象。

(7) 标准A型血清和标准B型血清绝对不能相混,所用毛细滴管做好标记,不能混用,吸取红细胞悬液的毛细滴管头不能接触标准血清液面,牙签混匀一侧后不可再接触另一侧。

(8) 若用肉眼观察结果判断较为困难时,可借助显微镜进一步明确。

【实验思考】

(1) 测量运动前后不同时间段的血压各3次,取平均值,分析其变化规律。

(2) 根据你的操作,你认为有哪些因素可影响血压的测量?

(3) 哪些因素可能会影响ABO血型鉴定的正确率?

(4) 在无标准血清的情况下,已知某人为A或B型血,能否用其血去检查未知血型,为什么?

目标检测

在线答题

一、简答题

1.简述大循环与小循环的路径。

2.简述缓进型高血压病的分期。

3.简述心肌梗死的治疗原则。

4.输血的原则有哪些?何谓交叉配血?如何看待交叉配血的结果?

5.白血病的临床表现有哪些?

6.为什么正常人血管内血液不会发生凝固而保持流体状态?

二、案例分析题

患者,男,20岁,贫血4个月,牙龈有时出血,易感冒。体格检查:皮肤有少量出血点,巩膜无黄染,胸骨无压痛,肝、脾未触及。血常规检查:Hb 80g/L,WBC $3.0×10^9$/L,PLT $50×10^9$/L,血涂片未见幼稚细胞。

请问:(1)该患者可能的诊断是什么?

(2)为什么该患者易感冒?

扫码看答案

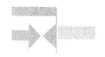

第九章　泌尿系统与生殖系统疾病

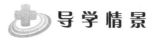

■ **情景描述**

泌尿系统产生尿液,可排出代谢废物;生殖系统产生生殖细胞,可分泌性激素。你知道尿液是怎样产生的吗? 临床上尿常规检查主要有哪些项目? 为什么临床输液时对液体量有严格的要求?

■ **学前导语**

泌尿系统由肾、输尿管、膀胱、尿道四部分组成。尿液由肾产生,经输尿管、膀胱、尿道排出体外。男性生殖腺为睾丸,女性生殖腺为卵巢,可产生生殖细胞,分泌性激素。泌尿生殖系统疾病较为复杂。本章我们将带领同学们学习泌尿生殖系统的构成及作用,并了解常见泌尿生殖系统疾病的临床特点及治疗原则。

第一节　泌尿系统与生殖系统解剖结构

泌尿系统由肾、输尿管、膀胱和尿道组成(图9-1)。其主要功能是通过产生和排放尿液,排出机体新陈代谢中所产生的大部分废物和多余的水,保持机体内环境的平衡和稳定。肾生成尿液,输尿管输送尿液至膀胱储存,而后经尿道排出体外。

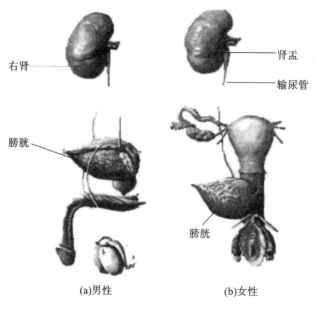

图 9-1　泌尿系统概观

生殖系统包括男性生殖系统和女性生殖系统。男性生殖系统、女性生殖系统均分为内生殖器和外生殖器两部分。内生殖器主要位于盆腔内,由生殖腺、生殖管道和附属腺构成;外生殖器则露于体表。生殖系统主要功能是产生生殖细胞、繁殖新个体和分泌性激素。

一、肾

1. 肾的外形和位置 肾是实质性器官,形似蚕豆,左、右各一(图 9-2)。新鲜肾呈红褐色,质柔软,表面光滑。肾的大小因人而异,重量为 134～148g。肾分为上、下两端,前、后两面和内、外两缘。肾的上、下端钝圆。前面较凸,朝向腹外侧,后面较扁平,紧贴腹后壁。因受肝的影响,右肾较左肾低约半个椎体。外侧缘隆凸,内侧缘中部凹陷称肾门,是肾盂、肾血管、淋巴管和神经出入的部位。出入肾门的结构被结缔组织所包裹,称肾蒂。肾门向内伸入肾实质形成的凹陷称肾窦,内含肾血管、淋巴管、神经、肾大盏、肾小盏、肾盂及脂肪组织等。肾位于脊柱两侧、腹膜后间隙内,属腹膜外位器官(图 9-3)。左肾上端平第 11 胸椎体下缘,下端平第 2 腰椎体下缘,第 12 肋斜越左肾后面的中部、右肾后面的上部。肾门约平第 1 腰椎平面。在腰背部,肾门的体表投影点在竖脊肌外侧缘与第 12 肋之间的夹角处,称肾区。在肾疾病时,该处常有叩击痛或触压痛。

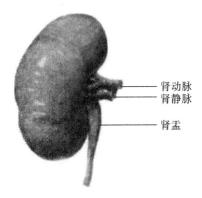

图 9-2 右肾前面观

肾动脉
肾静脉
肾盂

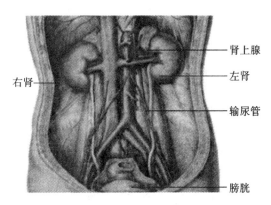

图 9-3 肾的位置

肾上腺
左肾
输尿管
膀胱
右肾

2. 肾的内部结构 在肾的冠状切面上,肾实质可分为位于表层呈红褐色的肾皮质和深层颜色较淡的肾髓质(图 9-4)。肾髓质约占肾实质厚度的 2/3,皮质伸入髓质的部分称肾柱。肾髓质由 15～20 个呈圆锥形、底朝肾皮质、尖向肾窦、光泽、致密、有许多颜色较深的放射状条纹的肾锥体组成,其尖端圆钝朝向肾窦称肾乳头,肾乳头顶端有许多小孔称乳头孔,肾产生的终尿经乳头孔流入肾小盏内。在肾窦内 2～3 个肾小盏合成一个肾大盏,再由 2～3 个肾大盏汇合形成一个肾盂。肾盂离开肾门向下弯行,在第 2 腰椎上缘水平,逐渐变细移行为输尿管。

3. 肾的被膜 肾自内至外有 3 层被膜——纤维囊、脂肪囊和肾筋膜,可固定肾的位置。肾正常位置的维持除主要靠肾的被膜外,肾血管、腹膜、邻近器官的承托也起一定的作用。

知识链接 9-1

二、输尿管、膀胱和尿道

(一)输尿管

输尿管是一对细长的肌性管道,约平第 2 腰椎上缘,起自肾盂,在腹后壁沿腰大肌前面下降,在小骨盆入口处,左、右输尿管分别跨过左髂总动脉末端和右髂外动脉起始处进入盆腔,斜穿膀胱底壁,开口于膀胱,长 20～30 cm。全长分为 3 段,即输尿管腹部、输尿管盆部和输尿管壁内部。

输尿管全程有 3 处狭窄:①上狭窄,位于肾盂与输尿管移行处;②中狭窄,位于输尿管跨髂

NOTE

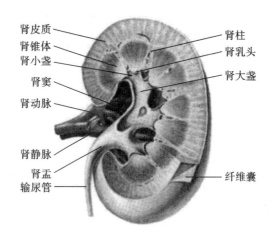

图 9-4　肾的冠状切面

血管处;③下狭窄,在输尿管的壁内部。这些狭窄处是输尿管结石容易滞留的部位。

（二）膀胱

膀胱是储存尿液的肌性囊状器官,其形状、大小、位置和壁的厚度均随尿液的充盈程度而异,膀胱充盈时呈卵圆形。一般正常成人的膀胱容量为 350~500 mL,超过 500 mL 时,因膀胱壁张力过大而产生疼痛,膀胱最大容量可达 800 mL,新生儿的膀胱容量约为成人的 1/10。

1.膀胱的形态　空虚的膀胱呈三棱锥体形,可分为膀胱尖、膀胱底、膀胱体、膀胱颈四部分（图 9-5）。膀胱尖朝向前上方。膀胱的后面朝向后下方,呈三角形,为膀胱底。膀胱尖与膀胱底之间的部分为膀胱体。膀胱的最下部为膀胱颈,与男性的前列腺底和女性的盆膈相邻。

2.膀胱的内部结构　膀胱内面被覆黏膜,当膀胱壁收缩时,黏膜聚集成皱襞,称膀胱襞,而在膀胱充盈时皱襞消失。但在膀胱底的内面有一个三角形区域,位于两输尿管口和尿道内口之间,称膀胱三角。此处膀胱壁由于缺少黏膜下层,黏膜与肌层紧密连接,无论膀胱处于空虚状态还是充盈状态,黏膜均保持平滑而不形成皱襞。膀胱三角是膀胱肿瘤、结核和炎症的好发部位,膀胱镜检时应特别注意。

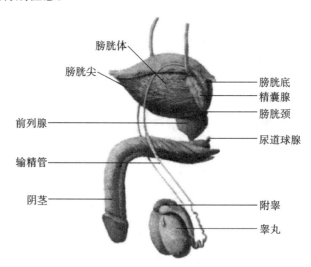

图 9-5　男性泌尿系统与生殖系统概观

3.膀胱的位置　膀胱位于盆腔的前部,前方为耻骨联合,在男性,膀胱的后方与精囊、输精管壶腹和直肠毗邻（图 9-6）,在女性,膀胱的后方与子宫和阴道毗邻。空虚时,膀胱全部位于盆腔内;充盈时,膀胱尖上升至耻骨联合以上,此时膀胱腹膜反折线可上移至耻骨联合上方,使膀

NOTE

胱的前下壁直接与腹前壁相贴。此时在耻骨联合上方行膀胱穿刺术,可避免损伤腹膜、污染腹膜腔。新生儿膀胱的位置高于成人,老年人因盆底肌肉松弛,膀胱的位置较低。

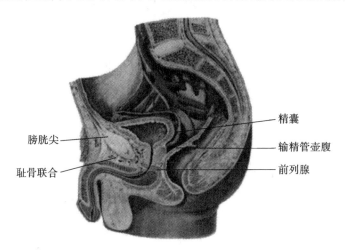

图 9-6 男性盆腔正中矢状切面

（三）尿道

尿道是膀胱与体外相通的一段管道。男、女尿道差异很大。男性尿道除具有排尿功能外,还具有排精液的功能(在男性生殖系统内讲述)。女性尿道起始于尿道内口,穿过尿生殖膈,开口于阴道前庭的尿道外口。女性尿道较男性尿道短、宽、直,长 3～5 cm,故易引起逆行性尿路感染。

知识链接 9-2

三、男性生殖系统

男性内生殖器由生殖腺(睾丸)、输送管道(附睾、输精管、射精管)和附属腺体(精囊腺、前列腺、尿道球腺)组成(图 9-7)。睾丸是产生精子和分泌雄性激素的器官。睾丸产生的精子,先储存在附睾内,射精时经输精管、射精管和尿道排出体外。精囊腺、前列腺和尿道球腺分泌的液体参与精液的组成,并供给精子营养。外生殖器包括阴囊和阴茎。

（一）睾丸

1. 位置和形态　睾丸位于阴囊内,左、右各一。睾丸呈扁椭圆形,表面光滑,分为上、下两端,前、后两缘和内、外侧面(图 9-8)。前缘游离,后缘和上端有附睾贴附,睾丸的血管、神经和淋巴管经后缘出入。睾丸随着性的成熟而迅速生长,老年人的睾丸随性功能的衰退而萎缩变小。

2. 结构　睾丸表面有一层坚厚的致密结缔组织膜,称白膜。白膜在睾丸后缘增厚并凸入睾丸内形成睾丸纵隔。从睾丸纵隔发出许多放射状的睾丸小隔,将睾丸实质分成 250 多个锥体形的睾丸小叶。每个睾丸小叶内含 1～4 条盘曲的精曲小管。精曲小管管壁上皮能产生精子,精曲小管结合成精直小管,进入睾丸纵隔交织为睾丸网,由睾丸网发出 15 条睾丸输出小管,出睾丸后缘上部进入附睾头(图 9-9)。

睾丸除产生精子外,睾丸间质细胞还能分泌雄性激素,有促进精子发生、促进男性生殖器官的发育与分化以及维持第二性征的作用。

（二）附睾

附睾呈新月形,紧贴睾丸的后缘和上端(图 9-8、图 9-9)。上端为附睾头,中部为附睾体,下端为附睾尾。附睾尾反折弯向上移行为输精管。

附睾的功能除暂时储存精子外,其分泌的液体还供给精子营养,并促进精子进一步发育成

NOTE

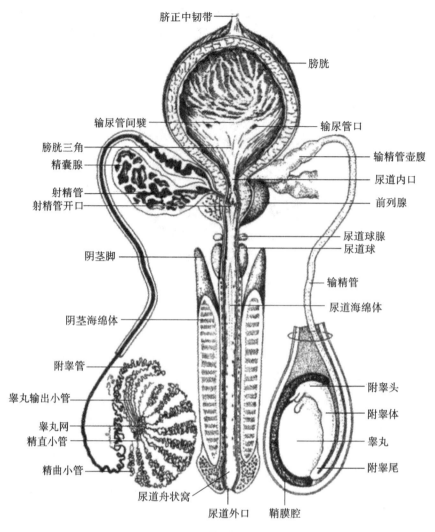

图 9-7 男性内生殖器

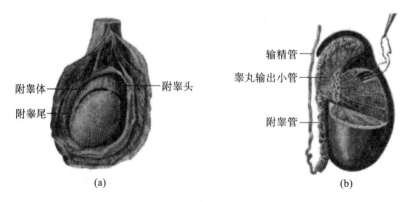

图 9-8 睾丸与附睾

熟。附睾为结核的好发部位。

（三）输精管和射精管

输精管是附睾管的直接延续，平均长度为 31～32 cm。管壁肌层较厚，管腔细小，于活体触摸时呈坚实的圆索状。输精管行程较长，可分为 4 部：①睾丸部：为输精管的起始段，行程迂曲，自附睾尾端沿睾丸后缘及附睾内侧上升，至睾丸上端进入精索移行为精索部。②精索部：

NOTE

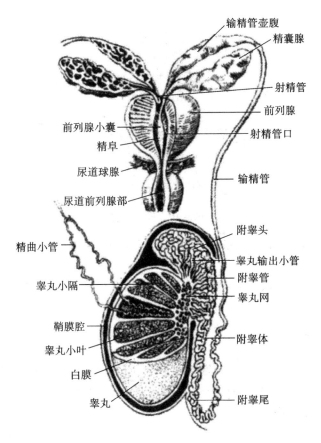

图 9-9 睾丸的结构和输精管

介于睾丸上端与腹股沟管腹环之间,此段输精管位置表浅,容易触及,输精管结扎术常在此段进行。③腹股沟管部:输精管位于腹股沟管内。④盆部:最长的一段,输精管穿过腹股沟管腹环,沿盆侧壁向后下行,经输尿管末端的前方至膀胱底的后面,在此处两侧输精管逐渐靠近并扩大成输精管壶腹。

输精管壶腹下端变细,与精囊腺的排泄管汇成射精管,射精管长约 2 cm,向前下穿前列腺实质,开口于尿道的前列腺部。

精索为一对柔软的圆索状结构,从腹股沟管腹环,经腹股沟管延至睾丸上端。其主要有输精管、睾丸动脉、蔓状静脉丛、输精管动静脉、神经丛、淋巴管及腹膜鞘突的残余等。自腹环以下,精索表面包有 3 层被膜,从内向外依此为精索内筋膜、提睾肌和精索外筋膜。

（四）男性尿道

男性尿道兼有排尿和排精功能(图 9-10)。起于膀胱的尿道内口,终于尿道外口。成年男性尿道长 16～22 cm,全长分为 3 部:前列腺部、膜部和海绵体部。临床上称前列腺部和膜部为后尿道,海绵体部为前尿道。

1. 前列腺部 前列腺部为尿道贯穿前列腺的部分,长约 2.5 cm,管腔中部扩大呈梭形。其后壁上有射精管和前列腺排泄管的开口。

2. 膜部 膜部为尿道贯穿尿生殖膈的部分,短而窄,长约 1.2 cm,管腔狭窄,其周围有尿道括约肌环绕,可控制排尿。

3. 海绵体部 海绵体部为尿道贯穿尿道海绵体的部分,长约 15 cm,尿道球内的尿道较宽阔称尿道球部,尿道球腺管开口于此。在阴茎头处尿道扩大成尿道舟状窝。

男性尿道在行径中粗细不一,它有 3 处狭窄、3 个扩大和 2 个弯曲。3 处狭窄:尿道内口、

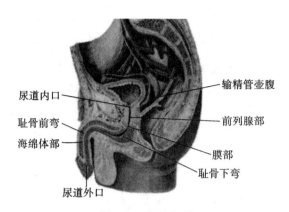

图 9-10　男性尿道

膜部和尿道外口。3个扩大：前列腺部、尿道球部和尿道舟状窝。2个弯曲：一个弯曲为耻骨下弯，在耻骨联合下方，凹向上，位于前列腺部、膜部和海绵体部的起始段，此弯恒定无变化；另一个弯曲为耻骨前弯，在耻骨联合前下方，凹向后下方，位于海绵体部，若将阴茎向上提起，此弯曲可以消失。

四、女性生殖系统

女性内生殖器由生殖腺（卵巢）和输送管道（输卵管、子宫和阴道）组成（图 9-11，图 9-12）。卵巢是产生卵子和分泌雌性激素的器官。女性外生殖器即女阴。此外，女性乳房与生殖功能密切相关，也在本部分叙述。

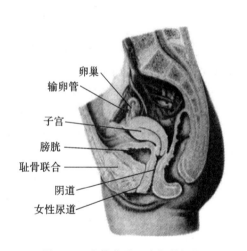

图 9-11　女性盆腔正中矢状切面

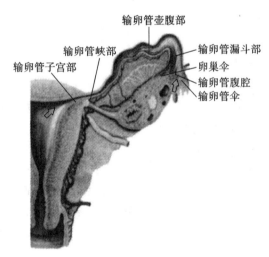

图 9-12　女性内生殖器

（一）卵巢

卵巢是盆腔内成对的实质性器官，呈扁椭圆形（图 9-12），分为内、外侧面，前、后缘和上、下端。外侧面贴于盆腔侧壁髂内、外动脉起始部之间的卵巢窝，内侧面朝向盆腔。上端借卵巢悬韧带连于骨盆上口。卵巢悬韧带是由腹膜形成的皱襞，其内含有卵巢的血管、淋巴管和神经丛等，是寻找卵巢血管的标志。下端借卵巢固有韧带连于子宫底的两侧。卵巢后缘游离，前缘借卵巢系膜连于子宫阔韧带，前缘中部有血管、神经等出入，称卵巢门。

卵巢的大小和形状随年龄的增长而变化，幼女的卵巢较小，表面光滑，性成熟期卵巢较大。青春期后由于多次排卵，卵巢表面形成瘢痕，显得凹凸不平。35～40 岁卵巢开始缩小，50 岁左右随月经停止而逐渐萎缩。

（二）输卵管

输卵管是一对输送卵子的弯曲管道，长 10～12 cm。

输卵管位于子宫底的两侧，包裹在子宫阔韧带上缘内（图 9-12）。输卵管内侧端以输卵管子宫口与子宫相通，外侧端游离，以输卵管腹腔口开口于腹膜腔。因此，女性腹膜腔经输卵管、子宫、阴道与外界相通。输卵管由内侧向外侧可分为四部分。

1. 输卵管子宫部 输卵管子宫部为贯穿子宫壁的一段，以输卵管子宫口开口于子宫腔。

2. 输卵管峡部 输卵管峡部短而狭窄，壁较厚，血管分布较少，水平向外移行为输卵管壶腹部。输卵管结扎术常在此处进行。

3. 输卵管壶腹部 输卵管壶腹部管径粗而长，约占输卵管全长的 2/3，行程弯曲。卵细胞通常在此处受精。若受精卵未能移入子宫而在输卵管内发育，则为宫外孕。

4. 输卵管漏斗部 输卵管漏斗部为输卵管外侧端的膨大部分，呈漏斗状。漏斗中央有输卵管腹腔口开口于腹膜腔，卵巢排出的卵细胞由此进入输卵管。输卵管漏斗部末端的边缘形成许多指状突起，称输卵管伞，盖在卵巢的表面，手术时常以此作为识别输卵管的标志。

（三）子宫

子宫为一壁厚、腔小的肌性器官，胎儿在此发育成长。

1. 子宫的形态 成年未产妇的子宫略似前后稍扁的倒置梨形（图 9-13），长 7～8 cm，最宽径 4～5 cm，厚 2～3 cm。子宫形态可分为子宫底、子宫体、子宫颈。两侧输卵管子宫口以上圆凸的部分为子宫底，下端呈细圆柱状的部分为子宫颈，子宫颈为肿瘤的好发部位。子宫底与子宫颈之间的部分为子宫体。子宫颈在成人长 2.5～3.0 cm，其下端 1/3 伸入阴道内称子宫颈阴道部，上端 2/3 位于阴道上方称子宫颈阴道上部。子宫颈阴道上部的上端与子宫体相接的部分狭细称子宫峡。非妊娠期，子宫峡不明显，长仅 1 cm；在妊娠期，子宫峡逐渐扩张伸长，形成子宫下段，妊娠末期可延长至 7～11 cm，产科常在此处进行剖腹取胎术，可避免进入腹膜腔，减少感染的机会。

子宫的内腔较狭窄，分上、下两部。上部由子宫底、子宫体围成，称子宫腔。子宫腔呈三角形，子宫底向上，两侧通输卵管，尖向下与子宫颈相通。子宫的内腔下部在子宫颈内，称子宫颈管。子宫颈管上口通子宫腔，下口通阴道称子宫口。未产妇的子宫口呈圆形，边缘光滑整齐，分娩后呈横裂状。

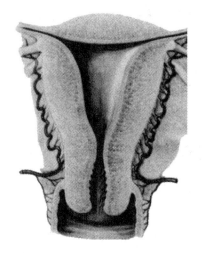
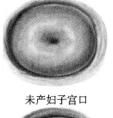

未产妇子宫口

经产妇子宫口

图 9-13 子宫内腔及子宫口

2. 子宫的位置和固定装置 子宫位于盆腔的中央，在膀胱和直肠之间，下端凸入阴道，两侧连有输卵管和子宫阔韧带。成年未孕的子宫底位于小骨盆入口平面以下，子宫颈下端在坐骨棘平面稍上方。成年女性子宫的正常位置呈前倾前屈位。前倾是指整个子宫向前倾斜,子宫的长轴与阴道的长轴形成一个向前开放的钝角;前屈是指子宫体与子宫颈之间凹向前的弯曲,呈钝角。维持子宫正常位置的韧带如下。

(1)子宫阔韧带:由子宫前后面的腹膜向盆侧壁延伸而成。其上缘游离,内包输卵管。子宫阔韧带可限制子宫向两侧移位。

(2)子宫圆韧带:起于子宫前面的上外侧,输卵管与子宫连接处的下方,止于阴阜和大阴唇的皮下。此韧带是维持子宫前倾的主要结构。

(3)子宫主韧带:将子宫颈阴道上部连于骨盆侧壁。其主要功能是防止子宫下垂。

(4)骶子宫韧带:起自子宫颈阴道上部后面,向后绕过直肠两侧,止于骶骨前面。其主要功能是与子宫圆韧带共同维持子宫的前屈位。

除上述韧带外,盆底肌和阴道的承托以及周围结缔组织的牵拉等因素,对子宫位置的固定也起很大作用。

(四)阴道

阴道为前后略扁的肌性管道,连接子宫和外生殖器,是导入精液、排出月经和娩出胎儿的管道。

(五)外生殖器

女性外生殖器又称女阴,包括阴唇、阴道前庭、阴蒂、前庭球和前庭大腺等。

(六)乳房和会阴

1.乳房 乳房为哺乳动物特有的结构。人的乳房为成对器官,男性不发达。女性乳房于青春期后开始发育生长,妊娠和哺乳期的乳房有分泌活动。

(1)位置:乳房位于胸前部,胸大肌及其筋膜的表面,上起自第2~3肋,下至第6~7肋,内侧至胸骨旁线,外侧可达腋中线。乳头平第4肋或第5肋间隙。

(2)形态:成年女性的乳房呈半球形,紧张而富有弹性。乳房的中央有乳头,其顶端有输乳管的开口(图9-14)。乳头周围有颜色较深的环形区域,称乳晕,表面有许多小隆起,其深面为乳晕腺,可分泌脂性物质润滑乳头。乳头和乳晕的皮肤较薄弱,易于损伤。

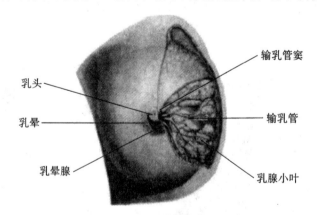

图9-14 女性乳房模式图

(3)结构:乳房由皮肤、乳腺、脂肪组织和纤维组织构成。脂肪组织主要位于皮下。乳腺被脂肪组织和纤维组织分割成15~20个乳腺小叶。每一个乳腺小叶有一根排泄管,称输乳管。输乳管在近乳头处膨大称输乳管窦,其末端变细开口于乳头。由于乳腺小叶和输乳管围绕乳头呈放射状排列,乳房手术时应尽量做放射状切口,以减少对乳腺小叶和输乳管的损伤。乳房皮肤与乳腺深面的胸筋膜之间,连有许多纤维组织小束,称乳房悬韧带(Cooper韧带),对乳房起固定作用。乳腺癌早期,乳房悬韧带可受侵犯而缩短,牵拉表面皮肤产生一些凹陷,呈橘皮样,这是乳腺癌早期的常见体征。

2.会阴 会阴有狭义和广义之分。临床上,常将肛门与外生殖器之间的区域称为会阴,即狭义的会阴,妇女分娩时应注意保护此区,以免造成会阴撕裂。广义的会阴是指封闭骨盆下口的全部软组织。通过两侧坐骨结节前缘的连线,可将会阴分为前、后两部:前部为尿生殖三角(尿生殖区),男性有尿道通过,女性有尿道和阴道通过;后部为肛门三角(肛区),有肛管通过。

> **点滴积累**
>
> (1)泌尿系统由肾、输尿管、膀胱、尿道组成,主要功能是形成和排出尿液,保持内环境平衡和稳定。肾产生的尿液,由输尿管输送至膀胱并储存,经尿道排出体外。
>
> (2)男性生殖腺是睾丸,是产生精子和分泌雄性激素的器官;生殖管道包括附睾、输精管、射精管和尿道;附属腺包括精囊、前列腺和尿道球腺。
>
> (3)女性生殖腺是卵巢,是产生卵子和分泌雌性激素的器官;生殖管道包括输卵管、子宫和阴道;附属腺是前庭大腺。

第二节 尿的生成与排泄

一、肾的功能解剖

肾是生成尿液的器官,其功能结构包括肾单位和集合管(图 9-15),合称为肾实质;其间有少量结缔组织、血管和神经等,称为肾间质。

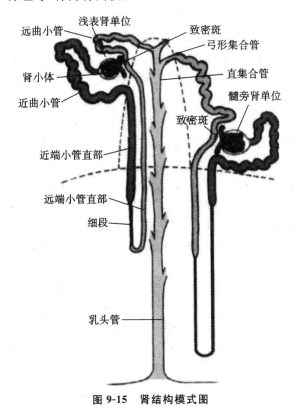

图 9-15 肾结构模式图

肾单位是肾的结构和功能的基本单位。肾单位和集合管共同完成肾的泌尿功能。集合管不包括在肾单位内,但与远曲小管密切相连,在尿生成中,特别是在尿的浓缩稀释中有重要的作用。每条集合管接受多条来自远曲小管的液体,多条集合管汇入乳头管,最后经肾小盏、肾大盏、肾盂、输尿管进入膀胱。

（一）肾单位

正常人每侧肾约有 100 万个肾单位,由肾小体和肾小管组成。肾单位按所在部位的不同分为浅表肾单位和髓旁肾单位两类,其结构有明显的不同。

（1）浅表肾单位:主要分布于皮质浅层。人肾的浅表肾单位约占肾单位总数的 85%,在尿液形成中起重要作用。

（2）髓旁肾单位:分布于靠近髓质的皮质深部,在人肾约占肾单位总数的 15%,对尿液的浓缩起重要作用。

1. 肾小体　又称肾小球,由血管球和肾小囊组成,主要作用是滤过血液形成原尿。肾小体有两极,微动脉出入的一端,称血管极,此处有两条小血管,一条为短而粗的入球微动脉,另一条为细而长的出球微动脉;与近端小管曲部相连的一端,称尿极。入球微动脉从血管极进入肾小体后,经反复分支成若干条毛细血管,毛细血管之间互相吻合成毛细血管网。毛细血管再吻合成出球微动脉,从血管极离开肾小体。肾小囊是肾小管起始部膨大并凹陷而成的杯状双层囊,分壁层和脏层,两层之间的腔隙为肾小囊腔,与近端小管曲部相通。肾小囊壁层是单层上皮,在尿极处与肾小管上皮相连;脏层由一层多突起的足细胞构成。足细胞体积较大,胞体伸出突起,互相嵌插成栅栏状,紧贴在毛细血管基膜外。突起间有宽约 25nm 的裂隙,称裂孔,孔上覆盖一层 4~6nm 的薄膜,即裂孔膜,足细胞突起内的微丝收缩可改变裂孔的宽度。

肾小体犹如滤过器,当血液流经血管球毛细血管时,血浆内小分子物质经有孔内皮、基膜和足细胞裂孔膜滤入肾小囊腔,这三层结构称滤过屏障,又称滤过膜。滤入肾小囊腔的滤液,称原尿,其成分中除不含大分子蛋白质外,其余与血浆相似。若滤过屏障受损,则大分子蛋白质甚至血细胞均可通过滤过屏障漏出,出现蛋白尿或血尿。

2. 肾小管　分为近端小管、细段和远端小管,有重吸收原尿和排泄等作用。

近端小管分曲部和直部。管壁为单层立方上皮,细胞分界不清,细胞胞体较大,胞质嗜酸性强,细胞核圆,位于近基底部。细胞游离面有刷状缘,它们扩大了细胞的表面积,有利于近端小管对水、营养物质和部分无机盐的重吸收。

近端小管的功能主要是重吸收,原尿中几乎所有葡萄糖、氨基酸、蛋白质以及大部分水、离子和尿素等被重新吸收;此外,近端小管还能向管腔内分泌 H^+、NH_3、肌酐等代谢产物;能转运和排出青霉素等药物。

细段管径细,管壁由单层扁平上皮构成,有利于水和离子通透。

远端小管管腔大而规则,包括直部和曲部。管壁为单层立方上皮,细胞着色较近端小管浅,分界较清楚;无刷状缘。远端小管曲部是离子交换的重要部位,能吸收水、Na^+ 和排出 K^+、H^+、NH_3 等,对维持体液的酸碱平衡有重要作用。醛固酮能促进此段吸 Na^+ 和排 K^+,抗利尿激素能促进水的吸收,使尿量减少。

近端小管直部、细段和远端小管直部构成的"U"形袢样结构,称髓袢。远端小管直部离开髓放线或肾锥体,又盘曲行走于肾小体周围,形成远端小管曲部,最后汇入集合管。

出球小动脉不仅形成缠绕邻近的近曲小管或远曲小管的网状毛细血管,而且还形成细而长的"U"字形直小血管,直小血管可深入到髓质,并形成毛细血管网包绕髓袢升支和集合管。

（二）集合管

集合管续接远端小管曲部（远曲小管）,自肾皮质向肾髓质走行,当到达肾髓质深部后陆续

NOTE

与其他集合管汇合,最后形成管径较粗的乳头管,开口于肾乳头,其管径由细变粗。其管壁上皮由单层立方上皮渐变为单层柱状上皮,乳头管处的上皮为高柱状。上皮细胞的特点:细胞质清明,分界清晰,细胞核圆或卵圆形,位于细胞中央,细胞核染色较深。集合管能进一步重吸收水和交换离子,受醛固酮、抗利尿激素和心房钠尿肽的调节。

成人两侧肾 24 h 可形成约 180 L 的原尿,经过肾小管和集合管后,绝大部分水、营养物质和无机盐被重吸收,部分离子进行交换,排出某些代谢产物,最后形成的液体称终尿。成人每天排出终尿 1~2 L,约占原尿的 1%。

(三)球旁复合体

球旁复合体又称近球小体,主要分布在皮质肾单位,由球旁细胞、致密斑和球外系膜细胞组成。

球旁细胞是位于入球微动脉近血管极处,由中膜平滑肌细胞特化而成,细胞呈立方形或多边形,细胞核呈圆形,细胞质内有分泌颗粒,颗粒内含肾素。肾素在血液中经过复杂的生化反应后,能使血压升高。致密斑由位于远曲小管近血管极一侧的呈高柱状的上皮细胞构成,它同入球小动脉和出球小动脉相接触,其功能是感受小管液中 NaCl 含量的变化,并将信息传至球旁细胞,调节肾素的释放。球外系膜细胞分布在入球小动脉和出球小动脉之间,具有吞噬功能。

(四)肾血液循环的特点

肾血液循环的作用,一是营养肾组织,二是参与尿的生成,其特点如下。①肾动脉直接起于腹主动脉,血管短粗,故血流量大且流速快,每 4~5 min 流经肾的血流量相当于全身血流量。②血管球的入球微动脉短粗,出球微动脉细长,因而使血管球内的压力较高,有利于血管球的滤过作用,可以及时清除血液中的废物和有害物质。③肾血液循环中动脉两次形成毛细血管,第一次是入球微动脉形成血管球,第二次是出球微动脉在肾小管周围形成毛细血管网,前者有利于原尿的形成,后者有利于肾小管对原尿中水分和无机盐的重吸收。

肾血流量的调节主要包括自身调节和神经和体液调节。

1.自身调节 肾血流量自身调节是指肾血流量不依赖于神经和体液因素的作用,而在一定的血压变动范围内保持相对恒定的现象。

2.神经和体液调节 支配肾血管的神经主要是交感神经,肾交感神经活动加强时,引起肾血管收缩,肾血流量减少。

二、尿液的生成

尿液由肾单位和集合管联合生成,其生成可分为 3 个基本过程:肾小球的滤过、肾小管和集合管的重吸收、肾小管和集合管的分泌与排泄。

(一)肾小球的滤过

肾小球的滤过是指血液流经肾小球毛细血管时,除蛋白质外,血浆中其余成分均能被滤过进入肾小囊腔内生成超滤液,又称原尿,这是尿生成的第一步。肾小囊内液体的成分,除蛋白质外,其余成分如葡萄糖、氯化物、无机磷酸盐、尿素、尿酸和肌酐等的浓度与血浆非常接近,渗透压及酸碱度也与血浆非常接近。因此,可以认为肾小球滤液是血浆的超滤液。血浆、原尿、终尿三者成分比较见表 9-1。

表 9-1 血浆、原尿、终尿三者成分比较

成 分	血浆/(%)	原尿/(%)	终尿/(%)
水	90~93	99	95~97

续表

成　　分	血浆/(%)	原尿/(%)	终尿/(%)
蛋白质	7~9	微量	—
葡萄糖	0.1	0.1	—
尿素	0.03	0.03	2
尿酸	0.002	0.002	0.05
氯化物	0.37	0.37	0.6
钠	0.32	0.32	0.35
钾	0.02	0.02	0.15
氨	0.0001	0.0001	0.14

1. 滤过膜、肾小球滤过率及有效滤过压

（1）滤过膜：滤过膜的结构类似滤过器，由肾小球毛细血管内皮细胞、基膜和肾小囊脏层上皮细胞构成，血液中的物质是否能通过滤过膜，取决于物质的分子大小和所带电荷情况。

（2）肾小球滤过率：单位时间内（每分钟）两肾生成的超滤液（原尿量）称为肾小球滤过率（GFR）。肾小球滤过率是衡量肾功能的重要指标，正常成人安静时约为 125 mL/min。照此计算，两侧肾 24 h 从肾小球滤出的血浆总量将高达 180 L。

（3）有效滤过压：有效滤过压是肾小球滤过的动力，与组织液生成原理相似。其中，促进肾小球滤过的力量是肾小球毛细血管血压，阻止肾小球滤过的力量是血浆胶体渗透压和囊内压，所以，肾小球有效滤过压＝肾小球毛细血管血压－（血浆胶体渗透压＋囊内压）（图 9-16）。

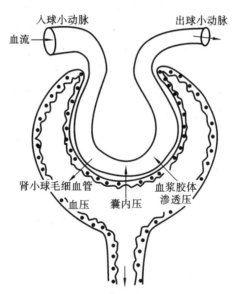

图 9-16　肾小球有效滤过压示意图

据实验推知，肾小球毛细血管血压平均值为 45 mmHg，显著高于其他器官、组织的毛细血管血压，这有利于肾小球的滤过作用。血浆胶体渗透压在入球端为 25 mmHg，由于血液在肾小球毛细血管内流动时，血浆中部分水和小分子物质不断滤出，血浆蛋白质相对增多，到出球端血浆胶体渗透压升高到 35 mmHg。囊内压为 10 mmHg。根据以上数据，有效滤过压计算如下：

$$入球端有效滤过压＝45－（25＋10）＝10 mmHg$$

NOTE

出球端有效滤过压＝45－(35＋10)＝0 mmHg

结果说明,原尿从入球端的毛细血管处生成,至出球端的毛细血管处终止。

(4) 影响肾小球滤过的因素:

① 滤过膜的改变:在生理情况下,滤过膜的屏障作用,保证了血浆蛋白质和血细胞不能进入到肾小囊内。正常人双侧肾的滤过膜总滤过面积在 1.5 m^2 以上,有利于原尿的生成。在病理情况下,如急性肾小球肾炎时,由于炎症部位肾小球毛细血管口径变窄或完全阻塞,有效滤过面积减少,使肾小球滤过率降低,出现少尿或无尿;另外,滤过膜通透性增加时,会出现蛋白尿及血尿。

② 有效滤过压的改变:组成有效滤过压的 3 个因素中任一因素发生改变,都会影响肾小球滤过率。(a)肾小球毛细血管血压:人体在安静情况下,动脉血压在 80～180 mmHg 范围内波动,肾通过自身调节,使肾小球毛细血管血压保持相对稳定。由于某些原因如大失血、休克等使动脉血压低于 80 mmHg 时,肾血流量降低,肾小球毛细血管血压降低,有效滤过压减小,肾小球滤过率减少,从而引起少尿或无尿。(b)血浆胶体渗透压:正常情况下,血浆胶体渗透压无明显波动。当某些原因使血浆蛋白质浓度降低时,如某些疾病,可使血浆胶体渗透压降低,有效滤过压增大,肾小球滤过率增加,尿量增多。(c)囊内压:囊内压在正常情况下比较稳定。在病理情况下,如肾盂或输尿管结石、肿瘤压迫等,使尿路梗阻,囊内压升高,有效滤过压减小,肾小球滤过率降低,尿量减少。

③ 肾血浆流量:正常情况下,在肾血流量自身调节的基础上,肾血浆流量可保持相对稳定。一些生理因素(如剧烈运动)和病理因素(如大失血、缺氧),可使交感神经兴奋,肾血管收缩,肾血流量和肾血浆流量显著减小,肾小球滤过率也因而显著减小,尿量减小。

(二) 肾小管和集合管的重吸收

正常成人两肾每天生成的原尿达 180 L,而终尿仅为 1.5 L 左右。这表明滤过液中约 99% 的水被肾小管和集合管重吸收,只有约 1% 被排出体外。原尿进入肾小管后称小管液。小管液中的物质通过肾小管和集合管时,其中大部分水和溶质被肾小管上皮细胞重吸收入血的过程,称肾小管和集合管的重吸收。

1.重吸收的部位和方式

(1) 重吸收的部位:肾小管各段和集合管都具有重吸收功能,但小管液中几乎全部的葡萄糖、氨基酸、大部分的水和 Na^+ 等物质的重吸收是在近曲小管完成的,因此近曲小管是重吸收的主要部位,远曲小管和集合管的重吸收仅有 20% 左右(图 9-17)。

(2) 重吸收的方式:重吸收的方式包括被动转运和主动转运。被动转运是指物质顺浓度梯度或顺电位差通过肾小管上皮细胞进入血液的过程。水借渗透压之差而被重吸收。主动转运是指溶质逆浓度差或逆电位梯度通过肾小管上皮细胞进入血液的过程。主动转运需要消耗能量,根据主动转运过程中能量来源的不同,分为原发性主动转运和继发性主动转运。原发性主动转运(简称为主动转运)所需要消耗的能量由钠泵水解 ATP 直接提供,如 Na^+ 和 K^+ 的重吸收。继发性主动转运所需的能量不是直接来自钠泵,而是来自其他溶质顺浓度差或顺电化学梯度转运时释放的能量。例如,葡萄糖、氨基酸等物质重吸收的动力来自 Na^+ 顺电化学梯度转运时释放的能量。

2.几种主要物质的重吸收 肾小管对重吸收的物质具有选择性,如葡萄糖、氨基酸等营养物质可全部被重吸收,Na^+、Cl^-、水等物质大部分被重吸收,尿素等部分被重吸收,肌酐则完全不被吸收。

(1) Na^+、K^+、Cl^- 的重吸收:小管液中的 Na^+ 重吸收率为 99%。Na^+ 绝大多数在近曲小管经钠泵主动重吸收,Cl^-、HCO^- 和水随之被动重吸收。K^+ 大部分在近曲小管被重吸收,终

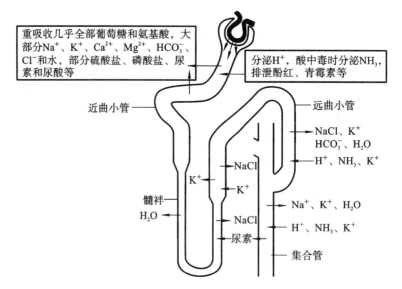

图 9-17　肾小管和集合管的重吸收及其分泌示意图

尿中的 K^+ 是由远曲小管和集合管分泌的。

（2）葡萄糖的重吸收：正常情况下，葡萄糖在近曲小管全部被重吸收（仅限于近曲小管的前半段）。但近曲小管对葡萄糖的重吸收有一定的限度，当血糖浓度超过 9.99 mmol/L（80 mg/dL），肾小管对葡萄糖的重吸收已达极限，此时在尿中可测出葡萄糖，即出现糖尿。通常将尿中开始出现葡萄糖时的最低血糖浓度，称为肾糖阈。

（3）水的重吸收：水的重吸收完全是一种渗透过程。小管液中的水 99% 被重吸收，仅排出 1%。水的重吸收有两种情况：一部分水是在近曲小管伴随溶质吸收被重吸收，与体内是否缺水无关，属必需重吸收；另一部分水是在远曲小管和集合管被重吸收，受抗利尿激素的影响，吸收量的多少与体内是否缺水有关，属调节性重吸收。当人体缺水时，重吸收量增多，反之，重吸收量减少，由此调节体内水的平衡。

（三）肾小管和集合管的分泌与排泄

肾小管和集合管的分泌与排泄是指肾小管和集合管的上皮细胞将代谢产物或血液中的某些物质排入小管液的过程。肾小管和集合管主要分泌 H^+、K^+、NH_3，这对保持体内的酸碱平衡和电解质的平衡具有重要意义。

三、尿液的浓缩与稀释

正常血浆的渗透压约为 300 mOsm/L，原尿的渗透压与血浆的基本相同，但终尿的渗透压在 50～1200 mOsm/L 之间波动，这说明肾对尿液有浓缩和稀释的功能。

尿液的浓缩和稀释是根据尿液渗透压与血浆渗透压相比较而言的。终尿的渗透压高于血浆渗透压，称为高渗尿，表示尿液被浓缩；终尿的渗透压低于血浆渗透压，称为低渗尿，表示尿液被稀释；终尿的渗透压与血浆渗透压相等，称为等渗尿，提示肾的浓缩和稀释能力严重减退。肾对尿液的浓缩和稀释有利于维持体液的渗透压稳定和机体的水平衡。所以，测定尿液的渗透压可以了解肾的浓缩和稀释功能。尿液的浓缩和稀释在髓袢、远曲小管和集合管内进行。

（一）尿液的稀释

尿液的稀释是由于小管液中的溶质易被重吸收而水不易被重吸收造成的，其主要发生在远曲小管和集合管。在髓袢升支粗段，水和尿素不易通过上皮细胞，但上皮细胞能主动重吸收 NaCl，由于 NaCl 不断被重吸收，故小管液渗透压逐渐下降成为低渗溶液。如果机体内水过多造成血浆晶体渗透压下降,可使抗利尿激素的释放减少,远曲小管和集合管对水的通透性下降,水不能被重吸收,而小管液中的 NaCl 继续被重吸收,因此小管液的渗透压进一步下降至 50 mOsm/L,形成低渗尿,即尿液被稀释。若抗利尿激素完全缺乏或肾小管和集合管缺乏抗利尿激素受体时,机体每天可排出高达 20 L 的低渗尿,从而出现尿崩症。

（二）尿液的浓缩

尿液的浓缩是由于小管液中的水被重吸收而溶质仍留在小管液中造成的。重吸收水的动力来自肾髓质的渗透梯度的建立,即髓质的渗透压从髓质外层向乳头部不断升高。

在抗利尿激素存在时,远曲小管和集合管对水的通透性增加,小管液从外髓集合管向内髓集合管流动时,由于渗透作用,水不断进入高渗的组织间液,使小管液不断被浓缩而变成高渗溶液,最后尿液的渗透压可高达 1200 mOsm/L,形成浓缩尿。

由上述尿液浓缩和稀释的基本过程可知,抗利尿激素的释放是尿液浓缩和稀释的决定因素,而肾髓质渗透梯度的形成和保持是尿液浓缩和稀释的先决条件,抗利尿激素和醛固酮是调节肾对水、盐重吸收重要的因素。

四、尿液及其排放

（一）尿液的理化性质与尿量

尿液的质和量,主要反映肾本身的结构和功能状态,也可反映人体其他方面的某些变化。

1.尿液的理化性质 正常尿液为淡黄色,透明,比重为 1.015～1.025。尿少或存放时间较长时,尿液颜色会加深且变混浊。服用某些药物或在某些病理情况下,尿液的颜色也可发生变化,如出现血尿、血红蛋白尿和乳糜尿等。尿液的主要成分是水,占 95%～97%,其余是溶质,溶质以电解质和非蛋白含氮化合物为主。正常人尿液中的糖和蛋白质的含量极少,用临床常规方法难以测出。尿液的颜色主要来自胆红素代谢产物,受食物和药物的影响。当食入大量胡萝卜或维生素 B_2 时,尿液呈亮黄色。病理情况下可出现血尿（肉眼血尿呈红色或棕红色）、血红蛋白尿（酱油色或浓茶色）、胆红素尿（黄褐色）、乳糜尿（乳白色）、脓尿（白色混浊状）。

正常尿液的气味来自尿液内的挥发酸,尿液静置一段时间后,因尿素分解产生氨,故有氨臭味。若有尿路感染,新鲜的尿液就有氨臭味;糖尿病酮症酸中毒时,因尿液中含有丙酮,使尿液有烂苹果味。

大量饮水后,尿液被稀释,颜色变浅,比重下降;尿液量少时,尿液浓缩,颜色变深,比重上升。一般情况下,尿液的 pH 值为 5.0～7.0,呈弱酸性。尿液的 pH 值与食物的成分有关,喜素食者,尿液呈碱性;而荤素杂食者,尿液呈弱酸性。另外,药物对尿液 pH 值也有影响。

2.尿量 正常成人尿量为 1 000～2 000 mL/d,平均为 1500 mL/d,一般白天与晚上的尿量之比为（3～4）:1。尿量的多少随摄入水量和经其他途径排出的水量而有较大变化。正常成人的肾每天排出的尿量必须达到 500 mL,才能清除体内的代谢废物。

（二）排尿

尿液的生成是一个连续不断的过程。持续不断进入肾盂的尿液,由于压力差以及肾盂的收缩而被送入输尿管。输尿管中的尿液则通过输尿管的周期性蠕动而被送入膀胱。但是,膀胱的排尿是间歇进行的。尿液在膀胱内储存并达到一定量时,才能引起反射性排尿动作,将尿液经尿道排出。

膀胱逼尿肌和膀胱内括约肌受交感和副交感神经支配。起主要作用的是副交感神经,交感神经的作用比较弱。膀胱外括约肌受阴部神经（由骶髓发出的躯体神经）支配,它的兴奋可使膀胱外括约肌收缩,这一作用受意识控制。至于膀胱外括约肌的松弛,则是阴部神经活动反射性抑制造成的。

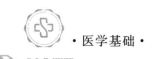

排尿活动是一种反射活动。当膀胱尿量充盈到一定程度时(400～500 mL)，膀胱壁的牵张感受器受到刺激而兴奋。冲动沿盆神经传入，到达骶髓的排尿反射初级中枢;同时，冲动也到达脑干和大脑皮质的排尿反射高级中枢，并产生排尿的欲望。排尿反射进行时，冲动沿盆神经传出，引起膀胱逼尿肌收缩、膀胱内括约肌松弛，于是尿液进入后尿道。这时尿液还可以刺激尿道的感受器，冲动沿阴部神经再次传到脊髓排尿中枢，进一步加强其活动，使膀胱外括约肌松弛，于是尿液被强大的膀胱内压驱出。尿液对尿道的刺激可进一步反射性地加强排尿中枢活动。这是一种正反馈，它使排尿反射一再加强，直至尿液排完。在排尿末期，尿道海绵体肌肉收缩，可将残留于尿道的尿液排出体外。此外，在排尿时，腹肌和膈肌的强大收缩也可产生较高的腹内压，协助克服排尿的阻力。

点滴积累

(1) 肾是生成尿液的器官，其功能结构包括肾单位和集合管。肾单位由肾小体和肾小管组成。

(2) 尿液的生成过程包括肾小球滤过、肾小管和集合管的重吸收及肾小管和集合管的分泌与排泄三个基本过程。

(3) 肾对尿液有浓缩和稀释的功能。

第三节　泌尿系统与生殖系统疾病常见症状与体征

一、尿频、尿急和尿痛

尿频、尿急和尿痛合称为膀胱刺激征，亦称尿路刺激征。三大症状在不同的疾病中可合并出现，也可单独出现。产生尿路刺激征的疾病包括：全身性疾病(如糖尿病)，垂体性疾病(如尿崩症)，肾脏疾病(如肾衰竭多尿期)，尿路疾病(如肾盂、输尿管、膀胱和尿道的感染、肿瘤、结石等)，前列腺疾病(如前列腺增生)以及精神紧张、焦虑和恐惧等。

(一)尿频

尿频是指单位时间内排尿次数增多。正常成人白天排尿 4～6 次，夜间 0～2 次。正常饮食时排尿次数长期增多，如白天超过 5 次，夜间超过 2 次，称为尿频。但如果饮水量过多、气候寒冷或个人习惯等导致排尿次数增多，而且超过前述范围，多为短期，不应视为尿频。尿频而每次尿量正常(200～400 mL)，全天总尿量增多，可见于糖尿病、尿崩症和急性肾衰竭多尿期等。尿频而每次尿量少于正常，或仅有尿意却无尿液排出，常见于：①膀胱容量减少性尿频：表现为持续性尿频，药物治疗难以缓解，每次尿量少，如肿瘤、结核引发的膀胱肌肉萎缩或子宫压迫膀胱，如妊娠、肌瘤和脱垂等;②膀胱、尿道受刺激，如炎症、结石、膀胱结核等;③尿道梗阻，如前列腺增生、尿道狭窄等;④膀胱弛缓而收缩无力，如神经系统疾病;⑤精神过度紧张，过度焦虑和恐惧等。

(二)尿急

尿急是指患者一有尿意即迫不及待需要排尿，难以控制。尿急常伴随有尿频和尿痛，多见于膀胱、尿道和前列腺的急性炎症，输尿管下段结石，膀胱癌，神经源性膀胱以及极度紧张和恐惧等。

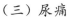

（三）尿痛

尿痛是指患者排尿时感觉耻骨上区、会阴部和尿道内疼痛或有烧灼感。尿痛常见于尿道、膀胱和前列腺的非特异性炎症,膀胱结核、结石或异物嵌顿,膀胱癌晚期等。尿道炎多在排尿开始时即尿痛;膀胱炎多在排尿终末时疼痛加剧;前列腺炎除有尿痛外,还可有耻骨上区、腰骶部或龟头处疼痛。结石或异物嵌顿还可见到尿流中断等伴随症状。

膀胱刺激征伴随发热和脓性尿,多见于急性膀胱炎;伴随会阴部胀满,肛门下坠,耻骨上区和腰背部疼痛并向腹股沟、睾丸及大腿内侧放射,多见于急性前列腺炎;伴随血尿,常见于膀胱结核和肿瘤。尿频、尿急伴随排尿终末疼痛或腰背痛,常见于下输尿管结石。老年男性尿频且伴随进行性排尿困难,多见于前列腺增生。尿频伴随无痛血尿多见于膀胱癌。

二、排尿异常

排尿异常包括尿量异常、排尿困难、尿失禁和尿潴留等。

（一）尿量异常

正常成人生理性尿量变异很大,随饮食气候和精神状态等的变化而变化,一般为 1000～2000 mL/d,平均为 1500 mL/d。人体每日至少需 500 mL 的排尿量,才能够将代谢终产物排出体外。日排尿量少于 500 mL 即为少尿,少于 100 mL 则为无尿。正常饮食下,日排尿量长期在 2500 mL 以上为多尿。

（二）排尿困难

排尿困难是指排尿时须增加腹压才能排出,病情严重时增加腹压也不能将膀胱内的尿液排出体外,而形成尿潴留的状态。根据起病急缓可分为急性尿潴留和慢性尿潴留。急性尿潴留是指既往无排尿困难的病史,突然短时间内发生膀胱充盈,膀胱迅速膨胀,患者常感下腹胀痛并膨隆,尿意急迫,而不能自行排尿。慢性尿潴留是由膀胱颈以下梗阻性病变引起的排尿困难发展而来。由于持久而严重的梗阻,膀胱逼尿肌初期可增厚,后期可变薄。根据其发生原因,有阻塞性和功能性两种排尿困难,以前者为多见。排尿困难的主要表现包括:尿流变细,甚至滴出和多段排出,排尿无力,射程缩短,排尿时间延长等。

阻塞性排尿困难的原因主要有男性前列腺增生肥大(主要见于老年人)、尿道狭窄(主要见于青、壮年)和尿道结石(主要见于中老年人),以及膀胱肿瘤(主要见于老年人)等。女性尿道较短,发生梗阻的可能性较少,故此类排尿困难较少见,偶见有尿道狭窄者。

功能性排尿困难的主要原因是脊髓损伤或脊髓肿瘤引起的膀胱功能障碍,多伴有结肠和直肠的功能障碍,如大便秘结等。

排尿困难严重时可致尿潴留。膀胱胀满却又不能排尿称为尿潴留。长期尿潴留可致尿路逆行高压,进而损伤肾。

（三）尿失禁

尿失禁是由于膀胱括约肌损伤或神经功能障碍导致的排尿自控能力下降或丧失,尿液不自主地流出。尿失禁可以发生在任何年龄及性别,以女性及老年人多见。因尿道括约肌,特别是外括约肌损伤或支配膀胱的神经病变而致的尿失禁,称为真性尿失禁。因膀胱过度充盈而致的尿失禁,称为假性尿失禁。此外,还有腹压突然升高,如打喷嚏、大笑、举重和跑跳而引起的压力性尿失禁和急性膀胱炎等引起的急迫性尿失禁。

50 岁以上男性,尿失禁伴随进行性排尿困难,多见于前列腺增生或肿瘤。尿失禁伴随尿路刺激征及脓尿,常见于急性膀胱炎。伴有神经系统表现的尿失禁,见于神经源性膀胱。

三、水肿和高血压

水肿和高血压不是泌尿系统疾病的特有表现,但肾脏疾病可引发水肿和高血压。

水肿是指人体组织间隙有过多的液体积聚使组织肿胀。水肿可分为全身性与局部性。当液体在体内组织间隙呈弥漫性分布时称全身性水肿(常为凹陷性);液体积聚在局部组织间隙时呈局部性水肿;发生于体腔内称积液,如胸腔积液、腹腔积液、心包积液。一般情况下,水肿这一术语,不包括内脏器官局部的水肿,如脑水肿、肺水肿等。很多临床水肿和高血压是肾脏疾病导致的。

(一)肾源性水肿

肾源性水肿可见于各型肾炎和肾脏疾病,是由于肾排泄水钠减少,引起水钠潴留所致,常见于全身性水肿。肾源性水肿的特点是早期晨起眼睑、颜面水肿,后延及全身,发展迅速;水肿部软,呈凹陷性;常伴随有蛋白尿、高血压、血尿、尿管型和眼底改变等。肾源性水肿应与心源性水肿、肝源性水肿、营养不良性水肿和其他全身性水肿相鉴别。

(二)肾性高血压

肾脏疾病,如肾小球肾炎,特别是肾衰竭等可引发高血压。肾脏疾病引发的高血压多为肾性水钠潴留和小动脉血管痉缩所致。肾性水钠潴留和小动脉血管痉缩与肾脏疾病的尿量减少和肾素分泌增多直接相关。此外,肾脏疾病时肾脏产生的舒血管物质,如前列腺素 I_2 和 E_2 分泌减少,以及激肽释放酶减少,也与肾性高血压的发生有关。

四、血尿、蛋白尿和管型尿

(一)血尿

正常人尿液中无红细胞或偶见红细胞。含有较多红细胞的尿液称为血尿。血尿分为镜下血尿和肉眼血尿,前者是指尿液颜色正常,离心沉淀处理的尿液在光镜下每高倍视野有 3 个以上红细胞;后者是指尿液呈洗肉水色或血色,肉眼即可见的血尿。镜下血尿如得不到适当处理可转为肉眼血尿。

血尿是泌尿系统疾病常见的症状之一,约 98% 由泌尿系统本身疾病引起,约 2% 由全身或泌尿系统邻近器官病变所致。血尿伴随肾绞痛多为肾、输尿管结石;血尿伴随尿痛、排尿困难多见于膀胱或尿道结石;血尿伴随尿路刺激征,提示膀胱或后尿道炎症、结核或肿瘤;血尿伴随高热、寒战和腰痛,应考虑为肾盂感染;血尿伴随高血压、蛋白尿及水肿,见于肾炎和高血压肾病;单纯无痛血尿或伴随局部肿块是肿瘤的特征;血尿伴随皮肤黏膜出血,多见于各种紫癜和血液病。

(二)蛋白尿

蛋白尿是指尿蛋白含量大于 100 mg/L 或 150 mg/24h,尿蛋白定性实验呈阳性反应。

蛋白尿产生的原因很多,临床上可分为生理性和病理性两种。生理性蛋白尿是指机体在剧烈运动、发热、寒冷、精神紧张、交感神经兴奋及血管活性剂等刺激下导致肾血管痉挛、充血,肾小球毛细血管壁通透性增加而出现的蛋白尿,程度较轻,持续时间短,诱因解除后消失。病理性蛋白尿是指因各种肾脏及肾外疾病所致的蛋白尿,多为持续性蛋白尿,分为以下几种:①肾小球性蛋白尿,主要由肾小球基底膜病变引起;②肾小管性蛋白尿,是炎症或中毒等因素引起的近曲小管重吸收障碍而出现的蛋白尿;③混合性蛋白尿,是由肾小球和肾小管同时受损所致的蛋白尿;④溢出性蛋白尿,是由血中低分子量的异常蛋白质(如多发性骨髓瘤轻链蛋白、血红蛋白、肌红蛋白等)增多,经肾小球滤过而又未能被肾小管全部重吸收所致。

（三）管型尿

管型是以髓袢升支厚壁段及远曲小管分泌的 T-H 糖蛋白为基质、细胞或其碎片在肾小管内凝聚而成的柱状体。健康人尿中偶见透明管型，若 12 h 尿管型超过 5000 个，或尿沉渣镜检管型增多或出现其他管型，称管型尿。管型的形成受尿中蛋白质和细胞多少及尿流量、尿浓缩等因素的影响，不同管型其临床意义各异，红细胞管型提示血尿来自肾实质；白细胞管型多见于肾盂肾炎或间质性肾炎；颗粒管型见于各种肾小球肾炎或肾小管疾病；蜡样管型见于慢性肾衰竭；粗大的上皮细胞管型见于急性肾小管坏死；脂肪管型见于肾病综合征。

第四节 泌尿系统与生殖系统常见疾病

泌尿系统疾病包括肾和尿路的病变，它与其他系统疾病密切相关，本系统疾病可引起其他器官的病变，而其他系统疾病也可引起肾损害，故泌尿系统疾病及功能紊乱对人体影响很大。本节主要介绍肾小球肾炎、泌尿系感染。

一、肾小球肾炎

肾小球肾炎是一组以肾小球损害为主，病变主要累及双肾肾小球的一组疾病。临床上常以蛋白尿、血尿、水肿和高血压等为特征。有原发性和继发性之分，前者原发于肾，后者继发于其他疾病（如糖尿病、红斑狼疮、过敏性紫癜等）而产生的肾疾病。临床上分为急性肾小球肾炎、急进性肾小球肾炎、慢性肾小球肾炎和隐匿性肾小球肾炎四种类型。本节重点介绍急性肾小球肾炎。

急性肾小球肾炎是一组免疫损伤性疾病，其特点是起病急骤。其主要临床表现为水肿、蛋白尿、血尿、高血压和一过性氮质血症。多见于链球菌、葡萄球菌、肺炎双球菌和某些病毒等感染后。

（一）病因与发病机制

急性肾小球肾炎的免疫损伤机制有两种类型：一种为细胞毒型，又称为 Ⅱ 型超敏反应；另一种为免疫复合物型，又称为 Ⅲ 型超敏反应。

细胞毒型免疫损伤是由于 A 族 12 型乙型溶血性链球菌含有抗原成分。溶血性链球菌感染后，机体产生的抗链球菌抗体可与肾小球基底膜发生交叉免疫反应，导致基底膜组织损伤。

免疫复合物型免疫损伤是急性肾小球肾炎发病的主要原因，约占患者总数的 80%，多由 A 族 4、12、25 和 49 型溶血性链球菌引起。此外，葡萄球菌、肺炎双球菌、伤寒杆菌和某些病毒等也可引起此型损伤。病原菌的持续存在是免疫复合物形成的先决条件，故一般链球菌感染 2~3 周后才可损伤肾小球。抗链球菌抗体与链球菌抗原成分形成的免疫复合物沉积在肾小球内皮细胞和基底膜，通过激活补体，导致肾小球内皮细胞和系膜细胞增生，并可吸引中性粒细胞及单核细胞浸润，导致肾病变。

（二）临床表现

典型的临床表现如下。

1. 血尿 几乎所有患者全都有镜下血尿，40% 的患者可有肉眼血尿。血尿常为急性肾小球肾炎患者起病的第一症状。

2. 蛋白尿 多数患者有轻度蛋白尿，仅有少数患者可有大量蛋白尿。

3. 水肿和少尿 多数患者晨起可出现眼睑水肿，少数患者可有全身性凹陷性水肿，多数患者尿量明显减少。

4.高血压 约 80%患者病初可因水钠潴留而发生高血压(收缩压多在 130～160 mmHg),经利尿治疗后可逐渐恢复。少数患者血压较高,甚至可出现高血压脑病。

5.实验室检查 多数患者有一过性氮质血症,利尿后可恢复正常。极少数患者可出现急性肾衰竭。血清补体 C_3 起病初期下降。

急性肾小球肾炎诊断并不困难。链球菌感染,如急性扁桃体炎或细菌性肺炎等,1～3 周出现血尿、蛋白尿、水肿、高血压、少尿和氮质血症,血清补体 C_3 下降(8 周内恢复正常),可诊断为急性肾小球肾炎。

（三）治疗原则

本病有自愈趋势。一般以卧床休息和对症治疗为主。若出现急性肾衰竭,应予透析待其自然恢复。治疗肾病综合征的糖皮质激素和环磷酰胺等细胞毒药物对本病不宜。

1.一般治疗 卧床休息至肉眼血尿消失、水肿消退及血压恢复正常。给予低盐饮食(小于 3 g/d),特别是水肿和高血压患者。无氮质血症患者可按正常量摄入蛋白质,否则应限制蛋白质摄入,可给予富含必需氨基酸的蛋白质。明显少尿的急性肾衰竭患者应限制液体摄入量。

2.控制感染 选择敏感抗生素控制链球菌感染。反复发作的慢性扁桃体炎,可在肾炎病情稳定后实施扁桃体摘除,但术前、术后需各注射链球菌敏感抗生素两周。

3.对症治疗 使用利尿剂消除水肿和降血压,可首选噻嗪类利尿药。如效果不佳,可用袢利尿药。为防止诱发高血钾,在少尿期间慎用或不用保钾性利尿药和血管紧张素转换酶抑制剂。若利尿后血压仍高者,可加用钙通道阻滞剂。

4.中药治疗 中医认为急性肾小球肾炎多属实证,治宜宣肺利湿、凉血解毒,越婢加术汤(《金匮要略方》)主之。

5.透析治疗 急性肾小球肾炎合并急性肾衰竭者(严重的氮质潴留和水、电解质、酸碱平衡紊乱),应予血液透析或腹膜透析。

多数患者经治疗后可于1～4 周水肿消失,血压和尿常规化验恢复正常,血清补体 C_3 需4～8 周恢复正常。遗留的少量镜下血尿和微量蛋白尿也可在一年内消失。极少数老年患者可转为慢性或因肾衰竭而死亡。

二、泌尿系感染

泌尿系感染根据病原菌的不同,分为非特异性感染和特异性感染两类。非特异性感染的病原菌绝大多数为革兰阴性杆菌,如大肠杆菌、变形杆菌、产气杆菌和铜绿假单胞菌等,球菌感染较少见。特异性感染主要是由结核分枝杆菌和淋球菌所引起的感染。以下重点讨论累及肾盂、膀胱和尿道的非特异性感染,即急性肾盂肾炎、急性膀胱炎、急性尿道炎等。

（一）病因与发病机制

1.病原菌感染 病原菌感染是泌尿系感染的先决条件。其常见的感染路径是尿路逆行感染和血行感染,淋巴感染和直接感染居次要地位。

（1）尿路逆行感染:病原菌经尿道进入膀胱,后沿输尿管向肾播散。特别是输尿管的膀胱壁内段过短,膀胱充盈时起不到括约肌作用而使尿液向输尿管反流,或尿路梗阻时都易发生尿路逆行感染。

（2）血行感染:病原菌在全身任何感染灶都可通过血流而传到泌尿系,下尿路的感染灶也可通过血流而传到肾。

（3）淋巴感染:病原菌可经淋巴循环进入血液,再经血流感染泌尿系。肠道感染也可经淋巴管向肾蔓延。

（4）直接感染:肾周围组织感染可侵及肾,病原菌也可直接感染尿道。女性尿道短而直,

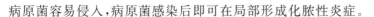

NOTE

病原菌容易侵入,病原菌感染后即可在局部形成化脓性炎症。

2.机体的状况 机体的状况是泌尿系感染的内因。泌尿系结石、异物、肿瘤、损伤、畸形、各种原因引起的尿路梗阻、糖尿病以及引起免疫功能低下的各种全身性疾病,是泌尿系感染的重要病理基础。妊娠期子宫压迫、老年人前列腺增生都可致排尿不畅而导致感染。

（二）临床表现

1.急性肾盂肾炎的临床表现

（1）发热:体温可升至 39 ℃以上,伴发寒战、头痛和周身痛。

（2）膀胱刺激征:多数患者在短期内出现尿频、尿急和尿痛,如伴发膀胱炎,则此刺激症状更明显,且可出现血尿。

（3）腰痛:肾为腹膜后位器官,贴近腰肌,故腰痛痛点明确,局部有压痛或叩痛,腰肌紧张。疼痛特点为钝痛或酸痛,可沿输尿管向下腹部放射。一般认为,疼痛是由于肾肿胀牵拉肾包膜,以及炎症刺激腰肌肌膜而引起的。

（4）其他系统症状:患者可有食欲不振、恶心、呕吐、腹泻和腹胀等消化系统症状。高热时成年患者可出现昏睡谵语,儿童患者可出现惊厥、抽搐等神经系统症状。

（5）尿化验检查:尿化验检查可见尿中有大量白细胞、红细胞,可有脓性尿;清洁中段尿培养细菌数每毫升 10 万个可确定感染,通过药物敏感试验可确定最佳治疗抗生素。

2.急性膀胱炎的临床表现 急性膀胱炎多发生于女性,尤在新婚期和妊娠期常见。该病常为局部炎症,无全身感染的表现。

（1）尿频:排尿次数增加,依感染程度不同而异。

（2）尿急:多与尿频同在,有尿意时需立即排尿,但每次排尿量不多。

（3）尿痛:出现在排尿终末,疼痛较剧烈,痛点在会阴或耻骨上区,可向腰背部放射。

（4）脓尿:炎症严重时肉眼可见尿混浊。

（5）血尿:为终末血尿或全程血尿。

（6）尿潴留:耻骨上可见局部膨隆,胀痛和压痛。

3.急性尿道炎的临床表现 急性尿道炎多见于女性,因女性尿道外口易被粪便和阴道分泌物污染。

（1）耻骨上区和会阴部疼痛,常为涩痛。

（2）尿频、尿急、尿痛（全程尿痛）。

（3）尿道口局部红肿,边缘外翻。

（4）男性尿道炎多有异常分泌物,女性少见。

（三）治疗原则

泌尿系感染的治疗应采取综合措施。

1.全身治疗 肾盂肾炎和膀胱炎急性期患者宜卧床休息,尿道炎急性期患者亦应避免剧烈运动。所有的泌尿系急性感染患者均应避免刺激性食物,营养应足够。饮入或输入足量液体以保证每日尿量在 1500 mL 以上,以利于炎性物质排出。

2.抗菌治疗 泌尿系感染的抗菌治疗应遵循五项基本原则,即选准药物、尽早用药、剂量适当、疗期足够和联合用药。

（1）选准药物:应以药物敏感试验为依据,选择最佳疗效抗生素。在无药物敏感试验检查条件时或检查尚无结果时,可根据临床上对病原菌类别的估计选择适当抗菌药物。

（2）尽早用药:一旦确定诊断,即应立即开始抗菌治疗,切不可盲目观察等待。

（3）剂量适当和疗期足够:从一开始即应给予足量抗生素和足够的疗程,避免逐渐增加剂量和分期用药,以便彻底杀灭病原菌和避免病原菌产生耐药,防止转为慢性。

（4）联合用药：如果病原菌既有革兰阴性杆菌，又有革兰阳性球菌，应分别选用敏感抗生素联合治疗，以保证疗效。中药与抗生素联合使用也能提高疗效。

3. 对症治疗　可用缓解平滑肌痉挛的药物或其他止痛剂缓解疼痛。适当给予碱性药物，如 $NaHCO_3$ 等，可降低酸性尿液对膀胱等的刺激进而缓解症状，也有利于链霉素等药物发挥作用。

4. 其他治疗　清除机体存在的原发感染灶和解除泌尿系的梗阻等。此外，膀胱炎和尿道炎还可用 1∶1000 的硝酸银溶液冲洗局部。泌尿系急性感染期应避免对尿路进行器械检查，以减少再感染机会。

三、子宫颈炎

子宫颈炎是已婚育龄妇女生育阶段最常见的妇科炎症性疾病，有急性和慢性两种。

（一）病因与发病机制

1. 急性子宫颈炎　主要由淋病奈瑟菌及沙眼衣原体所致，由葡萄球菌、链球菌、肠球菌引起的急性子宫颈炎较少见，主要见于感染性流产、产褥期感染、宫颈损伤或阴道异物并发感染。沙眼衣原体及淋病奈瑟菌均感染子宫颈管柱状上皮，沿黏膜面扩散引起浅层感染，病变以子宫颈管明显。除子宫颈管柱状上皮外，淋病奈瑟菌还常侵袭尿道移行上皮、尿道旁腺及前庭大腺。葡萄球菌、链球菌更易累及子宫颈淋巴管，侵入子宫颈间质深部。

2. 慢性子宫颈炎　多由急性子宫颈炎未治疗或治疗不彻底，病原体隐藏于子宫颈黏膜而形成慢性炎症。由于炎症刺激可使腺上皮和间质增生，形成颗粒型甚至乳突型糜烂。在此基础上，子宫颈组织因炎症而充血水肿，导致子宫颈肥大质硬。子宫颈腺体深部若有黏液潴留，还可形成囊肿。慢性炎症刺激可使子宫颈管局部黏膜增生，并向颈口外突出，形成息肉。息肉质地脆软，易因触碰而出血。在炎性糜烂修复过程中，新生的上皮可覆盖子宫颈腺管，形成结缔组织瘢痕，还可压迫腺管，使腺体分泌物潴留，形成子宫颈腺囊肿。子宫颈黏膜炎症分泌物与白带共同形成脓性白带。

（二）临床表现

1. 急性子宫颈炎的临床表现

（1）脓性白带，量多。

（2）腰背痛和盆腔坠痛，有的患者有接触痛。

（3）泌尿系症状：如尿频、尿急，但多无尿痛。

（4）妇科检查可见子宫颈充血、肥大。

2. 慢性子宫颈炎的临床表现

（1）白带增多，其量、性质、颜色和气味随病原菌和炎症范围的不同而不同，多见脓性白带。

（2）伴发息肉者可有接触性出血或血性白带。

（3）病变累及子宫骶骨韧带或盆腔时，可有腰骶部痛和盆腔下坠痛。

（4）脓性白带不利于精子运动，可致不孕。

（5）妇科检查可见子宫颈糜烂、肥大、质硬、囊肿、息肉、子宫颈裂伤、颈口外翻等。

（三）治疗原则

1. 急性子宫颈炎　重在全身治疗，宜选择敏感的抗生素。局部治疗应慎重，以免炎症扩散。

2. 慢性子宫颈炎　以局部治疗为主，多采用物理疗法，辅以药物和手术治疗。物理疗法又称理疗，是以物理学方法破坏子宫颈糜烂的上皮，使之坏死脱落，使子宫颈被新生的鳞状上皮覆盖而变得光滑。轻者需治疗 3～4 周,重者则需治疗 6～8 周。物理疗法有激光、冷冻、红外线凝结和微波疗法等,过去用的电熨法已不常用。有急性生殖器炎症者禁用此法。理疗宜选在月经干净后一周左右进行。各种理疗术后均有阴道分泌物增多,术后 1～2 周脱痂时可有些许出血,但对治疗无影响。术后 4～8 周为创面尚未完全愈合期,故应禁止盆浴、阴道冲洗和性交,确定已愈合者可恢复。应注意检查有无子宫颈管狭窄。

局部用药(如硝酸银和铬酸等腐蚀剂)的方法现已很少使用。选用适当的中药验方和配方,对慢性子宫颈炎有一定疗效。局部使用抗生素无意义。全身性抗菌治疗主要用于子宫颈管炎,可选敏感抗生素治疗。

慢性子宫颈炎经物理疗法多可治愈,故手术治疗已不多用。个别糜烂面广且深、子宫颈肥大者可考虑宫颈锥形切除术。

实验七　泌尿系统与生殖系统疾病

【实验目的】

(1) 掌握急性肾小球肾炎的临床表现,了解急性肾小球肾炎的治疗原则。

(2) 了解泌尿系感染的病因及发病机制,了解急性肾盂肾炎和急性膀胱炎的临床表现。

(3) 了解子宫颈炎的病因及发病机制,了解子宫颈炎的临床表现。

【实验时间】

2 学时。

【实验步骤】

1. 实验对象　相关病例录像。

2. 结合典型病历进行讨论

(1) 急性肾小球肾炎。

病因及发病机制:该病主要是由感染所诱发的免疫反应引起,常见于以下感染后。

①β溶血性链球菌:其 A 族 4、12、25 和 49 型等"致肾炎菌类"所致的上呼吸道感染(扁桃体炎)或皮肤感染(脓疱疮)。

②其他细菌:如肺炎链球菌、脑膜炎奈瑟菌、淋球菌、伤寒杆菌等。

③病毒:如水痘病毒、腮腺炎病毒、EB 病毒等。

④其他:支原体、原虫及寄生虫等感染后亦可发生该病。

临床表现如下。

①血尿。

②蛋白尿。

③水肿和少尿。

④高血压。

⑤实验室检查。

治疗原则如下。

①一般治疗。

②控制感染。

③对症治疗。

④中药治疗。

⑤透析治疗。

(2) 泌尿系感染。

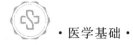
病因及发病机制: 病原菌感染是泌尿系感染的先决条件。其常见的感染路径是尿路逆行感染和血行感染,淋巴感染和直接感染居次要地位。机体的状况是泌尿系感染的内因。泌尿系结石、异物、肿瘤、损伤、畸形、各种原因引起的尿路梗阻、糖尿病以及引起免疫功能低下的各种全身性疾病,是泌尿系感染的重要病理基础。感染的主要原因如下。

①尿路逆行感染。

②血行感染。

③淋巴感染。

④直接感染。

急性肾盂肾炎的临床表现如下。

①发热。

②膀胱刺激征。

③腰痛。

④其他系统症状。

⑤尿化验检查。

急性膀胱炎临床表现如下。

①尿频。

②尿急。

③尿痛。

④脓尿。

⑤血尿。

⑥尿潴留。

治疗原则如下。

①全身治疗。

②抗菌治疗。

③对症治疗。

④其他治疗。

（3）子宫颈炎。

病因与发病机制: 急性子宫颈炎主要由淋病奈瑟菌及沙眼衣原体所致,慢性子宫颈炎多由急性子宫颈炎未治疗或治疗不彻底,病原菌隐藏于子宫颈黏膜而形成慢性炎症。

急性子宫颈炎的临床表现如下。

①脓性白带。

②腰背痛和盆腔坠痛。

③泌尿系症状。

④妇科检查可见子宫颈充血、肥大。

慢性子宫颈炎的临床表现如下。

①白带增多。

②伴发息肉者可有接触性出血或血性白带。

③有腰骶部痛和盆腔下坠痛。

④可致不孕。

⑤妇科检查可见子宫颈糜烂、肥大、质硬、囊肿、息肉、子宫颈裂伤、颈口外翻等。

治疗原则如下。

①全身治疗。

②抗菌治疗。

③局部用药。

【实验提示】

急性肾小球肾炎的诊断要点如下。

（1）病前 1～4 周有前驱症状。

（2）临床表现有水肿、少尿、血尿、高血压及一过性氮质血症。

（3）尿液检查尿蛋白阳性，有红细胞、白细胞及管型尿。

（4）血清补体 C_3 下降，8 周内恢复正常。

泌尿系感染的诊断要点如下。

（1）尿路刺激征。

（2）感染表现。

（3）尿液检查。

【实验思考】

（1）急性肾小球肾炎最常见的病因是什么，有哪些临床表现，治疗原则是什么？

（2）急性肾盂肾炎的临床表现有哪些？

（3）急性子宫颈炎的临床表现有哪些？

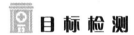 目 标 检 测

简答题

1.泌尿系统的组成。

2.简述尿液的产生与排出途径。

3.急性肾小球肾炎的典型临床表现有哪些？

4.泌尿系感染时抗菌治疗应遵循基本原则是什么？

在线答题

扫码看答案

第十章 感觉系统疾病

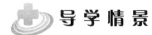

■ 情景描述

人体能感知各种不同的刺激,有的是环境及外物的变化,有的是自身内环境的变化,这些负责感受刺激的器官与组织构成了感觉系统。你知道人体的感觉器官分别有哪些吗?它们各自的结构和负责感受的刺激是什么?你知道日常生活学习中都有哪些感觉器参与吗?

■ 学前导语

人体的感觉系统包括感受浅感觉、深感觉以及特殊刺激的感受器,分布在人体体表或组织内部。本章我们将给同学们介绍感觉系统的构成及作用,了解感觉器、视器、前庭蜗器的位置、结构和功能等基本常识。

第一节 概 述

一、感受器与感觉器官

感受器(receptor)是指分布在体表或机体组织内部,负责感受机体内、外环境变化刺激的特殊结构。

根据所感受的刺激的性质,可分为化学感受器、机械感受器、温度感受器和光感受器等;根据所感受刺激的来源,又可分为内感受器和外感受器。内感受器负责感受内环境变化的信息,多分布于身体内部的器官和(或)组织中(如平衡感受器、本体感受器和内脏感受器等),代表是前庭器、肌梭等。而外感受器负责感受外环境变化的信息,多分布在体表,如距离感受器;包括视觉、听觉和嗅觉感受器等,代表是视器、前庭蜗器;以及接触感受器,包括触觉、压觉、味觉及温度觉感受器等,代表如触觉小体、环层小体等(图 10-1)。

感觉器官(sense organ),简称为感官,是指感受器以及其附属结构。高等动物中最重要的感觉器官有眼(视觉)、耳(听觉)、前庭(平衡感觉)、嗅上皮(嗅觉)、味蕾(味觉)等,这些感觉器官都分布在头部,称为特殊感觉器官。

二、感受器的一般生理特性

(一)感受器的适宜刺激

一种感受器往往只对某种特定形式的刺激最敏感,这种形式的刺激被称为该感受器的适宜刺激(adequate stimulus)。例如,可见光的光波是视网膜感光细胞的适宜刺激。

适宜刺激必须达到一定的刺激强度才能造成感觉感知,引起一种感觉感知所需要的最小的刺激强度称为感觉阈(sensory threshold),感觉阈受刺激时间和刺激面积的影响。此外,感

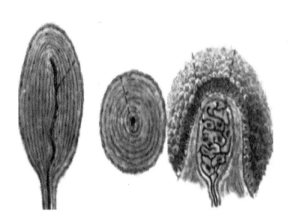

图 10-1 感受器

受器并不仅仅对适宜刺激有反应,一些非适宜刺激也可以引起反应,但这时引起反应所需的刺激强度常比适宜刺激要大得多。

（二）感受器的换能作用

各种感受器最后都要把所感受的刺激能量转换为传入神经的动作电位,这种能量形式的转换称为感受器的换能作用。

在换能作用的过程中,一般不是把刺激能量直接转变为神经冲动,而是先在感觉神经末梢或感受器细胞内引起相应的电位变化,前者称为发生器电位（generator potential）,后者称为感受器电位（receptor potential）。发生器电位和感受器电位本质上属于终板电位或局部电位。

（三）感受器的适应现象

当某种强度的刺激作用于感受器,经过一段持续的时间后,其传入的神经冲动频率会逐渐下降,这种现象称为感受器的适应。

不同感受器适应的速度快慢各不相同。有的适应速度快,称为快适应感受器,快适应有助于机体再感受其他新的刺激,如触觉感受器和嗅觉感受器;有的感受器则适应速度很慢,称为慢适应感受器,慢适应有助于机体对某些功能进行经常性的调节,如痛觉感受器、肌梭感受器、颈动脉窦压力感受器等。

第二节 视 器

视器（visual organ）又称眼,是感受可见光刺激的特殊感觉器官,包括眼球和眼副器（如眼睑、泪腺、眼球外肌等）两个部分。人眼按照其功能,可分为折光系统和感光系统。人们对于各种物品的轮廓、形状和颜色等的认知是通过视器的感光作用实现的。

一、视器的结构

（一）眼球

眼球（eye ball）位于眶内,形状近球形,其后面通过视神经与大脑相连,眼球由眼球壁和眼球内容物构成（图 10-2）。

1.眼球壁 眼球壁由外向内依次分为 3 层结构,分别是纤维膜、血管膜和视网膜。

（1）纤维膜:为眼球壁的最外层,具有维持眼球固有形态和保护眼球内容物的作用。眼球纤维膜的前 1/6 称角膜,无色透明,无血管,但有丰富的神经末梢,具有折光作用;后 5/6 称巩膜,呈乳白色。巩膜与角膜交界处的深部有一环行小管,称巩膜静脉窦。

（2）血管膜:为眼球壁的中层,含有色素细胞和丰富的血管,呈棕黑色,它由前向后分为虹膜、睫状体和脉络膜三部分(图 10-3)。

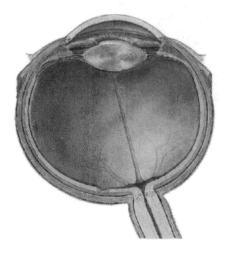

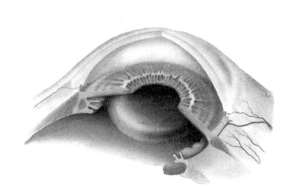

图 10-2　眼球　　　　　　　　　　　　　　图 10-3　血管膜

知识链接 10-1

①虹膜:位于角膜的后方,呈圆盘状,中央的圆孔称瞳孔,围绕瞳孔呈环状排列的称瞳孔括约肌;瞳孔周缘向外周呈放射状排列的称瞳孔开大肌。

②睫状体:位于虹膜后方的增厚部分,其前部有许多呈放射状排列的皱襞,称睫状突,睫状体内含有睫状肌。

③脉络膜:占血管膜的后 2/3,薄而柔软,其丰富的血管对眼球起营养作用,色素可吸收光线,防止光线反射干扰物像。

（3）视网膜:视网膜(retina)位于眼球血管膜的内面,厚度仅 0.1～0.5 mm,是一层透明的神经组织膜。组织学上视网膜分为 10 层,但按主要的细胞层次可划分为 4 层。视网膜的最外层是色素上皮层,具有营养、支持和保护光感受器活动的功能。色素上皮层内侧为感光细胞层,该层内有真正的感光细胞——视杆细胞和视锥细胞。它们都含有特殊的视色素。感光细胞层向内依次还有双极细胞层和神经节细胞层。感光细胞和双极细胞发生突触联系,双极细胞和神经节细胞发生突触联系。视网膜中的细胞之间除有以上纵向联系外,还具有由水平细胞和无长突细胞构成的横向联系。由此可见,视网膜各级细胞间存在着极为复杂的联系,所构成的神经元网络将视觉信息经过加工处理后经视神经纤维以动作电位的序列输出最终的信号并传向视觉中枢。

知识链接 10-2

人和大多数脊椎动物的视网膜上存在着两种感光换能系统。一种由视杆细胞和与之有关的双极细胞、神经节细胞等成分构成,它们对光的敏感性较高,在昏暗的环境也能感受光刺激而引起视觉,但视物时无色觉,对物体细微结构的分辨能力差,称为视杆系统或暗视觉系统。另一种由视锥细胞和与之有关的双极细胞、神经节细胞等成分构成,它们对光的敏感性较差,只有在强光条件下才能被刺激,但视物时可以辨别颜色,且对物体的细节分辨能力高,称为视锥系统或明视觉系统。视网膜周边,一个双极细胞的树突可与多个视杆细胞形成突触,一个神经节细胞又可与多个双极细胞形成突触,这种逐级聚合现象,对弱光刺激具有较强的总和能力。因此,视网膜越靠周边,暗视觉越占优势。而在视网膜中央凹处,一个视锥细胞只与一个双极细胞联系,一个双极细胞又只与一个神经节细胞联系,这种单线联系方式使视网膜中央凹处对光的感受有高度分辨力。

视网膜后部的中央稍偏内侧有一白色圆盘状隆起,称为视神经盘(又称视神经乳头),此处没有感光作用,称为生理性盲点。在视神经盘的颞侧,有一黄色小斑,称为黄斑,其中央的凹陷称为中央凹,是感光和辨色最敏锐的部位(图 10-4)。

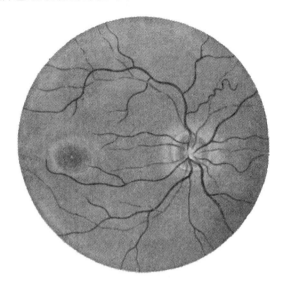

图 10-4 黄斑

2. 眼球内容物 眼球内容物包括房水、晶状体和玻璃体。它们都具有折光作用,与角膜一起共同组成眼球的折光系统,也称屈光物质。

(1)房水:眼球内瞳孔前后的缝隙称为眼房,根据其在瞳孔的前后位置分别命名为眼前房和眼后房。房水是经由睫状体过滤血液产生的无色透明的液体,充填于眼后房,经瞳孔至眼前房,最后进入巩膜静脉窦,借睫前静脉汇入眼静脉。房水有折光、维持眼内压以及营养角膜和晶状体的功能。

(2)晶状体:位于虹膜与玻璃体之间,形状类似双凸透镜,无色透明,具有弹性。晶状体的周缘部借睫状小带与睫状体相连。晶状体的曲度可随睫状肌的收缩和舒张而改变。

(3)玻璃体:一种无色透明的胶状物质,充满在晶状体与视网膜之间。玻璃体除了有折光作用外,还对视网膜有支撑的作用。

(二)眼副器

眼副器包括眼睑、结膜、泪器和眼球外肌等。

1. 眼睑 眼睑位于眼球的前方,分上睑和下睑,具遮挡光线的作用。眼睑的游离缘称睑缘,睑缘上长有睫毛。上、下睑缘之间的裂隙称睑裂。睑裂的内、外侧角分别称内眦和外眦。上、下睑缘在近内眦处各有一小孔,称泪点,是泪管开口的位置。

2. 结膜 结膜是一层很薄的透明黏膜,衬贴在眼睑内面的部分称睑结膜,覆盖在巩膜前部表面的部分称球结膜。上、下睑结膜与球结膜之间的移行部,分别称结膜上穹和结膜下穹。各部分结膜共同围成的囊状腔隙称结膜囊。

3. 泪器 泪器包括泪腺和泪道。泪腺位于眼眶外上方的泪腺窝内,其排泄管开口于结膜上穹的外上部。泪腺分泌的泪液具有湿润角膜和冲洗微尘等作用。泪道包括泪囊、泪小管和鼻泪管。

4. 眼球外肌 眼球外肌共有 7 块,分布于眼球的周围。其中 1 块是提上睑的上睑提肌,其他 6 块是运动眼球的肌肉,它们分别称内直肌、外直肌、上直肌、下直肌、上斜肌和下斜肌(图 10-5)。

(三)眼的血管

眼的动脉血来自眼动脉,分布于眼球和眼副器等处。眼静脉收集眼球及眶内其他结构的

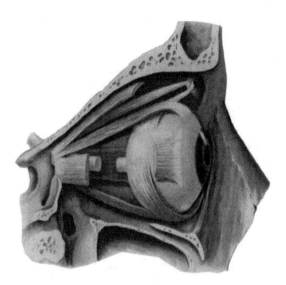

图 10-5　眼球外肌

静脉血,向后注入海绵窦,向前与内眦静脉及面静脉相通。

二、视器的功能和调节

(一) 眼的调节

当眼在看远处物体(6 m 以外)时,从物体发出的所有进入眼内的光线基本可认为是平行光线。根据上述眼折光成像原理,正常眼在安静时,不做任何调节即能在视网膜上形成清晰的物像。通常把眼在静息状态下能看清物体的最远点称为远点(far point)。

当眼看近物(6 m 以内)时,由于距离移近,人眼光线由平行变为辐散,经折射后聚焦于视网膜后,必须经眼的各方面调节作用,才能在视网膜上形成清晰的物像。眼的调节包括晶状体调节、瞳孔调节和眼球会聚,以晶状体调节为主。

1. 晶状体调节　晶状体是富有弹性的折光体,当看近物时,视网膜上物像模糊,模糊的视觉图像到达视皮层时,反射性地引起动眼神经中副交感神经纤维兴奋,使睫状肌的环形肌收缩,引起悬韧带放松,晶状体便靠自身的弹性而向前方和后方凸出,尤以前凸更为明显,折光能力增强,物像前移,正好落在视网膜上,视觉图像清晰。看近物时睫状肌处于收缩状态,所以长时间看近物可产生视觉疲劳。

晶状体的最大调节能力可用近点来表示。所谓近点(near point),是指眼睛尽最大能力调节所能看清物体的最近距离。

2. 瞳孔调节　看近物时,晶状体凸度增加的同时,反射性地引起双侧瞳孔缩小,称为瞳孔近反射(near reflex of the pupil)或瞳孔调节反射(pupillary accommodation reflex)。瞳孔近反射的生理意义是减少由折光系统造成的球面相差和色相差,使视网膜上形成的物像更清晰。瞳孔的大小可随光线的强弱而改变,即弱光下瞳孔散大,强光下瞳孔缩小,称为瞳孔对光反射(pupillary light reflex)。其意义在于调节进入眼内的光量,以保护视网膜。瞳孔对光反射的效应是双侧性的,光照一侧眼时,两眼瞳孔同时缩小,这种现象称为互感性对光反射(consensual light reflex)。瞳孔对光反射的中枢在中脑,反应灵敏,便于检查,临床上常为中枢神经系统病变部位,确定全身麻醉的深度和病情危重程度的重要指标。

3. 眼球会聚　看近物时,两眼球发生内收及视轴向鼻侧聚拢的现象,称为眼球会聚或辐辏反射(convergence reflex)。眼球会聚的意义在于:当看近物时,物像仍可落在两眼视网膜的对称点上,从而产生单一清晰的视觉。

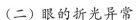
（二）眼的折光异常

折光异常（或称屈光不正、非正视眼）是指眼球的形态异常或折光系统异常，致使安静状态下平行光线不能在视网膜上成像。

1. 近视（myopia） 眼球的前后径过长（轴性近视）或折光能力过强（屈光性近视）导致平行光线聚焦在视网膜之前而视远物模糊不清，称为近视。矫正可佩戴凹透镜。

2. 远视（hyperopia） 远视多数是由于眼球前后径过短（轴性远视）引起的，常见于眼球发育不良（多系遗传因素所致）；也可由于折光系统的折光力过弱（屈光性远视）引起，如角膜扁平等。安静状态下，远处物体成像在视网膜之后，近处物体成像更加靠后，故视远物模糊不清。矫正可佩戴凸透镜。

3. 散光（astigmatism） 眼球在不同方向上的折光力不一致致使经折射后的光线不能聚焦成单一的焦点而视物不清，称为散光。矫正可佩戴圆柱形透镜。

（三）与视觉有关的几种生理现象

1. 暗适应和明适应

（1）暗适应：人从亮处进入暗室时，最初看不清楚任何东西，经过一定时间，视觉敏感度才逐渐增高，恢复了在暗处的视力，这种现象称为暗适应（dark adaptation）。暗适应的过程主要取决于视杆细胞的视紫红质在暗处再合成的速度，暗适应反映了人眼对光线的敏感性逐渐提高。

（2）明适应：人从暗处突然到亮处时，起初感到一片耀眼光亮，不能视物，只有稍待片刻才能恢复视觉，这种现象称为明适应（light adaptation）。明适应出现较快，只需几秒钟就可完成。其产生机制是在暗处视杆细胞内蓄积了大量视紫红质，因而到亮处时产生耀眼的光感。待视紫红质大量分解后，对光较不敏感的视锥细胞便维持在亮光下的视觉。

2. 视野 单眼固定注视前方一点时，该眼所能看到的范围，称为视野（visual field）。视野的最大界限以视野和视轴所形成夹角来衡量，可用视野计检查视野大小。在同一光照条件下，用不同颜色的视标测得的视野大小各不相同，其中白色视野最大，其次为黄蓝色视野，再次为红色视野，绿色视野最小。视野的大小可能与各类感光细胞在视网膜中的分布范围有关。另外，面部结构（鼻和额）对光线的阻挡，可使鼻侧与上侧视野小，而颞侧与下侧视野大。

3. 双眼视觉和立体视觉 两眼同时看物体时所产生的视觉称为双眼视觉（binocular vision）。双眼视觉可扩大视野，增加对物体形态和距离判断的准确性，同时还能感知物体的深度（厚度），即空间位置，产生立体视觉。

4. 视敏度 视敏度（visual acuity）也称视力，是指眼对物体细微结构的分辨能力，即分辨物体上两点间最小距离的能力，通常以视角（visual angle）的大小作为判断标准。所谓视角，是指物体上两点发出的光线射入眼球后，在节点交叉时所形成的夹角。视角越小，表示视力越好。

第三节 前 庭 蜗 器

前庭蜗器（vestibulocochlear organ）又称耳，是听觉和位觉的感觉器官，按部位分为外耳、中耳和内耳三部分（图 10-6）。

外耳和中耳是收集及传导声波的结构，内耳有感受运动速度变化和头部位置觉的感受器以及感受声波刺激的感受器。

NOTE

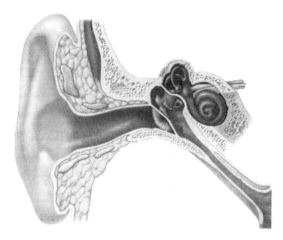

图 10-6　前庭蜗器

一、前庭蜗器的结构

（一）外耳

外耳从外向内依次包括耳廓、外耳道和鼓膜。

1.耳廓　耳廓（auricle）主要由皮肤和弹性软骨构成。耳廓下部无软骨的部分称耳垂,耳垂处有丰富血管,可在此处采血。耳廓外侧面有外耳门。外耳门前方的软骨突起,称耳屏。

2.外耳道　外耳道（external acoustic meatus）是从外耳门至鼓膜的弯曲管道,长 2～2.5 cm,其外侧 1/3 为软骨性外耳道,内侧 2/3 位于颞骨内。外耳道的皮肤内含有耵聍腺,其分泌物称耵聍,有保护作用。

3.鼓膜　鼓膜（tympanic membrane）是位于外耳道与中耳之间的卵圆形半透明薄膜,其中央部向内凹陷,称鼓膜脐。鼓膜的上 1/4 部称松弛部,下 3/4 部称紧张部。观察活体鼓膜时,可见其前下部有一个三角形的反光区,称光锥。

（二）中耳

中耳（middle ear）包括鼓室、咽鼓管、乳突窦和乳突小房。

1.鼓室　鼓室（tympanic cavity）位于鼓膜与内耳之间,是颞骨内的不规则小腔,室壁内面衬有黏膜。鼓室的黏膜与乳突小房和咽鼓管的黏膜相延续。

鼓室内有听小骨（图 10-7）,每侧有 3 块骨,即锤骨、砧骨和镫骨。3 块骨依次借关节相连,构成一条听骨链,起传导声波的作用。

2.咽鼓管　咽鼓管（auditory tube）是连通鼻咽腔与鼓室的管道,管壁衬有黏膜。

（三）内耳

内耳（internal ear）由耳蜗和前庭器官组成,因管道弯曲盘旋,结构复杂,所以又称迷路（图 10-8）。其分骨迷路（骨性隧道）和膜迷路（骨迷路内的膜性小管、小囊）。骨迷路与膜迷路之间的腔隙内有外淋巴液,膜迷路内含有内淋巴液,内、外淋巴液不相流通。

骨迷路可分为骨半规管、前庭和耳蜗;膜迷路可分为膜半规管、椭圆囊、球囊和蜗管。

1.骨半规管和膜半规管　骨半规管由三个互相垂直的半环形骨性小管组成,其中一个骨脚在靠近前庭的部分膨大,称壶腹脚。膜半规管是套在骨半规管内的膜性小管,与骨半规管的形态相似,每个膜壶腹的壁内面均有隆起的壶腹嵴,能感受头部旋转和变速运动的刺激。

2.前庭和椭圆囊、球囊　前庭是内耳中部略膨大的骨性小腔。其外侧壁上有前庭窗和蜗

NOTE

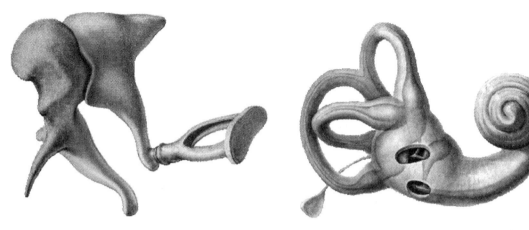

图 10-7　听小骨　　　　　　　　　　　图 10-8　迷路

窗(被第二鼓膜封闭)两个孔。椭圆囊和球囊是位于前庭内的两个相连通的膜性小囊,两囊壁内面分别有突入囊腔的椭圆囊斑和球囊斑,两囊斑能感受头部位置觉和直线运动的刺激。

3. 耳蜗和蜗管　耳蜗外形似蜗牛壳,由骨性的蜗螺旋管环绕蜗轴而成。蜗螺旋管的管腔内套有膜性的蜗管,蜗管上方为前庭阶,下方为鼓阶。前庭阶和鼓阶在耳蜗顶部相通,它们的另一端分别与前庭窗、蜗窗相接。蜗管是蜗螺旋管内的一条膜性小管,位于前庭阶与鼓阶之间,横切面呈三角形,下壁为基底膜,其上有螺旋器,是听觉感受器。

二、前庭蜗器的功能

(一)听觉器官

听觉的感觉器官是耳,它由外耳、中耳和内耳的耳蜗组成。听觉的适宜刺激是物体振动时发出的声波,声波通过外耳和中耳构成的传音系统至内耳,被耳蜗中的毛细胞感受,经蜗神经传入中枢,最后经大脑皮层听觉中枢分析综合后产生听觉。人耳能感知的声波频率最低为 20 Hz,最高约为 20000 Hz。

1. 外耳和中耳的功能　外耳由耳廓和外耳道组成。耳廓的主要作用是聚集声波,且根据转动头的位置时两耳声音强弱的轻微变化,可以判断声源的位置。

外耳道是声波传导的通路,一端开口,一端终止于鼓膜,具有类似共鸣腔的作用,声音由外耳道传到鼓膜时,其强度可以增强约 10 倍。

声波传递到中耳,由鼓膜、听骨链、鼓室和咽鼓管等结构完成声波的传递。鼓膜为椭圆形稍向内凹的薄膜,是一个压力承受装置,把声波振动如实地传给听骨链。听骨链的锤骨、砧骨、镫骨再对声波依次进行传递,锤骨柄附着于鼓膜,镫骨底与前庭窗(卵圆窗)相连,共同构成一个杠杆系统。其中长臂为锤骨柄,短臂为砧骨长突,支点在整个听骨链的重心,非常有利于声波能量的传递。

2. 声波传入内耳的途径　声波是通过气传导与骨传导两种途径传入内耳的,正常情况下,以气传导为主。

①气传导:声波经外耳道引起鼓膜振动,再经听骨链和前庭窗膜进入耳蜗,这种传导途径称为气传导(air conduction),也称气导。气传导是引起正常听觉的主要途径。

②骨传导:声波直接引起颅骨的振动,再引起位于颞骨骨质中的耳蜗内淋巴液的振动,这种传导途径称为骨传导(bone conduction),也称骨导。在正常情况下,骨传导的效率比气传导的效率低得多。

3. 内耳耳蜗的功能　内耳的耳蜗与听觉有关。

知识链接 10-3

耳蜗是一个形似蜗牛壳的骨管。声波传递是从前庭窗或者蜗窗传入,通过内、外淋巴液的振动,进而引起基底膜的振动,从而再引起螺旋器的振动。毛细胞的电位交替变化,可产生微音器电位,激发耳蜗神经末梢产生听觉冲动。

（二）前庭器官

前庭器官包括椭圆囊、球囊和三个半规管,是人体对自身运动状态和头在空间位置的感受器,在维持身体的平衡中占有重要地位。

1. 椭圆囊和球囊的功能　椭圆囊(utricle)和球囊(saccule)是膜质的小囊,内部充满内淋巴液,囊内各有一个特殊的结构,分别称为椭圆囊斑和球囊斑。囊斑中有毛细胞,其纤毛(cilium)埋植在耳石膜中。耳石膜内含有许多微细的耳石,由碳酸钙和蛋白质组成,其比重大于内淋巴液。人体直立位时,椭圆囊的囊斑呈水平位,耳石膜在毛细胞纤毛的上方;而球囊的囊斑则处于垂直位,耳石膜悬在纤毛的外侧。毛细胞纤毛的这种配置有利于分辨人体在囊斑平面上所做的各种方向的直线变速运动。

椭圆囊和球囊的功能是感受头部的空间位置和直线变速运动。其适宜刺激是直线运动正负加速度。例如,当头部的空间位置发生改变时,或者躯体作直线变速运动时,由于重力和惯性的作用,耳石膜与毛细胞的相对位置发生改变,导致纤毛产生弯曲,倒向某一方向,从而使传入神经纤维发放的冲动发生变化,这种信息经前庭神经传入中枢后,可引起相应的感觉,同时反射性地调节躯体肌肉的紧张性,引起姿势反射,以维持身体的平衡。

2. 半规管的功能　人体两侧内耳各有三个相互垂直的半规管(semicircular canal),分别代表空间的三个平面。每个半规管均有一膨大的部位,称为壶腹(ampulla)。壶腹内各有一个隆起,称为壶腹嵴(crista ampullaris),嵴内也有毛细胞,其纤毛较长,外面罩有一种称为终帽的胶状物,毛细胞上动毛和静毛的相对位置是固定的。

半规管的功能是感受旋转变速运动。其适宜刺激是正负角加速度运动。

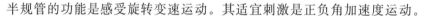

总结

感觉系统包括一般感受器和特殊感受器,如视器和前庭蜗器,通过学习本章内容,了解视器和前庭蜗器的形态、构造和功能,视器和前庭蜗器功能异常的情况,并熟悉其在生活和临床上的实际应用。

知识链接 10-4

实验八　人体感觉系统认知

【实验目的】

认识视器和前庭蜗器的形态、位置和结构。

能初步在标本和模型上辨认出视器和前庭蜗器的形态、位置和结构。

【实验时间】

2 学时。

【实验内容】

认识视器和前庭蜗器的形态、位置和结构。

能初步在标本和模型上辨认出视器和前庭蜗器的形态、位置和结构。

1. 实验原理　通过老师介绍和自己的观察,认识视器和前庭蜗器的形态、位置和结构。

2. 实验材料　人体解剖实验室的模型、标本和挂图。

3. 实验对象　人。

【实验步骤】

（1）介绍常用解剖学术语。

（2）介绍认识视器和前庭蜗器的形态、位置和结构。

（3）结果观察。

①对照挂图，观察认识视器和前庭蜗器的形态、位置和结构。

②进一步活动眼周围，观察模型上眼球的活动，与教学内容进行对比，加深认识。

③对照挂图，观察认识瞳孔的结构、特征、变化。模拟睫状体、晶状体的活动，加深对眼视物的认识。

【实验提示】

（1）穿好工作服，课前做好预习，本次实验课观察内容较多，需熟悉相应标本、模型的图片。

（2）尊重大体老师，不允许在解剖室嬉笑、打闹、拍照、录制视频等，对待标本和模型轻拿轻放，不允许在标本及模型上乱写乱画。

（3）解剖标本经防腐处理，防腐剂有一定毒性作用，此外，标本并未进行消毒灭菌，所以离开实验室之前需洗手，工作服对内折叠收好。

【实验思考】

在日常上课学习的时候，视器会发生哪些活动？

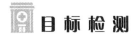 目 标 检 测

简答题

1.视器由哪些部分构成，每个部分分别有什么作用？

2.眼球壁有哪几层，每一层的构造和作用是什么？

3.随着光线变化或看远看近，瞳孔和晶状体会发生怎样的变化？

4.前庭蜗器的基本结构是什么？

5.内耳感受器有哪些？请一一叙述它们的位置和功能。

在线答题

扫码看答案

第十一章　神经系统疾病

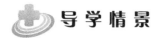

▉ 情景描述

　　神经系统将人体各器官系统联系起来,形成一个精密复杂的有机整体。神经系统既有低级反射的功能,也有高级的学习、经验储存和思考分析的功能,这是人类得以不断进步、认识世界并改造世界的基础。那么,神经系统的组成是怎样的? 你知道在我们日常生活学习中都有哪些神经功能区参与吗?

▉ 学前导语

　　人体的神经系统包括中枢神经系统和周围神经系统两个部分,主导调控人体各器官系统功能,维持内、外环境平衡,并有高级的学习、记忆、思考等功能。本章我们将给同学们介绍神经系统的构成及功能,了解脑、脊髓、周围神经的位置结构和功能等基本常识。

第一节　神经系统解剖生理

一、概述

　　神经系统(nervous system)包括中枢神经系统和周围神经系统,结构和功能复杂,在机体内主导并调控其他系统功能,维持人体内、外环境平衡(图 11-1)。

　　1. 神经系统的组成及功能　　神经系统是完整的不可分割的整体,通常按其分布部位、形态和功能,分为中枢神经系统(central nervous system,CNS)和周围神经系统(peripheral nervous system,PNS)。前者包括位于颅腔内的脑和椎管内的脊髓;后者包括与脑相连的脑神经和与脊髓相连的脊神经。周围神经按分布部位不同,可分为躯体神经和内脏神经。躯体神经分布于体表、骨、关节和骨骼肌;内脏神经分布于内脏、腺体和心血管等位置。

　　在周围神经中,将来自外界或体内的各种刺激转变为神经信号向中枢内传递的纤维称为传入神经纤维,由这类纤维所构成的神经称为传入神经或感觉神经,根据分布部位又分为躯体感觉神经和内脏感觉神经。向周围的靶组织传递中枢冲动的神经纤维称为传出神经纤维,由这类神经纤维所构成的神经称为传出神经或运动神经,根据分布部位又分为躯体运动神经和内脏运动神经。内脏运动神经又分为交感神经和副交感神经,因其不受意识支配又称为自主神经。

　　神经系统在调节机体的活动中,对内、外环境刺激所作出的反应,称为反射(reflex),是神经系统的基本活动方式。反射分非条件反射和条件反射两类。前者是生理反射,包括防御反射、觅食反射、性反射等;后者是出生后在非条件反射的基础上,通过训练建立的反射。条件反射的建立扩大了适应范围,具有极大的易变性,可以新建、改造、分化和消退。

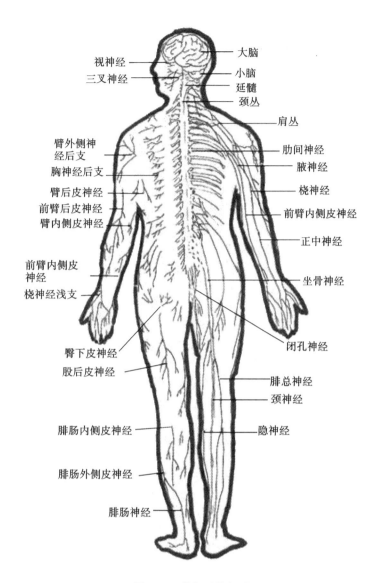

图 11-1　神经系统概观

反射活动的结构基础是反射弧(reflex arc)，基本结构包括感受器、传入神经、中枢、传出神经、效应器五个部分(图 11-2)。只有在反射弧完整的情况下，反射才能完成。

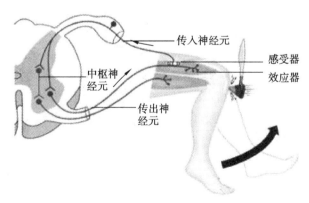

图 11-2　反射弧示意图

2. 神经系统的常用术语　神经系统不同部位的神经元胞体或突起因组合和编排方式不同

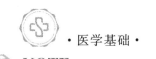

而具有不同的术语。

（1）灰质和白质：中枢神经系统内，神经元胞体及其树突聚集的部位，因富含血管，在新鲜标本中呈暗灰色，称灰质，如脊髓灰质。在大脑半球和小脑，由于大量神经元胞体及其树突形成的灰质集中于表层，特称为皮质。白质是神经纤维在中枢聚集的部位，因神经纤维表面的髓鞘含有类脂质，在新鲜标本中呈亮白色，如脊髓白质。在大脑和小脑，白质被皮质所包绕而位于深方，特称为髓质。

（2）神经核和神经节：两者都是由形态和功能相似的神经元胞体聚集形成的团块，在中枢神经系统内，称为神经核；在周围神经系统内，称为神经节。

（3）纤维束和神经：在中枢神经系统中，起止、行程和功能基本相同的神经纤维聚集成束称为纤维束；在周围神经系统中，神经纤维聚集，被结缔组织包绕形成神经。重要神经束排列、功能、神经走行和分布在临床神经外科中具有重要意义。

（4）网状结构：网状结构是指脑干内除边界明显的灰质和白质以外的细胞体与纤维相互混杂分布的部分。在脑干较为发达，主要用于传导非特异性感觉，从而维持大脑皮质的清醒状态。

二、脊髓的和脊神经

（一）脊髓的位置、内部结构

脊髓（spinal cord）位于椎管内，呈前后略扁的圆柱形，上端在枕骨大孔处与延髓相续，下端逐渐变细呈圆锥状，称脊髓圆锥，成人约平第1腰椎体下缘，新生儿可达第3腰椎体下缘，全长42～45 cm（图11-3）。脊髓圆锥向下延伸为一条结缔组织细丝，称为终丝，止于尾骨背面。

脊髓全长有两个膨大，位于第4颈节至第1胸节的称为颈膨大，位于第1腰节至第3骶节称为腰骶膨大。其形成与支配四肢的神经元数目增多有关，人类上肢灵活，故颈膨大比腰骶膨大明显。

脊髓表面有6条纵沟或裂：前面正中较深的沟，称前正中裂；后面正中较浅的沟，称后正中沟。前正中裂两边有对称性分布的2条前外侧沟，有脊神经前根穿出；后正中沟两边有对称性分布的2条后外侧沟，有脊神经后根穿入，并且每条脊神经后根上有一膨大，称脊神经节，内含假单极神经元胞体（图11-4）。

脊神经前、后根在椎间孔处汇合形成脊神经，并从相应的椎间孔穿出，由于脊髓节段高于相应的椎骨，在椎管内，腰、骶、尾部的脊神经根从上而下斜行一段距离，逐渐达到垂直状态，才能从相应的椎间孔穿出。这些近似垂直的神经根，围绕在终丝周围，形成束状的马尾。成人第1腰椎以下已无脊髓，故临床上常选择第3、4或第4、5腰椎棘突间进行穿刺，以免损伤脊髓（图11-5）。

脊髓在外形上没有明显的节段性，每对脊神经前、后根附着处标志一个脊髓节段。31对脊神经将脊髓分为31个节段，即8个颈髓节段（C）、12个胸髓节段（T）、5个腰髓节段（L）、5个骶髓节段（S）和1个尾髓节段（CO）。在成人，一般的推算方法如下：上颈髓节段（C1～C4）大致与同序数椎骨相对应，下颈髓节段（C5～C8）和上胸髓节段（T1～T4）与同序数椎骨的上1个椎体平对，中胸部的脊髓节段（T5～T8）约与同序数椎骨的上2个椎体平对，下胸部的脊髓节段（T9～T12）约与同序数椎骨的上3个椎体平对，腰髓节段约平对第10～12胸椎，骶、尾髓节段约平对第1腰椎（图11-6）。

在脊髓的横切面上，可见中央有一细小的中央管，围绕中央管周围呈"H"形的是灰质，灰质的外围是白质（图11-7）。

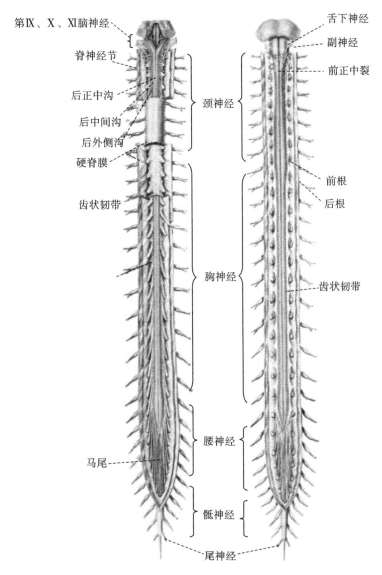

第IX、X、XI脑神经

脊神经节

后正中沟

后中间沟

后外侧沟

硬脊膜

齿状韧带

颈神经

胸神经

腰神经

马尾

骶神经

尾神经

舌下神经

副神经

前正中裂

前根

后根

齿状韧带

图 11-3　脊髓的外形

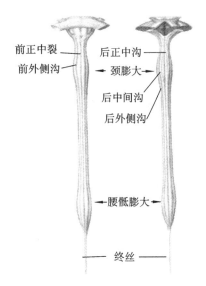

前正中裂

前外侧沟

颈膨大

后正中沟

后中间沟

后外侧沟

腰骶膨大

终丝

图 11-4　脊髓结构示意图

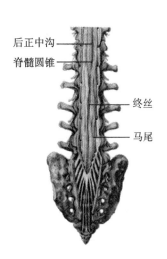

后正中沟

脊髓圆锥

终丝

马尾

图 11-5　脊髓圆锥与马尾

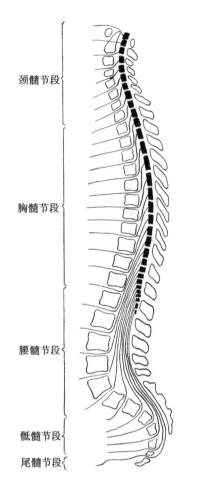

灰质前部扩大为前角(柱),后部狭细为后角(柱),在胸部和上部腰髓(T1~L3),前、后角之间还有向外伸出的侧角(柱)。

白质借脊髓的纵沟分为三个索,前正中裂与前外侧沟之间为前索;前、后外侧沟之间为外侧索;后外侧沟与后正中沟之间为后索。

1.灰质

(1)前角:含运动神经元,引起关节运动;与肌张力调节有关。

(2)后角:由中间神经元组成,接受脊神经后根的传入纤维。

(3)侧角:见于T1~L3脊髓节段,是交感神经的低级中枢,发出纤维经脊神经前根进入脊神经,经交通支到交感干;骶副交感核位于S2~S4脊髓节段,是副交感神经的低级中枢。

2.白质 脊髓白质主要由许多上、下行纤维束组成。上行纤维束将感觉信息上传到脑,下行纤维束从脑将神经冲动下传到脊髓。固有束为短纤维,起止均在脊髓,完成脊髓节段内和节段间反射活动。

图 11-6 脊髓节段与椎骨的对应关系

(二)脊神经

脊神经出椎间孔后立即分支。①前支:为混合性神经支,粗大,分布于躯干前外侧和四肢的肌肉和皮肤。除胸神经前支仍然保持早期原有的节段走形和分布特点外,其余脊神经的前支相互交织构成四个神经丛,即颈丛、臂丛、腰丛、骶丛。②后支:为混合性神经支,较细小,节段性分布于躯干背侧深层肌肉和皮肤。③交通支:为连于脊神经与交感干之间的细支。④脊膜支:发出后经椎间孔返回椎管,分布于脊髓被膜、血管壁、骨膜、韧带和椎间盘等处(图11-8)。

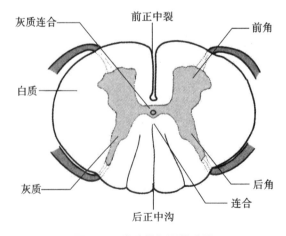

图 11-7 脊髓横切面模式图

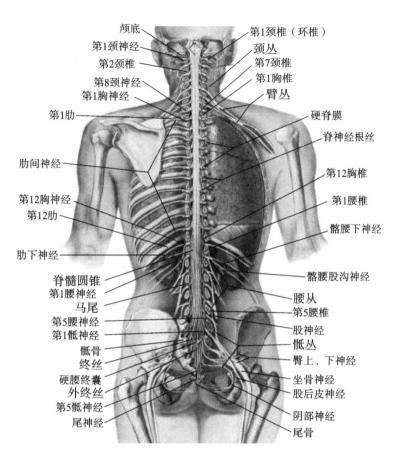

图 11-8　脊神经的组成、分支和分布示意图

第1颈椎（环椎）
第1颈神经
第2颈椎
第8颈神经
第1胸神经
第1肋
肋间神经
第12胸神经
第12肋
肋下神经
脊髓圆锥
第1腰神经
马尾
第5腰神经
第1骶神经
骶骨
终丝
硬腰终囊
外终丝
第5骶神经
尾神经

颅底
颈丛
第7颈椎
第1胸椎
臂丛
硬脊膜
脊神经根丝
第12胸椎
第1腰椎
髂腰下神经
髂腰股沟神经
腰丛
第5腰椎
股神经
骶丛
臀上、下神经
坐骨神经
股后皮神经
阴部神经
尾骨

三、脑和脑神经

（一）脑的位置和构成

脑位于颅腔内,在成人其平均重量约 800g。脑分为 4 部分:端脑、间脑、脑干和小脑(图 11-9)。

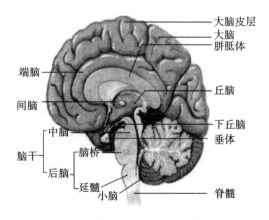

端脑
间脑
中脑
脑干
后脑
延髓
小脑

大脑皮层
大脑
胼胝体
丘脑
下丘脑
垂体
脑桥
脊髓

图 11-9　脑的正中矢状切面

（二）脑干的外形与结构

脑干位于脊髓和间脑之间,自下而上由延髓、脑桥和中脑 3 部分组成,延髓在枕骨大孔处与脊髓相续,脑桥和延髓背侧面与小脑相连,中脑向上与间脑相接。

1. **腹侧面**　延髓向上借延髓脑桥沟与脑桥为界,向下平枕骨大孔处与脊髓相续。延髓下部与脊髓外形相近,脊髓表面纵行沟、裂向上延续到延髓。前正中裂两侧有纵行隆起,称锥体。椎体下端有左右交叉的下行纤维束,称锥体交叉。锥体外侧的卵圆形隆起,称橄榄,内含下橄榄核(图 11-10)。

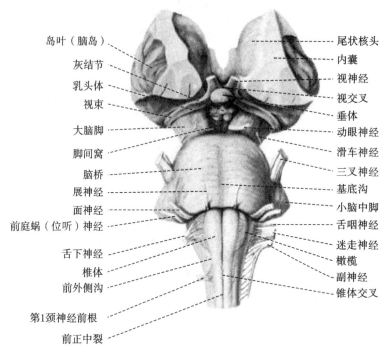

图 11-10　脑干腹侧面

脑桥腹侧面宽阔膨隆,称基底部。其上缘与中脑的大脑脚相接,下缘的延髓脑桥沟中自内侧向外侧依次为展神经、面神经及前庭蜗神经 3 对脑神经根。基底部正中为纵行的基底沟,容纳基底动脉。基底部向后外逐渐变窄,移行为小脑中脚,两者的分界处为三叉神经根。

中脑腹侧面一对粗大的纵行隆起,称大脑脚,由大量起自大脑皮质的下行纤维构成。大脑脚之间的凹陷称脚间窝。窝底有动眼神经根附着。

2. **背侧面**　延髓背侧面上部构成菱形窝的下半,下部似脊髓,后正中沟两边有依次向外排列的薄束结节和楔束结节,其深面有薄束核和楔束核。在楔束结节的外上方有隆起的小脑下脚(图 11-11)。

中脑背面上、下各有两对圆形隆起,分别为上丘和下丘。在下丘与上髓帆之间有滑车神经根发出,这是唯一从脑干背面出脑的神经。

3. **菱形窝**　即第四脑室底,呈菱形,窝的上外侧边界为小脑上脚,下外侧边界自内侧向外侧依次为薄束结节、楔束结节和小脑下脚,横行于菱形窝的纤维束称髓纹。

4. **第四脑室**　位于延髓、脑桥和小脑之间,底为菱形窝,顶向后上朝向小脑。第四脑室向上经中脑水管与第三脑室相通,向下续为延髓下部和脊髓的中央管,借第四脑室脉络组织上的1 个正中孔和 2 个外侧孔与蛛网膜下隙相通。

脑干的内部结构主要包括灰质(脑神经核、非脑神经核)、白质(长的上、下行纤维束)和脑干网状结构。脑干内除了界限明确的脑神经核、非脑神经核和上、下行纤维束外,还有纤维交织成网,其中含有大量散在的神经细胞团块的结构,称为脑干网状结构。上行网状激动系统使大脑皮质保持觉醒和意识状态,网状脊髓束参与躯体和内脏运动、内分泌功能的调节等。

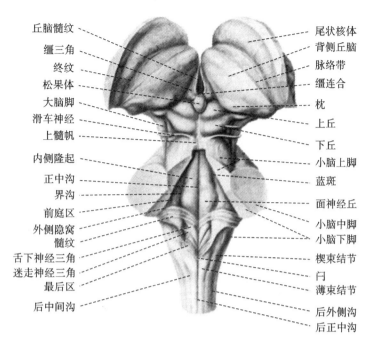

图 11-11 脑干背侧面

丘脑髓纹
缰三角
终纹
松果体
大脑脚
滑车神经
上髓帆
内侧隆起
正中沟
界沟
前庭区
外侧隐窝
髓纹
舌下神经三角
迷走神经三角
最后区
后中间沟

尾状核体
背侧丘脑
脉络带
缰连合
枕
上丘
下丘
小脑上脚
蓝斑
面神经丘
小脑中脚
小脑下脚
楔束结节
闩
薄束结节
后外侧沟
后正中沟

（三）小脑

1. 小脑的位置与外形 小脑位于颅后窝,与端脑枕叶底面隔着小脑幕,借 3 对小脑脚与脑干相连,小脑的上面平坦,中间比较狭窄的部位,称小脑蚓,两侧膨大的部分,称小脑半球,下面中部凹陷,两侧小脑半球向下膨隆的结构,称小脑扁桃体,当颅内压过高时,该部可嵌入枕骨大孔,形成小脑扁桃体疝,压迫延髓,导致呼吸、循环功能障碍,危及生命(图 11-12)。

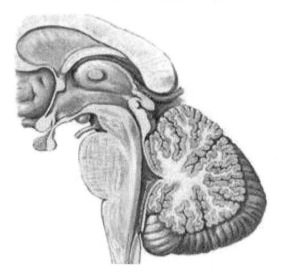

图 11-12 小脑外形

2. 小脑的内部结构 浅表为灰质,称小脑皮质,表面有许多浅沟。深部为白质,称小脑髓质,灰质核团包埋于髓质内,由内侧向外侧依次为顶核、球状核、栓状核和齿状核。

3. 小脑的功能 主要为维持身体平衡,协调眼球运动,调节肌张力,协调肌群运动。

（四）间脑

间脑位于脑干与端脑之间,连接大脑半球和中脑,大脑半球掩盖了间脑的两侧和背面,仅部分腹侧部露于脑底。中间有一窄腔即第三脑室,分隔左右间脑。间脑可分为5个部分:背侧丘脑、后丘脑、上丘脑、底丘脑和下丘脑。下丘脑是神经内分泌中心,与垂体有密切联系,通过神经和体液调节控制机体的内分泌活动,对机体体温、摄食、生殖、水盐平衡和内分泌活动等进行调节;下丘脑与边缘系统有密切联系,参与情绪行为的调节;下丘脑的视交叉上核与人类昼夜节律有关。

（五）端脑

端脑又称大脑,是脑的最高级部位,借胼胝体连接左、右大脑半球,两侧半球之间的裂隙称大脑纵裂,大脑和小脑之间为大脑横裂。

1. 大脑的外形和分叶　大脑半球外表凹凸不平,凹陷处形成大脑沟,沟之间形成长短大小不一的隆起,称为大脑回。每侧半球分为上外侧面、内侧面和下面。半球内有3条恒定的沟,将每侧大脑半球分为5叶,分别为额叶、顶叶、枕叶、颞叶及岛叶。外侧沟起于半球下面,行向后上方,至上外侧面,外侧沟以下的部分为颞叶;中央沟起于半球上缘中点稍后方,斜向前下方,中央沟以前的部分为额叶,中央沟后方为顶叶;顶枕沟位于半球内侧面后部,自距状沟起,自下向上并略转至上外侧面,枕叶前界为顶枕沟;岛叶位于外侧沟深面,被额叶、顶叶、颞叶所掩盖(图11-13)。

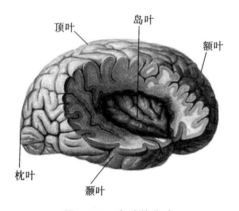

图 11-13　大脑的分叶

2. 大脑的内部结构　大脑半球表层的灰质称大脑皮质,表层下的白质称髓质。蕴藏在髓质深部的灰质团块为基底核。基底核包括尾状核、豆状核、屏状核和杏仁体。半球内的腔隙为侧脑室。

内囊(internal capsule)是位于背侧丘脑、尾状核和豆状核之间的白质板,在水平切面上,呈向外开放的 V 字形,分内囊前肢、内囊膝和内囊后肢。经内囊前肢的投射纤维主要有额桥束和丘脑前辐射;经内囊膝的投射纤维有皮质核束;经内囊后肢的投射纤维有皮质脊髓束、皮质红核束、顶枕颞桥束、丘脑中央辐射、视辐射和听辐射等。当内囊损伤广泛时,患者会出现对侧偏身感觉丧失(丘脑中央辐射受损),对侧偏瘫(皮质脊髓束、皮质核束损伤)和双眼对侧半视野同向性偏盲(视辐射受损)的"三偏"症状(图11-14)。

（六）脑神经名称和主要功能

脑神经与脑相连,共12对,排列顺序通常用罗马数字表示:Ⅰ嗅神经、Ⅱ视神经、Ⅲ动眼神经、Ⅳ滑车神经、Ⅴ三叉神经、Ⅵ展神经、Ⅶ面神经、Ⅷ前庭蜗神经、Ⅸ 舌咽神经、Ⅹ迷走神经、Ⅺ副神经、Ⅻ舌下神经 (图11-15)。

根据脑神经所含神经纤维的性质不同,将脑神经分为感觉性神经,包括第Ⅰ、Ⅱ、Ⅷ对脑神经;运动性神经,包括第Ⅲ、Ⅳ、Ⅵ、Ⅺ、Ⅻ对脑神经;混合性神经,包括第Ⅴ、Ⅶ、Ⅸ、Ⅹ对脑神经。

四、自主神经

神经系统对内脏活动的调节是通过内脏运动神经实现的。但内脏运动神经的调节基本上不受意识控制,不具有随意性,所以被称为自主神经系统。

（一）自主神经系统的功能

自主神经系统按结构和功能的不同,分为交感神经系统和副交感神经系统两大部分。

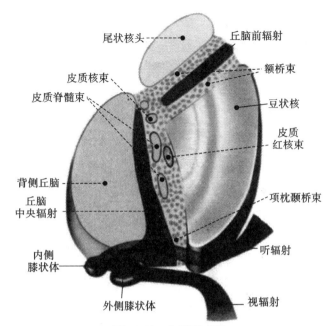

图 11-14 内囊模式图

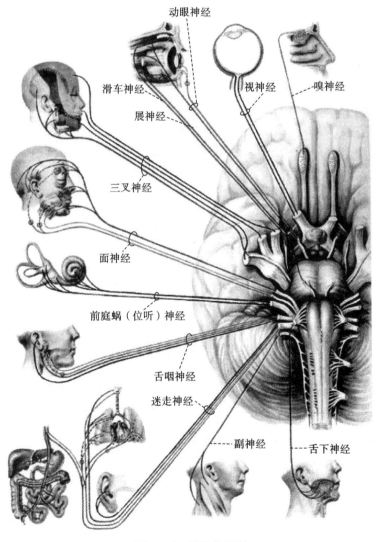

图 11-15 脑神经概观

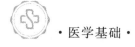

自主神经系统的功能在于调节心肌、平滑肌和腺体的活动。

（二）自主神经的递质及受体

自主神经对内脏器官的作用是通过神经末梢释放神经递质实现的，其释放的神经递质属于外周神经递质，主要为乙酰胆碱和去甲肾上腺素。神经递质可通过与相应受体的结合而发挥其生理作用。自主神经的受体主要包括胆碱能受体和肾上腺素能受体。

五、传导通路

神经系统传导通路包括感觉传导通路和运动传导通路两大类。

（一）感觉传导通路

（1）躯干和四肢意识性本体感觉与精细触觉传导通路：意识性本体感觉亦称深感觉，是指肌、腱、骨骼和关节等处的位置觉、运动觉和振动觉。在深感觉传导中还传导浅部感觉中的精细触觉（即辨别两点间距离和感受物体的纹理粗细等）。两者传导通路相同，由三级神经元组成。

①第一级神经元：是脊神经节细胞，其周围突随脊神经分布于肌、腱、关节等处的本体感觉感受器和皮肤的精细触觉感受器，中枢突经脊神经后根进入脊髓后索。其中，来自第 5 胸节以下的升支形成薄束；来自第 4 胸节以上的升支形成楔束。两束上行，分别止于延髓薄束核和楔束核。

②第二级神经元：由此薄束核和楔束核发出的纤维在延髓腹侧交叉，形成内侧丘系，最后止于背侧丘脑的腹后外侧核。

③第三级神经元：在背侧丘脑的腹后外侧核，由此发出纤维组成丘脑中央辐射，经内囊后肢，纤维投射到大脑皮质中央后回的中、上部和中央旁小叶后部。

（2）痛温觉、粗触觉和压觉传导通路：传导躯体、头面部痛温觉、粗触觉和压觉，又称浅感觉传导通路。可分为躯干部和头面部痛温觉、粗触觉和压觉传导通路。也是由三级神经元组成。

（3）视觉和瞳孔对光反射传导通路。

（二）运动传导通路

运动传导通路是指从大脑皮质到躯体运动和内脏活动效应器的神经联系。从大脑皮质到躯体运动骨骼肌的神经通路，称为躯体运动传导通路，包括锥体系和锥体外系两部分。

（1）锥体系：锥体系主要支配骨骼肌的随意运动，由两级神经元组成。上运动神经元为位于中央前回和中央旁小叶前部的巨型锥体细胞（Betz 细胞），轴突组成下行的锥体束。其中，止于脑神经运动核的纤维称皮质核束；止于脊髓前角运动细胞的纤维称为皮质脊髓束。下运动神经元为脑神经运动核和脊髓前角运动细胞及其轴突。

（2）锥体外系：锥体外系是指锥体系以外影响和控制躯体运动的所有传导路径，涉及脑内许多结构。锥体外系的主要功能是调节肌张力，协调肌肉活动，维持和调整体态姿势以及进行习惯性、节律性动作等。

六、脑和脊髓的被膜、血管和脑脊液循环

（一）脑和脊髓的被膜

脑和脊髓均被三层被膜包裹，由外向内，依次是硬膜、蛛网膜和软膜，对脑和脊髓具有支持和保护作用。

1. 脊髓的被膜

（1）硬脊膜：由致密结缔组织构成，厚而坚韧，呈囊状包裹脊髓。上端附于枕骨大孔边缘，与硬脑膜相延续。硬脊膜与椎管内面骨膜及黄韧带之间的间隙，称为硬膜外隙，内含疏松结缔组织、脂肪、淋巴管和椎内静脉丛等。由于硬脊膜在枕骨大孔边缘与骨膜紧密相连，故硬膜外隙不与颅内相通。此隙内有脊神经根通过，临床上进行硬膜外麻醉，即将药物注入此隙，以阻滞脊神经根内的神经传导。在硬脊膜与脊髓蛛网膜之间为潜在的硬膜下隙，向上与颅内的硬膜下隙相通（图 11-16）。

（2）脊髓蛛网膜：为半透明的薄膜，位于硬脊膜与软脊膜之间，向上与脑蛛网膜直接延续。脊髓蛛网膜与软脊膜之间有宽阔的间隙，称为蛛网膜下隙，两层间有许多结缔组织小梁相连，隙内充满脑脊液。

（3）软脊膜：薄而富有血管，紧贴脊髓表面，并深入脊髓的沟裂中，至脊髓下端形成终丝。

2. 脑的被膜

（1）硬脑膜：坚韧而有光泽，由内、外两层构成，外层即颅骨的内骨膜，内层较外层坚厚。在颅盖，硬脑膜与颅骨结合疏松，当外伤时，常因硬脑膜血管损伤而在硬脑膜与颅骨之间形成硬膜外血肿。硬脑膜与颅底结合紧密，颅底骨折时，易将硬脑膜与脑蛛网膜同时撕裂，使脑脊液外漏。例如，颅前窝骨折时，脑脊液可流入鼻腔，形成鼻漏。

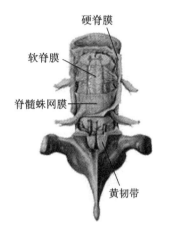

图 11-16 脊髓的被膜

硬脊膜
软脊膜
脊髓蛛网膜
黄韧带

知识链接 11-2

硬脑膜形成若干板状突起，伸入脑各部之间，对脑起到固定和承托作用。

①大脑镰：呈镰刀形，伸入两侧大脑半球之间，前端附于筛骨鸡冠，后端连于小脑幕上面的正中线上，下缘游离于胼胝体上方。

②小脑幕：形似幕帐，位于大脑与小脑之间。小脑幕上面的正中线上连于大脑镰。前内缘游离凹陷，称小脑幕切迹，有中脑通过。当小脑幕上发生颅脑病变引起颅内压增高时，位于小脑幕切迹上方的海马旁回和钩可能被挤入小脑幕切迹，形成小脑幕切迹疝而压迫动眼神经和大脑脚。

（2）脑蛛网膜：薄而透明，无血管、神经，与硬脑膜间有硬膜下隙；与软脑膜间有蛛网膜下隙，内含脑脊液和较大血管。脑和脊髓的蛛网膜下隙互相交通。蛛网膜下隙的大小不一，较扩大处称蛛网膜下池（脑池）。在小脑与延髓间有小脑延髓池，临床上可在此进行蛛网膜下隙穿刺。脑蛛网膜在硬脑膜构成的上矢状窦附近形成许多"菜花状"突起，突入硬脑膜窦内，称蛛网膜颗粒。脑脊液通过这些颗粒渗入硬脑膜窦内，回流入静脉。

（3）软脑膜：薄而富有血管，紧贴脑的表面并深入其沟裂中，参与构成脉络组织，对脑的营养起重要作用。在某些部位，脉络组织中的血管反复分支成丛，连同其表面的软脑膜和室管膜上皮突入脑室，形成脉络丛，这是产生脑脊液的主要结构。

（二）脑和脊髓的血管

中枢神经系统是体内代谢最旺盛的部位，血液供应非常丰富，约占心脏搏出量的 1/6。脑血流减少或中断可导致脑神经细胞缺氧甚至坏死，造成严重的神经精神障碍。

1. 脑的动脉 脑的动脉来自颈内动脉和椎-基底动脉（图 11-17）。以顶枕裂为界，大脑半球的前 2/3 和部分间脑由颈内动脉供应，大脑半球后 1/3 及部分间脑、脑干和小脑由椎-基底动脉供应。分皮质支和中央支，前者营养大脑皮质及其深面的髓质；后者供应基底核、内囊及间脑等。

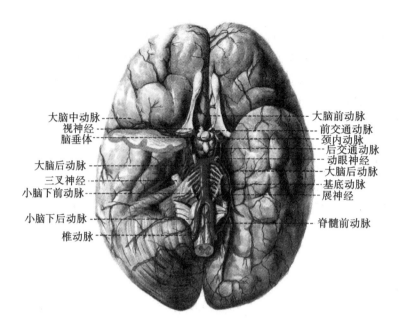

图 11-17　脑的动脉

　　大脑动脉环又称 Willis 环。由前交通动脉、两侧大脑前动脉起始段、两侧颈内动脉末端、两侧后交通动脉和两侧大脑后动脉起始段共同组成,位于脑底下方,蝶鞍上方,环绕视交叉、灰结节及乳头体周围。当构成此环的某一动脉血流减少或被阻断时,可在一定程度上通过大脑动脉环使血液重新分配和代偿,以维持脑的营养供应和功能活动。

　　2. 脑的静脉　脑的静脉不与动脉伴行,可分为浅、深两组,两组之间互相吻合。

　　(1)浅静脉:收集皮质及皮质下髓质的静脉血,并直接注入邻近的静脉窦。

　　(2)深静脉:收集大脑深部的髓质、基底核、间脑、脑室脉络丛等处的静脉血,最后汇成一条大脑大静脉(Galen 静脉),于胼胝体压部后下方注入直窦。

　　3. 脊髓的动脉　脊髓的动脉来自椎动脉发出的脊髓前、后动脉和一些节段性动脉,如肋间后动脉、腰动脉、骶外侧动脉等分支。脊髓前、后动脉在下行过程中,不断得到节段性动脉的增补,以营养脊髓(图 11-18)。

　　4. 脊髓的静脉　脊髓的静脉较动脉多而粗,收集脊髓内的小静脉,最后汇合成脊髓前、后静脉,通过前、后根静脉注入硬膜外隙的椎内静脉丛。

　　(三)脑脊液循环

　　脑脊液是充满于脑室系统、脊髓中央管和蛛网膜下隙内的无色透明液体,对中枢神经系统起缓冲、保护、营养、运输代谢产物以及维持正常颅内压的作用。

　　脑脊液由侧脑室脉络丛产生,经室间孔流至第三脑室,与第三脑室脉络丛产生的脑脊液一起经中脑水管流入第四脑室,再汇合第四脑室脉络丛产生的脑脊液,经第四脑室正中孔和外侧孔流入蛛网膜下隙,使脑、脊髓和脑神经、脊神经均被脑脊液浸泡。然后,脑脊液再沿蛛网膜下隙流向大脑背面,经蛛网膜颗粒渗透到硬脑膜窦(主要是上矢状窦)内,回流入血液中(图11-19)。如在脑脊液循环途径中发生阻塞,可导致脑积水和颅内压升高,进而使脑组织受压移位,甚至形成脑疝而危及生命。

　　(四)血-脑屏障

　　神经细胞功能活动的正常进行,要求其周围的微环境保持一定的稳定性,而维持这一稳定性的结构就是脑屏障。脑屏障由血-脑屏障、血-脑脊液屏障、脑脊液-脑屏障三部分组成,能选择性地允许某些物质进入脑组织,进而起到保护作用。

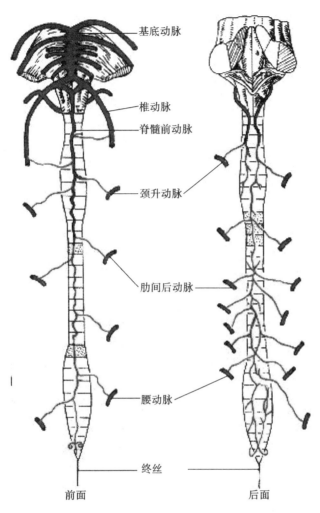

基底动脉

椎动脉

脊髓前动脉

颈升动脉

肋间后动脉

腰动脉

终丝

前面　　　　　　　　　后面

图 11-18　脊髓的动脉

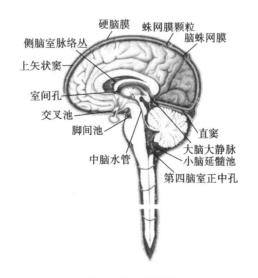

硬脑膜　蛛网膜颗粒

侧脑室脉络丛　　　　　脑蛛网膜

上矢状窦

室间孔

交叉池

脚间池　　　　　　　直窦

大脑大静脉

中脑水管　　　　　小脑延髓池

第四脑室正中孔

图 11-19　脑脊液

血-脑屏障是脑屏障的主要形式,位于血液与脑、脊髓的神经细胞之间。其结构基础如下:①脑和脊髓内毛细血管内皮细胞无窗孔,内皮细胞之间为紧密连接;②完整而连续的毛细血管基膜;③毛细血管基膜外有星形胶质细胞终足围绕形成的胶质膜。

在神经系统的某些部位缺乏血-脑屏障,如松果体、神经垂体、正中隆起等。这些部位毛细血管内皮细胞有窗孔,内皮细胞之间为缝隙连接,因而有一定的通透性。

七、神经系统的功能

(一)神经纤维传导兴奋的特征

1. 完整性　神经纤维传导兴奋不仅要求神经纤维结构上完整,而且要求生理功能正常。如果神经纤维被切断,其结构或生理功能的完整性就会遭到破坏,兴奋的传导将受阻。

2. 绝缘性　一条神经干由无数条神经纤维组成。神经纤维传导兴奋时,互不干扰。

3. 双向性　在实验条件下,神经纤维上某一点受刺激而兴奋时,兴奋可以同时向两端传导。

4. 相对不疲劳性　在长时间、高频率连续刺激作用下,神经纤维仍保持其兴奋性和传导能力。

(二)突触分类、传递过程

突触(synapse)通常是指神经元与神经元之间相接触的部位。在神经系统内有大量的神经元,它们在结构上没有原生质的联系,主要通过突触实现相互间的功能联系。

1. 突触的分类　根据神经元相互接触部位的不同可分为轴-体突触、轴-树突触和轴-轴突触(图 11-20)。根据对突触后神经元影响的不同可分为兴奋性突触和抑制性突触。

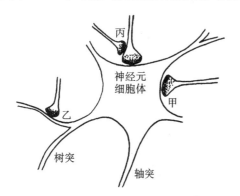

图 11-20　突触的类型

信息在神经系统的传递通常涉及多个神经元,它们之间的信息传递是依靠突触传递完成的。根据信息传递媒介物性质的不同,突触可分为化学性突触和电突触两类,前者的信息传递媒介物是神经递质,后者的信息传递媒介物是局部电流。以下着重讨论电-化学-电的突触传递过程。

经典的突触包含三部分,即突触前膜、突触间隙和突触后膜(图 11-21)。突触前神经元的轴突末梢膜即突触前膜,与突触前膜相对应的另一神经元的胞体或突起膜为突触后膜。突触前膜和突触后膜之间为突触间隙。在突触前膜内侧有大量的囊泡和线粒体。囊泡内含有神经递质,例如乙酰胆碱。突触后膜上有与神经递质相对应的受体或递质门控离子通道。

2. 突触的传递过程　当动作电位传至突触前神经元轴突末梢时,突触前膜上 Ca^{2+} 通道开放, Ca^{2+} 顺浓度差流入突触前膜内。进入突触前膜内的 Ca^{2+} 一方面可降低轴浆的黏度,有利于囊泡的移动,另一方面可消除突触前膜的负电荷,促进囊泡与突触前膜接触、融合、破裂、释放神经递质。神经递质经突触间隙扩散到突触后膜,与突触后膜上的特异性受体结合,使突触后膜的通透性发生改变,导致跨膜离子流动,进而产生膜电位的改变,即突触后电位(图 11-22)。

(三)神经系统的感觉功能

感觉是刺激作用于感受器,经感受器的感受和换能作用转变为神经冲动,再经感觉传入通路上传到大脑皮层而产生的。

1. 脊髓的感觉传导功能　脊髓有感觉传导功能,是重要的感觉传导通路。躯干、四肢和一些内脏器官发出的感觉纤维由后根进入脊髓后,分别组成不同的感觉传导束,沿脊髓向高级中枢传导神经冲动。其中浅感觉传导通路传导痛觉、温度觉和轻触觉,其特点是先交叉后上行;

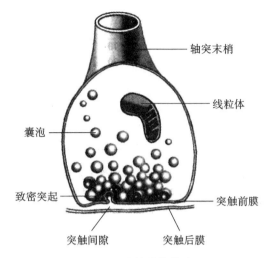

图 11-21 突触结构模式图

轴突末梢

线粒体

囊泡

致密突起

突触前膜

突触间隙   突触后膜

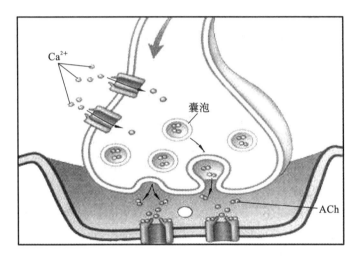

Ca^{2+}

囊泡

ACh

图 11-22 突触的传递过程

深感觉传导通路传导本体感觉和深部压觉,特点是先上行后在延髓交叉。因此,在脊髓半离断情况下,浅感觉障碍发生在离断的对侧,深感觉障碍发生在离断的同侧。

2. 丘脑及其感觉投射系统 丘脑中有大量神经元组成的核团。各种感觉通路(嗅觉除外)都要在此换元,再向大脑皮层投射。因此,丘脑是感觉传导的总换元站,同时也能对感觉进行粗略的分析和综合。

3. 大脑皮层的感觉分析功能 各种感觉传入冲动到达大脑皮层后,通过分析综合才能产生意识感觉。因此,大脑皮层是感觉分析的最高级中枢。大脑皮层的不同区域具有不同的功能,这称为大脑皮层的功能定位。

(1)体表感觉投射区:全身体表感觉的主要投射区在中央后回,又称第一感觉区。其投射规律如下:①投射纤维左右交叉,即躯体一侧传入冲动向对侧皮层投射,但头面部的感觉投射是双侧性的;②投射区的空间安排是倒置的,但头面部内部的安排仍是正立的;③投射区的大小与不同体表部位的感觉灵敏度有关,如感觉灵敏度高的拇指、食指、口唇等的皮层代表区较大(图 11-23)。

(2)内脏感觉投射区和本体感觉投射区:内脏感觉的投射区在第一感觉区、第二感觉区、运动辅助区和边缘系统等部位,与体表感觉投射区有较多的重叠。本体感觉(指肌肉、关节等的运动觉)的投射区主要在中央前回。视觉投射区在枕叶距状裂的上、下缘;听觉投射区在双

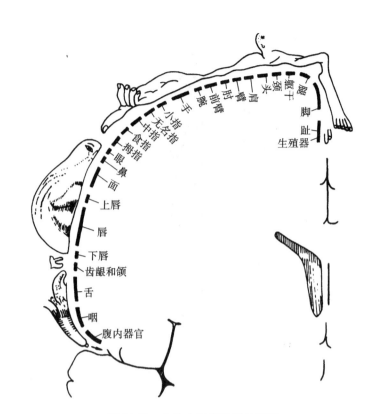

图 11-23　大脑皮层感觉区示意图

侧皮层颞叶的颞横回与颞上回；嗅觉投射区在边缘叶的前底部；味觉投射区在中央后回头面部感觉区的下侧。

知识链接 11-3

4. 痛觉　痛觉是机体受到伤害性刺激时所产生的一种复杂感觉，常伴有不愉快的情绪活动和防御反应。作为机体受损害时的报警系统，痛觉具有保护性作用。疼痛常是许多疾病的一种症状，剧烈的疼痛还可引起休克，故认识疼痛的产生及其规律具有重要意义。

（四）神经系统对躯体运动的调节

人类在生活和劳动过程中所进行的各种形式的躯体运动，都是在中枢神经系统的控制下进行的。神经系统对各种姿势和随意运动的调节，都是复杂的反射活动。躯体运动最基本中枢在脊髓，最高级中枢在大脑皮层。

1. 脊髓对躯体运动的调节　脊髓是躯体运动最基本的反射中枢，脊椎动物可以完成一些简单的反射活动，这些反射活动是正常机体复杂的躯体运动的基础。在脊椎动物可以观察到的躯体反射主要有屈肌反射、对侧伸肌反射和牵张反射。

2. 脑干对肌紧张的调节　正常情况下，脊髓的低级运动中枢经常受到高级中枢的调控，其中脑干在肌紧张的调节中起重要作用。用电刺激动物脑干网状结构的不同区域，发现其中有加强肌紧张的区域，称为易化区；也有抑制肌紧张的区域，称为抑制区。在动物实验中发现，如在中脑上、下丘之间切断脑干，动物会出现四肢伸直、头尾昂起、脊柱挺硬等伸肌过度紧张的现象，称为去大脑僵直（decerebrate rigidity）（图 11-24）。它的发生是因为切断了高位抑制中枢与脑干网状结构抑制区的功能联系，造成抑制区和易化区之间活动失衡，易化区活动相对占优势，使伸肌紧张性亢进，出现了僵直现象。人类也可以出现头后仰、上下肢僵硬伸直等类似动物去大脑僵直的现象，这是脑干严重损伤的信号。

3. 小脑对躯体运动的调节　根据小脑传入纤维、传出纤维的联系，可将小脑划分成三个主要的功能部分，即前庭小脑、脊髓小脑和皮层小脑，它们在躯体运动的调节过程中发挥着不同的作用。

（1）维持身体平衡：这主要是前庭小脑的功能。

（2）调节肌紧张：这主要是脊髓小脑的功能。

（3）协调随意运动：这主要是脊髓小脑后叶中间带和皮层小脑的功能。

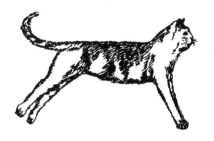

图 11-24 去大脑僵直

4.基底神经节对躯体运动的调节 基底神经节是皮层下一些核团的总称，主要包括尾状核、壳核、苍白球、丘脑底核、中脑的黑质和红核。前三者合称纹状体，其中苍白球为旧纹状体，尾状核和壳核为新纹状体。基底神经节有重要的运动调节功能，它与随意运动的产生和稳定、肌紧张的调节、本体感觉传入信息的处理等都有关系。基底神经节损伤的临床表现可分为两大类：一类是运动过少而肌紧张增强，如帕金森病（Parkinson disease）；另一类是运动过多而肌紧张降低，如舞蹈病和手足徐动症等。

知识链接 11-4

5.大脑皮层对躯体运动的调节 大脑皮层是调节躯体运动的最高级中枢。在人类，如果大脑皮层运动区损伤，随意运动将出现严重障碍。

人类的大脑皮层运动区主要在中央前回。中央前回运动区对躯体运动的控制具有以下特点。

（1）交叉性支配：一侧皮层运动区支配对侧躯体的骨骼肌，但头面部骨骼肌的支配多数是双侧性的（眼裂以下面肌及舌肌主要受对侧皮层控制）。所以，当一侧内囊损伤时，将引起对侧躯体骨骼肌、眼裂以下面肌及舌肌瘫痪，而受双侧控制的面肌并不完全瘫痪。

（2）功能定位精细：呈倒置安排，但头面部代表区的安排是正立的（图 11-25）。

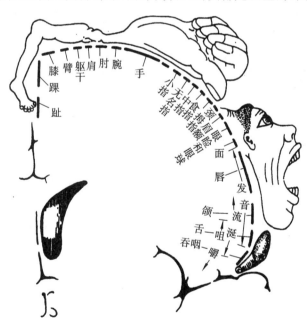

图 11-25 大脑皮层运动区示意图

（3）大脑皮层运动区的大小与运动的精细程度有关：运动越精细、越复杂的部位，在大脑皮层运动区所占的范围越大。

除中央前回外，在大脑皮层内侧面还有运动辅助区，它对躯体运动的支配是双侧性的。

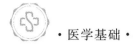

（五）脑的高级功能

人的脑除了能产生感觉、调节躯体运动和协调内脏活动外，还有一些更为复杂的高级功能，如语言、思维、学习和记忆、复杂的条件反射、睡眠等。这些高级功能主要属于大脑皮层的活动。条件反射（conditioned reflex）是大脑皮层活动的基本形式。大脑皮层活动时伴有生物电变化，可用于研究大脑皮层功能活动和进行临床检查。

第二节　神经系统疾病常见症状和体征

一、意识障碍

意识障碍是由于上行网状激活系统和（或）大脑皮质的广泛损害导致的不同程度觉醒水平的障碍和意识内容变化，意识内容变化主要由大脑皮质损伤或病变造成。

（一）意识障碍临床表现

1. 觉醒度改变

（1）嗜睡：意识障碍的早期表现，患者不受控制地入睡，能被唤醒，醒后意识基本正常，停止刺激后继续入睡。

（2）昏睡：患者处于较深的睡眠状态，一般刺激不能被唤醒，不能对答，较强烈刺激时可有短时意识清醒，醒后可回答简单提问，当刺激减弱或消失后很快再次进入睡眠状态。

（3）昏迷：患者意识活动完全丧失，对外界各种刺激和（或）自身内部的需要均不能感知。患者可存在无意识的活动，但任何刺激均不能被唤醒。按刺激反应及反射活动等可分三度。

①浅昏迷：随意活动消失，对疼痛刺激有反应，各种生理反射（吞咽、咳嗽、角膜反射、瞳孔对光反应等）存在，体温、脉搏、呼吸多无明显改变。

②中度昏迷：对外界一般刺激无反应，强烈疼痛刺激可见防御反射活动，角膜反射减弱或消失，呼吸节律紊乱，可见周期性呼吸或中枢神经性过度换气。

③深昏迷：随意活动完全消失，对各种刺激都没有反应，各种生理反射消失，可出现呼吸不规则、血压下降、大小便失禁、全身肌肉松弛、去大脑强直等。

2. 意识内容改变

（1）意识模糊：患者情感淡漠，时间、空间及人物定向障碍明显，思维不连贯，往往答非所问，错觉可为突出表现，幻觉少见。

（2）谵妄状态：对客观环境的认知能力和反应能力均有所下降，注意力涣散，定向障碍，言语增多，思维不连贯，多伴有觉醒-睡眠周期紊乱。

（3）类昏迷状态：许多不同的行为状态都可以表现出类似于昏迷或与昏迷相混淆的状态。患者最初昏迷，在长短不一的时间后可逐渐发展为以下行为状态中的某一种。行为状态主要包括紧张症、假昏迷、持久性植物状态、无动性缄默症、意志缺乏症。

（二）常见病因

常见病因包括颅内局限性或弥漫性病变和全身性疾病，前者如脑出血、颅脑外伤、各种脑炎等，全身性疾病常见急性感染性疾病、内分泌和代谢性疾病、外源性中毒等。

（三）检查

（1）确定是否有意识障碍。

（2）确定意识障碍的程度或类型。

（3）确定意识障碍的病因。

（4）诊断程序：应重点检查神经体征和脑膜刺激征,实验室检查包括血象、生化、影像学检查等。

二、晕厥

晕厥是因各种原因导致一过性脑供血不足而引起的意识障碍。

常见的原因如下：自主神经调节失常,血管舒缩障碍,如直立性低血压时脑供血障碍可引起晕厥,体质差者多见;心源性脑缺血,这种原因的晕厥最严重,多见于严重的快速或慢速心律失常、心脏停搏;脑血管疾病,这种情况多为突然发生的脑干供血不足所致,因脑干网状结构上行激活系统缺血而不能维持正常的意识状态,称为短暂性脑缺血发作;其他如低血糖、重度贫血等。

临床表现：常见突然发作的头昏、恍惚、视物模糊或两眼发黑、四肢无力,随之意识丧失、摔倒,数秒钟至数分钟内即可恢复如常,起立行走,许多患者是较快的软倒而不是摔倒,没有意识丧失,部分患者半小时以内可有全身乏力感。发作时患者心率减慢或增快,血压下降,面色苍白,可出冷汗。

三、眩晕

眩晕是因机体对空间定位障碍而发生的一种动性或位置性错觉,可分为真性眩晕和假性眩晕。真性眩晕是由眼、本体觉或前庭系统疾病引起的,有明显的外物或自身旋转感;假性眩晕多由全身性疾病引起,如心血管疾病、脑血管疾病、贫血、神经症等,几乎都有轻重不等的头晕症状,患者往往没有明确转动感。

根据病因和表现,眩晕又分为周围性眩晕和中枢性眩晕。

1.周围性眩晕 由内耳迷路或前庭部分、前庭神经颅外段(在内听道内)病变引起的眩晕,包括急性迷路炎、梅尼埃病等。其特点如下：①眩晕为剧烈旋转性,持续时间短,头位或体位改变可使眩晕加重明显。②眼球震颤。③平衡障碍。④自主神经症状：如恶心、呕吐、出汗及面色苍白等。⑤常伴耳鸣、听觉障碍,而无脑功能损害。

2.中枢性眩晕 前庭神经核、脑干、小脑和大脑颞叶病变引起的眩晕。其特点如下：①眩晕程度相对轻些,持续时间长,为旋转性或向一侧运动感,闭目后可减轻,与头位或体位改变无关;②眼球震颤粗大;③平衡障碍,表现为旋转性或向一侧运动感;④自主神经症状不如周围性眩晕明显;⑤无半规管麻痹、听觉障碍等;⑥可伴脑功能损害,如脑神经损害、眼外肌麻痹、面舌瘫、球麻痹、肢体瘫痪、高颅压等。

眩晕的常见疾病包括良性位置性眩晕(耳石症)、梅尼埃病等。

四、头痛

头痛(headache)是临床常见的症状。通常将局限于头颅上半部,包括眉弓、耳轮上缘和枕外隆突连线以上部位的疼痛统称为头痛。头痛病因非常多,神经系统疾病(如神经痛、颅内感染、颅内占位病变、脑血管疾病)、颅外头面部疾病以及全身性疾病如急性感染、中毒等均可导致头痛。

国际头痛协会根据头痛发生的原因,将其分为三大类。①原发性头痛(primary headache)：包括偏头痛、紧张性头痛、丛集性头痛等。②继发性头痛(secondary headache)：包括头颈部外伤、颅颈部血管性因素、颅内非血管性疾病、感染、药物戒断、精神性因素等多种原因所致的头痛。③颅神经痛、中枢性和原发性面痛、其他颜面部结构病变所致的头痛及其他类型头痛。

头痛的治疗以处理原发病为主。

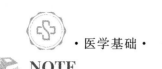
第三节　神经精神常见疾病

一、神经症

神经症(neurosis),旧称神经官能症,是一组精神障碍的总称,包括且不限于神经衰弱、强迫症、焦虑症等,患者深感痛苦且妨碍其心理功能或社会功能,但没有任何可证实的器质性病理基础。病程大多持续迁延或呈发作性。

神经症的发病往往与不良的社会心理因素有关,症状复杂多样,其常见的典型体验是患者出现不能控制的但又认为应该加以控制的心理活动,如焦虑、恐惧、强迫观念、持续的紧张心情、自我感觉无意义的胡思乱想等。患者虽可自述有多种躯体的不适感,但临床检查未能发现器质性病变。患者一般能适应社会,但其症状妨碍了患者的心理功能或社会功能。患者对存在的症状感到痛苦和无能为力,常迫切要求治疗,自知力完整。

神经症的症状复杂多样,有的患者表现为头痛、失眠、记忆力减退,有的患者则有心悸、胸闷、恐怖感等。其病变特点是症状的出现与变化往往与精神因素有关。临床常见表现主要包括自主神经功能紊乱的临床症状(如头痛、消化道功能紊乱等)和心脏、胃肠自主神经功能紊乱的临床症状(如心前区疼痛、心悸、乏力等)。

神经症是心因性疾病,应当以心理、精神疏导治疗为主,药物、物理治疗为辅。

二、抑郁症

抑郁症是最常见的抑郁障碍,以显著而持久的心境低落为主要临床特征,临床可见心境低落与其处境不相称,情绪消沉甚至悲观厌世,可有自杀企图或行为;部分患者有明显的焦虑和运动性激越;严重者可出现幻觉、妄想等精神病性症状。每次发作持续2周以上,长者甚至可达数年,多数患者有反复发作的倾向,每次发作大多数可以缓解,部分患者可有残留症状或转为慢性。

抑郁症的病因目前尚未阐明,但可以肯定的是,抑郁症的发病过程是生物、心理与社会环境诸多因素参与的结果。

抑郁症的临床表现包括心境低落(无愉快感、悲观厌世、自责自罪等);思维迟缓(反应迟钝、思路闭塞、主动语言减少等);意志活动减退(行为缓慢、回避社交、生活被动甚至生理需要都不顾及);认知功能损害(记忆力下降、学习困难等);躯体症状(睡眠障碍、食欲减退、体重减轻等)。

抑郁症主要根据病史、临床症状、病程及体格检查和实验室检查进行诊断,典型病例诊断一般不困难。国际上通用的诊断标准一般有ICD-10和DSM-IV。国内主要采用ICD-10。

抑郁症的治疗应到专业医院,求助于专业医生。治疗手段包括药物治疗、心理干预以及物理刺激等。

总结

掌握神经系统的组成,神经系统的常用术语,脊髓的位置和内部结构,脑的构成,脑干的外形与结构,小脑的位置、功能,端脑的外形、分叶,内囊的位置、分部和损伤后的表现,硬膜外隙和蛛网膜下隙的位置和内容物,脑动脉的主要来源及各来源血供范围,脑脊液的循环途径;突触兴奋的传递过程。

熟悉神经系统的活动方式,脑和脊髓被膜的名称与层次,大脑动脉环的组成和位置。

了解神经系统的功能,脑干网状结构。

实验九 人体神经系统认知

【实验目的】
(1) 认识神经系统各部的形态、位置和结构。
(2) 能初步学会在标本和模型上辨认神经系统各部的形态、位置和结构。

【实验时间】
2 学时。

【实验内容】
1.实验原理 通过老师介绍和自己观察,认识神经系统各部的形态、位置和结构。
2.实验材料 人体解剖实验室的模型、标本和挂图。
3.实验对象 人。

【实验步骤】
(1) 介绍常用解剖学术语。
(2) 介绍神经系统各部的形态、位置和结构。
(3) 结果观察。
①对照挂图,认识神经系统各部的形态、位置和结构。
②观察模型和挂图,并与教学内容进行对比,加深认识。
③对照挂图,认识神经系统各部的结构、特征。模拟日常神经反射活动,加深对神经系统功能的认识。

【实验提示】
(1) 穿好工作服,课前做好预习,本次实验课观察内容较多,需熟悉相应标本、模型。
(2) 尊重大体老师,不允许在解剖室嬉笑、打闹、拍照、录制视频等,对待标本和模型应轻拿轻放,不允许在标本及模型上乱写乱画。
(3) 解剖标本经防腐处理,防腐剂有一定毒性作用,此外,标本并未进行消毒灭菌,所以离开实验室之前需洗手,工作服对内折叠收好。

【实验思考】
请思考有哪些神经组织会参与日常学习活动?

目标检测

简答题
1.简述神经系统的组成。
2.试述脑脊液的产生及其循环。
3.简述脊髓节段与椎骨节段的对应关系。
4.简述脑出血患者一侧内囊受损后的表现。

在线答题

扫码看答案

第十二章 内分泌系统疾病及代谢性疾病

 导学情景

■ **情景描述**

1902 年英国生理学家 Bayliis 和 Starlling 在动物实验中发现了一个可引起胰液分泌的化学物质——激素,并用原意为"奋起活动"的希腊文命名。

大部分人对于激素的第一印象往往是使用激素后出现满月脸、水牛背、肥胖等一系列的副作用。也正因为如此,很多人往往谈激素色变。激素可以说是"一半蜜糖一半砒霜",例如,糖皮质激素在生理状态时可以说是人体的"蜜糖",但它也有很大的不良反应,如长期大量应用可导致骨质疏松、骨质坏死、肌肉萎缩、满月脸、水牛背、向心性肥胖等副作用。

■ **学前导语**

激素对机体的代谢、生长、发育和繁殖等起重要的调节作用,是我们生命中的重要物质。

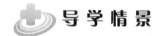

第一节 内分泌系统的解剖和生理

为了适应不断改变的内、外环境并保持机体内环境的相对稳定,人体必须依赖于神经、内分泌和免疫系统的相互配合和调控,使各器官系统的活动协调一致,共同完成机体的代谢、生长、发育、生殖、运动、衰老和病态等生命现象。其中,内分泌系统通过分泌激素参与调节生命活动过程以维持内环境的相对稳定,适应内、外环境的变化。各种原因影响激素的分泌或作用时,人体出现的物质代谢和生理功能异常表现称为内分泌代谢性疾病。

一、概述

内分泌系统(endocrine system)由内分泌器官和内分泌组织组成(图 12-1)。内分泌器官是结构独立存在、肉眼可直接观察的内分泌腺,如甲状腺、甲状旁腺、肾上腺等;内分泌组织是分散于其他器官和组织中具有内分泌作用的细胞团块,如胰中的胰岛、睾丸中的间质细胞、卵巢中的卵泡和黄体等。两者又统称为内分泌腺。内分泌系统通过一种整合性的调节机制,利用分泌特殊的化学物质来实现对机体的控制与调节。同时它也是机体的重要调节系统,它与神经系统相辅相成,共同调节机体的生长发育和各种代谢,维持内环境的稳定,并影响行为和生殖等。

二、脑垂体

垂体位于颅中窝蝶骨体的垂体窝内,借漏斗连于下丘脑(图 12-2)。垂体呈椭圆形,色灰红,长约 1 cm,直径 1～1.5 cm,高约 0.5 cm,重 0.5～0.6g,是人体内最复杂的内分泌腺。根

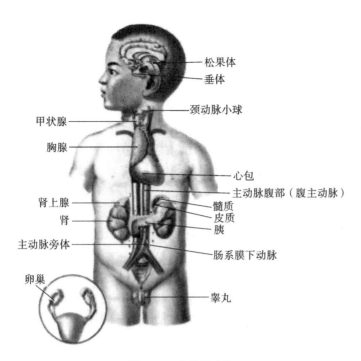

图 12-1 内分泌系统

据其发生与结构特点,分为前部的腺垂体和后部的神经垂体两部分,表面有结缔组织被膜。腺垂体可分为远侧部、中间部和结节部。神经垂体包括神经部和漏斗部,漏斗部又分为正中隆起和漏斗柄。神经部和中间部共同称为垂体后叶。垂体的内分泌活动直接受下丘脑控制,垂体的前上方与视交叉相邻,当垂体发生肿瘤时,可压迫视交叉的交叉纤维,引起双眼视野颞侧半偏盲。

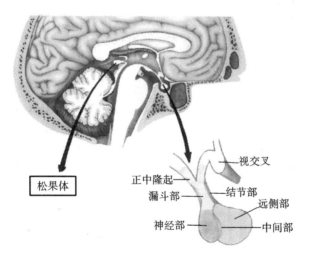

图 12-2 垂体

（一）腺垂体

腺垂体分泌生长激素（GH）、促甲状腺激素（TSH）、促肾上腺皮质激素（ACTH）、催乳素（PRL）、卵泡刺激素（FSH）和黄体生成素（LH）、促黑素。每种激素的成分、功能与分泌调节如下。

1. 生长激素（GH） 生长激素是一种腺垂体生长激素细胞分泌的蛋白质激素。生长激素分泌细胞占垂体前叶细胞总数的 30%～40%,所以,GH 是腺垂体中含量最多的激素。其生理功能如下。

（1）促生长的作用：GH 的主要作用是促进物质代谢和影响机体各个器官组织细胞的生长发育，对骨骼、肌肉及内脏器官的作用尤为明显。机体的生长受多种因素的影响，GH 对出生后婴幼儿至青春期儿童的发育至关重要。

（2）促进体内多种代谢：GH 能促进体内多种代谢过程，在蛋白质、脂肪和葡萄糖代谢中起重要作用，GH 通过胰岛素样生长因子（IGF）介导调节机体的物质与能量代谢。

生长激素分泌的调节：人的 GH 分泌呈明显的昼夜节律波动。在觉醒状态下，GH 分泌较少，一般在睡眠后 1～4 h（慢波睡眠时相）GH 分泌达高峰，以后逐渐降低，分泌的量与年龄有关。GH 夜间分泌量占全日分泌总量的 70%，儿童分泌量多，随年龄增长而减少，50 岁以后，GH 的这种睡眠分泌高峰消失。另外，GH 的分泌还受下丘脑生长激素释放激素（GHRH）与生长激素释放抑制激素（简称生长抑素，GHIH）的双重调节。前者促进 GH 的分泌，后者抑制 GH 的分泌。

知识链接 12-1

2. 促甲状腺激素（TSH） 促甲状腺激素是腺垂体促甲状腺激素细胞分泌的一种糖蛋白。TSH 促进甲状腺激素的合成与释放，并刺激甲状腺组织增生。TSH 呈脉冲式分泌，每 2～4 h 出现一次高峰；在脉冲式释放基础上，还有日周期变化，清晨高，午后低，TSH 的日节律性分泌受下丘脑生物节律产生神经元的控制。

3. 促肾上腺皮质激素（ACTH） 促肾上腺皮质激素是腺垂体促肾上腺皮质激素细胞分泌的一种肽类激素，ACTH 的主要作用是刺激肾上腺皮质束状带分泌糖皮质激素，并促进肾上腺皮质增生及维持其正常功能和反应性。促肾上腺皮质激素的合成与分泌受下丘脑分泌的促肾上腺皮质激素释放激素与肾上腺糖皮质激素负反馈作用的双重调节。

4. 催乳素（PRL） 催乳素是腺垂体催乳素细胞分泌的一种蛋白质激素。其生理功能包括如下几点。①对乳腺的作用，PRL 具有刺激妊娠期乳腺生长发育，促进乳汁合成、分泌并维持泌乳的作用。②对性腺的作用，对女性卵巢功能有一定作用，随着卵泡的发育成熟，在颗粒细胞上出现 PRL 受体，PRL 与其受体结合，可刺激黄体生成素受体生成，黄体生成素与其受体结合后，促进排卵、黄体生成及孕激素与雌激素的分泌。男性在睾酮存在的条件下，PRL 可以促进前列腺及精囊腺的生长，还可以增强 LH 对间质细胞的应用，使睾酮的合成增加。③参与机体应激反应。

5. 促性腺激素 促性腺激素包括卵泡刺激素（FSH）和黄体生成素（LH）两种。促性腺激素是腺垂体促性腺激素细胞合成与分泌的一种肽类激素。卵泡刺激素在女性可刺激卵巢的卵泡发育和卵子成熟；在男性也称精子生成素，刺激精曲小管上皮发育和精子的发育与成熟。黄体生成素在女性可促进成熟卵泡排卵及黄体生成，并使黄体分泌雌激素和孕激素；在男性称间质细胞刺激素，可刺激睾丸间质细胞分泌雄激素。

6. 促黑素（MSH） 促黑素是腺垂体远侧部细胞合成与分泌的一种多肽类激素。其靶细胞为黑素细胞，人体的黑素细胞主要分布在皮肤与毛发、眼虹膜和视网膜的色素层等部位。MSH 主要作用是促进黑素细胞中酪氨酸酶的合成和活化，催化酪氨酸转变为黑色素，使皮肤、毛发、虹膜等部位颜色加深。

（二）神经垂体

神经垂体不含腺体细胞，不能合成激素，无分泌功能，只能储存和释放由下丘脑视上核产生的血管升压素（抗利尿激素，VP）和室旁核产生的缩宫素（OXT）。它们均为 9 个氨基酸的多肽。激素经下丘脑-垂体束运至神经垂体储存，在适宜刺激下，这两种激素由神经垂体释放进入血液循环。

1. 血管升压素 生理状态下血液中血管升压素浓度很低，仅为 1.0～1.5 ng/L，半衰期为

6～10 min,对正常血压调节无重要作用,但在脱水或失血时对维持血压起一定作用;血管升压素的主要生理作用是促进肾远曲小管和集合管对水的重吸收,既具有抗利尿作用,又称抗利尿激素。

2.缩宫素(OXT) 缩宫素又称催产素,其化学结构与血管升压素极为相似,主要生理作用是促进乳腺排乳和刺激子宫收缩。①对乳腺的作用,缩宫素可使乳腺腺泡周围肌上皮细胞收缩,增加腺泡压力,使已经具有泌乳功能的乳腺排乳。另外,对乳腺也有营养作用,使哺乳期乳腺不致萎缩。②对子宫的作用,缩宫素可与子宫平滑肌细胞上特异受体结合,诱发子宫平滑肌细胞收缩,但此种作用与子宫功能状态有关。缩宫素对非孕子宫作用较弱,而对妊娠子宫作用较强。在分娩过程中胎儿刺激子宫颈也可促进 OXT 分泌,有助于子宫的进一步收缩。

三、甲状腺

甲状腺是人体内最大的内分泌腺,呈"H"形,分为左、右两叶以及中间的甲状腺峡。甲状腺质地柔软,略呈棕红色。甲状腺位于颈前部,左、右叶贴于喉下部和气管上部的两侧,甲状腺峡多位于第 2～4 气管软骨环的前方。甲状腺借结缔组织固定于喉软骨,故吞咽时可随喉上下移动,临床上可借此判断颈部肿块是否与甲状腺有关,甲状腺过度肿大时,可压迫喉和气管而发生呼吸、吞咽困难。甲状腺后面有两对棕黄色的扁椭圆形小体,称为甲状旁腺(图 12-3)。

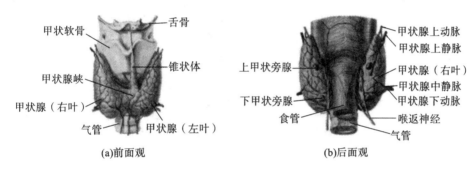

图 12-3 甲状腺

甲状腺腺泡上皮细胞是甲状腺激素合成与释放的部位;腺泡旁细胞可分泌降钙素;甲状旁腺可合成和分泌甲状旁腺激素。

1.甲状腺激素生理功能 ①促进生长发育,维持机体正常生长,特别是对婴儿脑和长骨的生长发育尤为重要。甲状腺激素除了本身对长骨的生长、发育有促进作用外,还促进生长激素的分泌,而生长激素也有促进长骨生长的作用。先天性或婴幼儿时期甲状腺功能低下,由于缺乏甲状腺激素,造成脑和长骨发育障碍而导致身材矮小、智力低下,称为呆小症(克汀病)。在胚胎期如果缺碘造成甲状腺激素合成不足,会严重影响脑发育。②促进能量代谢,甲状腺激素可提高绝大多数组织细胞的氧化过程,使人体的耗氧量和产热量、基础代谢率增高。③促进糖、脂肪与蛋白质代谢。④对于成人,具有兴奋中枢神经系统的作用。⑤对心血管的作用,甲状腺激素可直接作用于心肌,增加心肌的收缩力,并可增快心率,使心输出量增加。⑥甲状腺激素能增加食欲,并对男、女性生殖功能均有影响。甲状腺激素分泌过多或过少,均能导致生殖功能紊乱。

2.甲状腺激素分泌调节 甲状腺功能活动主要受下丘脑及腺垂体的调节;下丘脑促垂体区分泌的促甲状腺激素释放激素(TRH),可促进腺垂体合成,分泌促甲状腺激素(TSH),促甲状腺激素作用于甲状腺,可使甲状腺激素(T_3、T_4)合成释放增加。血中游离的 T_3、T_4 对腺垂体促甲状腺激素的分泌起经常性反馈调节作用。此外,甲状腺能根据机体碘供应的情况,调整自身对碘的摄取和利用,以及甲状腺激素的合成与释放。

3. 降钙素生理功能 抑制骨钙入血,降低血钙浓度。

4. 甲状旁腺激素生理功能 升高血钙浓度,降低血磷浓度;主要通过动员骨钙入血和促进肠道吸收钙,使血钙浓度升高;通过促进远曲小管对钙的重吸收,抑制近曲小管对磷酸盐的重吸收,从而增加尿磷排出,减少尿钙排出,进而保钙排磷,降低血磷浓度。

5. 甲状旁腺激素分泌调节 主要受血钙浓度的调节。血钙浓度升高,甲状旁腺激素分泌减少;血钙浓度降低,甲状旁腺激素分泌增多。此外,血磷浓度升高可通过降低血钙浓度而促进甲状旁腺激素分泌。

四、肾上腺

肾上腺为成对器官,位于腹膜后,两肾的内上方,与肾共同包裹在肾筋膜和肾脂肪囊内。肾上腺左、右各一,质地柔软,呈黄色,左肾上腺近似半月形,右肾上腺则呈三角形(图 12-4)。肾上腺由各自独立的肾髓质(简称髓质)和肾皮质(简称皮质)组成。肾上腺皮质由外向内分球状带、束状带和网状带。球状带细胞分泌盐皮质激素;束状带细胞分泌糖皮质激素;网状带细胞分泌性激素。肾上腺髓质嗜铬细胞分泌儿茶酚胺(CA)。肾上腺皮质分泌盐皮质激素和糖皮质激素。盐皮质激素和糖皮质激素主要参与机体物质代谢的调节,作用广泛。

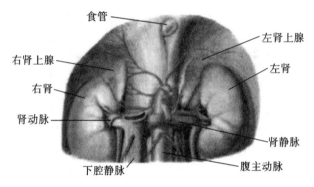

图 12-4 肾上腺

1. 糖皮质激素

(1)生物学作用:①促进葡萄糖、蛋白质、脂肪代谢,使血糖、血氨基酸与血脂浓度升高,使组织细胞利用这些营养物质。②具有较弱的保钠排钾作用,促进水的排出。③参与机体的应激反应,当机体受到各种有害刺激(如创伤、失血、感染、中毒、缺氧、饥饿、寒冷、精神紧张)时,血中促肾上腺皮质激素和糖皮质激素增多,而大剂量糖皮质激素具有抗炎、抗毒、抗过敏、抗休克等药理作用。④可使淋巴细胞和嗜酸性粒细胞减少,使血液中的红细胞、血小板和中性粒细胞的数量增加。⑤能增强血管平滑肌对儿茶酚胺的敏感性,对维持正常血压有重要意义,并且能降低毛细血管的通透性,有利于维持血容量。⑥能增加胃酸分泌和胃蛋白酶的生成,可使胃黏膜的保护和修复功能降低。⑦能提高中枢神经系统的兴奋性。

(2)分泌调节:与甲状腺功能调节类似,主要受下丘脑-腺垂体-肾上腺皮质功能轴活动的调节及糖皮质激素的反馈性调节。

2. 盐皮质激素

(1)生物学作用:具有保钠保水排钾的作用,主要参与调节机体的水盐代谢。

(2)分泌调节:主要受肾素-血管紧张素系统和自身血钾、血钙浓度的调节。

五、胰岛

胰岛是胰腺中具备内分泌功能散在分布的细胞团。胰岛细胞根据其形态和染色的特点主要分为 A 细胞、B 细胞及 D 细胞等。B 细胞占胰岛细胞的 60%~75%，主要分泌胰岛素；A 细胞约占 20%，分泌胰高血糖素。另外，胰岛还有少量的 D 细胞和 PP 细胞，分别分泌生长抑素和胰多肽，有关生长抑素及胰多肽的作用尚不清楚。胰岛素及胰高血糖素是机体调节葡萄糖、脂肪及蛋白质代谢的重要激素。因此，本节主要介绍胰岛素及胰高血糖素。

1. 胰岛素

（1）生理功能：①促进葡萄糖分解代谢，增强糖原合成，抑制糖原分解和糖异生，从而导致血糖降低。②促进脂肪的合成与储存，减少脂肪分解。③促进蛋白质合成，减少蛋白质分解。

（2）分泌调节：主要受机体血糖浓度的调节，当血糖浓度升高时，胰岛素分泌明显增加，从而使血糖浓度降低，当血糖浓度下降至正常水平时，胰岛素分泌又迅速恢复到基础水平；还受胃肠激素、胰高血糖素及生长抑素的旁分泌调节；也受自主神经的调节。

2. 胰高血糖素

（1）生理功能：①促进糖原分解和增强糖异生，使血糖浓度升高。②具有促进脂肪分解和生酮作用。③大量的胰高血糖素具有增加心脏收缩力、组织血流（特别是肾脏血流）、胆汁分泌以及抑制胃液分泌的作用。

（2）分泌调节：与胰岛素一样受机体血糖浓度的调节，血糖浓度是调节胰高血糖素分泌的最主要因素。其调节与胰岛素相反，低血糖时胰高血糖素分泌大量增加，使血糖浓度增加。反之，高血糖时分泌减少。同时也受胰岛素的旁分泌调节与自主神经的调节。

知识链接 12-2

点滴积累

（1）内分泌系统由内分泌器官、内分泌组织和细胞构成，主要功能是调节人体生长发育、新陈代谢、脏器功能、生殖等生命过程，以维持内环境的相对稳定。

（2）内分泌器官组成包括垂体、甲状腺、甲状旁腺、肾上腺、胸腺、胰岛及松果体等。

（3）腺垂体分泌的生长激素、促甲状腺激素、促肾上腺皮质激素、催乳素、卵泡刺激素和黄体生成素及促黑激素的生理作用。

（4）肾上腺分泌的糖皮质激素和盐皮质激素的生理作用。

（5）胰岛素和胰高血糖素的生理作用。

第二节 内分泌系统及代谢性疾病常见症状和体征

一、异常身高

在正常情况下，人的生长发育有一定的规律，在发育过程中身高与年龄是相称的，如果两者不相称则称为身高异常，主要表现为身材高大与身材矮小。影响身高的因素很多，如遗传、营养、体育运动、环境、生活习惯、种族、内分泌、性成熟早晚（初潮年龄 18 岁比 11 岁者平均高出 5 cm）、远近亲婚配、医学进步等。

（一）身材高大

1. 巨人症 巨人症是垂体前叶分泌生长激素过多，引起软组织、骨骼及内脏的增生肥大及内分泌代谢紊乱造成的。生长激素分泌过多，发生在青春期前、骨骺未融合时，主要引起巨人症；若发生在青春期后、骨骺已融合，则主要导致肢端肥大症。巨人症多由垂体生长激素细胞增生或腺瘤所致。巨人症主要表现为自幼生长较快、身材异常高大,且体质比较匀称。肢端肥大症发展较为缓慢,以骨骺、软组织及内脏增生肥大为主要特征。

2. 肢端肥大症 生长激素过度分泌所引起的内分泌代谢性疾病,发生在青春期后骨骺融合者。肢端肥大症起病隐匿,进展缓慢,以骨骼、软组织、内脏的增生肥大为主要特征,表现为面容改变、手脚趾末端肥大、皮肤粗厚、内脏增大、骨关节病变。且当垂体瘤发生于青春发育期后、骨骺已融合者,则表现为肢端肥大症。

3. 体质性巨人 与垂体性巨人症的身高相比可无明显差别。体质性巨人属正常变异,非病态,可能与遗传有关。身体各部分生长发育匀称,无内分泌功能障碍,无代谢紊乱,无实验室检查证据,X线骨骼片无异常发现。

4. 青春期提前 青春期是儿童发展到成人的过渡期,一般从出现男、女性征开始,直到体格发育停止。此期生长达最高速度。若女性在 8 岁前,男性在 9 岁前开始性发育,称为青春期提前。由于青春期提前出现,患儿生长发育达最高速度,身高远远超出同年龄的其他儿童,性发育提早,第二性征提前出现,但发育成熟后最终身高与成人无异,且无内分泌功能障碍及代谢紊乱存在。

5. 性功能减退性高大体型 在骨骺融合之前发生性功能减退所致。性腺激素(雄性激素和雌性激素)不足或缺乏,致骨骺融合延迟而骨骼过度生长所致。

(二)身材矮小

各种疾病所致的身材矮小称为侏儒。常见原因包括家族性矮小、青春期延迟、原发性矮小症、全身营养障碍性侏儒、甲状腺功能减退性侏儒(呆小症)及垂体功能减退性侏儒等。

1. 家族性矮小 因遗传基因所引起的矮小。其生长、骨和牙齿的发育和性成熟等方面均正常,无任何内分泌功能异常,仅为身材矮小和伴有手臂肢体不成比例的缩小。

2. 原发性矮小症 病因不明,出生时体格较小,以后生长缓慢或过早停止生长发育而形成侏儒,其骨骼比例与骨龄大致正常。可有特殊面形如鸟头畸形、两眼分离过远或呈小老头状。

3. 青春期延迟 青春期延迟是指青春期发育的异常。表现为青春期的特征比同龄儿童明显延迟出现。女孩于 15 周岁以后,男孩于 15 周岁以后尚无性征出现,或女孩 18 岁以后仍无月经初潮,即可诊断为青春期延迟。一般较正常青少年青春期延迟 4 年左右,故而较同龄人身材矮小,常有家族史,多见于男性。生长发育与性成熟后身材与正常人无差异。

4. 全身营养障碍性侏儒 成年前患慢性病如结核病、血吸虫病、慢性肠炎、吸收不良综合征等可导致严重全身性营养或代谢障碍,从而使生长发育受阻而形成侏儒。

5. 甲状腺功能减退性侏儒 甲状腺功能减退所造成的侏儒,如在胎儿和新生儿时期则称为呆小症,如在儿童期则为幼年黏液性水肿,但如治疗不及时、不充分,两者都可以影响生长发育和智力,而造成侏儒。常见原因有缺碘所致的地方性甲状腺肿、甲状腺发育障碍、甲状腺激素合成障碍及抗甲状腺药物所致的呆小症。

6. 垂体功能减退性侏儒 又称为生长激素缺乏症,是指自婴儿期或儿童期腺垂体生长激素缺乏导致生长发育障碍而造成的侏儒。成年后多保持童年体型和外貌,皮肤较细腻而干燥,有皱纹,皮下脂肪可略丰满。一般无甲状腺与肾上腺功能异常,不影响智力发育。但年长后常因身材矮小而抑郁寡欢,不合群,有自卑感。

二、肥胖与消瘦

人体内脂肪组织积蓄过多导致体重超过正常 20% 称为肥胖;相反体重低于正常 10% 以上称为消瘦。导致肥胖或消瘦的原因有遗传与环境因素、物质代谢与内分泌功能的改变、脂肪细胞数目的增多与肥大、神经精神因素、饮食习惯及药物性肥胖等。

（一）肥胖

临床上可将肥胖分为单纯性肥胖与继发性（病理性）肥胖。

1. 单纯性肥胖 根据临床特点又可分为体质性肥胖与获得性肥胖。前者为先天性，多从童年起即较肥胖，由于体内物质代谢较慢，物质合成的速度大于分解的速度，全身脂肪分布较匀称，且家族成员中大多肥胖且体形相似。后者多为进食过多（尤其是甜食和油腻食物）而引起的肥胖；其脂肪多分布于躯干。

2. 继发性肥胖

（1）皮质醇性肥胖（库欣综合征）：因肾上腺皮质增生、腺瘤或腺癌所致的肾上腺皮质功能亢进、皮质醇分泌过多，引起以肥胖、高血压为主的综合征，称为库欣综合征。这种肥胖特点以躯干部肥胖（脸、脖子和身体肥大）为主，四肢脂肪不多，故称为向心性肥胖。

（2）间脑性肥胖：多为间脑器质性病变引起的间脑综合征，除了肥胖以外，还有食欲波动，睡眠节律反常，体温、血压、脉搏异常，全身性肥胖，性功能减退，尿崩症等表现。一般肥胖发生较晚。

（3）肥胖生殖无能症：大多数由下丘脑、垂体或其邻近部位肿瘤、脑炎、脑外伤等多种病因引起。以幼儿、学龄期男孩多见，主要表现为肥胖、性器官发育不良、尿崩等。

（4）垂体性肥胖：一般见于嗜酸性细胞瘤所致肢端肥大症（肥胖较轻）和活动性嗜碱性细胞瘤引起的库欣综合征（向心性肥胖）。

（5）糖尿病或胰源性肥胖：一般为 2 型糖尿病和胰腺疾病导致的肥胖，胰岛 B 细胞瘤也可引起肥胖。

（二）消瘦

1. 单纯性消瘦 单纯性消瘦包括体质性消瘦和外源性消瘦。体质性消瘦主要为非渐进性消瘦，具有一定的遗传性，主要表现为体形消瘦，无疾病，生活状态与正常人一样，非病态。外源性消瘦通常受饮食、生活习惯和心理等各方面因素的影响。

2. 神经内分泌及代谢疾病所致消瘦

（1）甲状腺功能亢进：甲状腺功能亢进是产生消瘦常见的内分泌疾病之一。患者基础代谢率增高，分解代谢过于旺盛，食欲虽亢进，但体内养分消耗太多，因而引起体重明显下降。

（2）糖尿病：尤其 1 型糖尿病多见，因大量葡萄糖从尿中排出，脂肪、蛋白质分解代偿性增加，消耗过多而逐渐消瘦。

（3）慢性肾上腺皮质功能减退症：消瘦是本病的特征之一，多因糖皮质激素分泌不足而引起食欲减退、胃肠功能紊乱与慢性脱水。消瘦程度与病情轻重、病程长短以及原来营养状况有一定的关系。

（4）垂体前叶功能减退症：垂体前叶激素分泌减少，尤其是促肾上腺皮质激素分泌不足，可导致肾上腺皮质功能减退，由此而引起的消瘦称为垂体前叶功能减退症。

3. 慢性消耗性疾病所致消瘦 在慢性传染病（如结核、血吸虫病、原虫病等）、恶性肿瘤（尤其是原发性肝癌、胃癌）或血液病中，消瘦常为主要临床表现之一，消瘦主要是食欲减退或不能进食以及分解代谢增强，营养物质的消耗大于摄入所致。

4. 消化系统疾病所致消瘦 口腔及咽部疾病、慢性胃肠疾病、慢性肝脏疾病与慢性胰腺疾病均可引起消瘦。这些疾病引起摄入不足、消化吸收不良导致营养障碍。

5. 精神性厌食所致消瘦 多由于严重的情绪紊乱所致。因进食过少导致营养不良而出现消瘦。精神因素常为发病基础。

三、皮肤色素沉着

皮肤色素沉着是指皮肤或黏膜色素的颜色加深和色素量的增多。皮肤的色素主要是黑色素，黑色素存在于表皮基底层的角质细胞与黑素细胞中。黑色素在正常人体的分布因种族、部位及暴晒程度的不同而异。正常人体黑色素分布较多的部位是毛发、腋下、乳头乳晕、阴囊与肛周等处。引起皮肤色素沉着的原因主要有内分泌代谢障碍性疾病，也可见于某些慢性全身性疾病如黑热病、结缔组织疾病或某些先天性疾病（色素失调症、遗传性对称性色素异常症等）以及黑棘皮病、黑色素瘤等疾病。这里主要介绍几种常见的内分泌代谢障碍性色素沉着。

1. 慢性肾上腺皮质功能减退症（Addison 病） 慢性肾上腺皮质功能减退症指由于各种原因引起的肾上腺皮质本身病变引起的功能低下，主要是糖皮质激素分泌不足，可伴有不同程度的盐皮质激素和性激素缺乏。患者皮肤暴露部位以及乳晕等处皮肤色素可变深及出现低血压等症状。最常见的原因为肾上腺皮质的自身免疫性病变导致双侧肾上腺皮质萎缩。

2. 垂体前叶功能亢进症 由激素分泌型垂体瘤和垂体增生等病因引起垂体前叶功能亢进时，促肾上腺皮质激素（ACTH）、生长激素及促黑素等分泌增多，可引起库欣综合征、肢端肥大症及皮肤色素沉着等。

3. 垂体或肾上腺以外的恶性肿瘤 常见的有支气管肺癌、胸腺癌与胰腺癌等，由于这些肿瘤细胞分泌大量促肾上腺皮质激素类似物和（或）促黑素类似物，可出现库欣综合征和皮肤色素沉着等。

四、突眼

超过眼球突度参考值上限（中国人群眼球突度女性 16 mm，男性 18.6 mm）即为突眼。突眼分为单纯性突眼（良性突眼）和浸润性突眼（恶性突眼）两类。眼球轻度突出、眼裂增宽、瞬目减少为单纯性突眼；若眼球明显突出，超过眼球突度参考值上限的 3 mm 以上为浸润性突眼（图 12-5）。突眼常见原因有肿瘤、感染、内分泌代谢性疾病及局部外伤等。其中单眼突出多见于肿瘤、感染或外伤等，双眼突出多见于内分泌代谢性疾病（如甲状腺功能亢进）。具体病因如下。

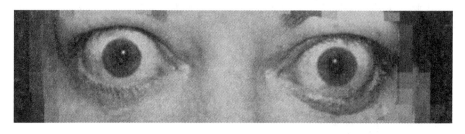

图 12-5 恶性突眼

1. 肿瘤 约占 57%，见于原发性肿瘤和继发性肿瘤。原发性肿瘤多为眶内良性肿瘤，如海绵状血管瘤；继发性肿瘤多为鼻窦肿瘤，其中以上颌窦瘤最为多见。

2. 感染 约占 27%，多见于眶内蜂窝织炎、眶内脓肿，多为急性鼻窦炎或上颌骨骨髓炎所致。

3. 内分泌代谢性疾病 主要为甲状腺功能亢进（甲亢）和甲状腺功能减退（甲减），以前者多见。甲亢性突眼以良性突眼多见，主要表现为上睑退缩，眼裂增宽、瞬目减少与凝视。恶性突眼少见，但症状严重，主要表现为眼内异物感、胀痛、畏光、流泪、复视、斜视、视力下降、闭眼困难，易受外界刺激而引起角膜炎或角膜溃疡等。而甲减性突眼多见于甲状腺功能亢进治疗过程中出现的甲减。

4.外伤　主要为局部外伤后引起眶内血肿而导致的突眼。例如,前颅窝颅底骨折导致的突眼。

点滴积累

（1）垂体前叶在青春期骨骺融合之前分泌生长激素过多可导致巨人症;青春期骨骺融合之后分泌生长激素过多可导致肢端肥大症。

（2）小儿甲状腺功能低下,不仅身材矮小,而且脑发育障碍,可导致呆小症,其原因在于甲状腺激素合成不足。生长激素能促进肌肉、内脏的生长及多种代谢过程,尤其是刺激骺软骨生长,使骨增长。在未成年时,生长激素分泌不足,可导致垂体功能减退性侏儒。

第三节　常见内分泌疾病及代谢性疾病

一、糖尿病

糖尿病（diabetes）是一种体内胰岛素相对或绝对不足,或靶细胞对胰岛素敏感性降低,或胰岛素本身存在结构上的缺陷而引起的糖类、脂肪和蛋白质代谢紊乱,以高血糖、尿糖阳性为主要特征的疾病。长期糖类、脂肪和蛋白质代谢紊乱可引起多系统损害,导致眼、肾、神经、心脏、血管等组织器官慢性进行性病变、功能减退及衰竭;病情严重或应激时可发生急性严重代谢紊乱,如糖尿病酮症酸中毒、高血糖高渗状态。

（一）病因及发病机制

目前国际上通用 WHO 糖尿病专家委员会提出的分型标准（1999）。

1.1 型糖尿病　占糖尿病的 10％左右。自身免疫性、遗传因素和环境因素等引起胰岛 B 细胞破坏和功能衰竭,导致体内胰岛素分泌不足进行性加重,最终可导致糖尿病。其主要特点:多在 30 岁前发病,起病急,病情重,发展快,胰岛 B 细胞明显减少,血中胰岛素降低,易出现酮症,治疗需依赖胰岛素。

2.2 型糖尿病　约占糖尿病的 90％。2 型糖尿病的病程发展是从以胰岛素抵抗为主伴胰岛素进行性分泌不足到以胰岛素进行性分泌不足为主伴胰岛素抵抗。其主要特点:多在 40 岁以后发病,多见于肥胖者,起病缓慢,病情较轻,发展较慢,胰岛数目正常或轻度减少,血中胰岛素正常、增多或降低,不易出现酮症,一般可以不依赖胰岛素治疗。本型病因、发病机制不清楚,认为是遗传因素影响胰岛 B 细胞功能或者是与肥胖有关的胰岛素相对不足及组织对胰岛素不敏感所致。

3.其他特殊类型糖尿病　在不同水平上（从环境因素到遗传因素或两者间的相互作用）,病因学相对明确的疾病,如胰腺外分泌疾病、内分泌疾病、药物或化学品、巨细胞病毒感染等,可引起的一些高血糖状态。

4.妊娠糖尿病　妊娠期间首次发生或发现的糖尿病或糖耐量降低,不包括妊娠前已诊断或已患糖尿病的患者,后者称为糖尿病合并妊娠。

（二）临床表现

1.代谢紊乱症状群　血糖升高后因渗透性利尿引起多尿,继而口渴多饮;外周组织对葡萄糖利用障碍,脂肪分解增多,蛋白质代谢负平衡,渐见乏力、消瘦,儿童生长发育受阻;患者常易饥、多食。故糖尿病的临床表现常被描述为"三多一少",即多尿、多饮、多食和体重减轻。可有皮肤瘙痒,尤其外阴瘙痒。血糖升高较快时可使眼房水、晶状体渗透压改变而引起屈光改变致视物模糊。许多患者无任何症状,仅于健康检查或因各种疾病就诊化验时发现高血糖。

2. 急性并发症 常见有糖尿病酮症酸中毒(DKA)、高渗性昏迷,少见有乳酸中毒。最常见的为糖尿病酮症酸中毒,其临床表现为早期"三多一少"症状加重,酸中毒失代偿后出现疲乏、食欲减退、恶心、呕吐、多尿、口干、头痛、嗜睡、呼吸深快、呼气中有烂苹果味(丙酮);后期严重失水、尿量减少、眼眶下陷、皮肤黏膜干燥、血压下降、心率加快、四肢厥冷;晚期出现不同程度意识障碍、昏迷。少数患者表现为腹痛,酷似急腹症,易误诊。虽然患者常有感染,但其临床表现可被 DKA 的表现所掩盖,且往往因外周血管扩张而致体温不高,甚至偏低,这是预后不良的表现。

3. 感染性疾病 糖尿病容易并发各种感染,血糖控制差者更易发生也更严重。肾盂肾炎和膀胱炎多见于女性患者,容易反复发作,严重者可发生肾及肾周脓肿、肾乳头坏死。疖、痈等皮肤化脓性感染可反复发生,有时可引起脓毒血症。皮肤真菌感染如足癣、体癣也常见。真菌性阴道炎和前庭大腺炎是女性患者常见并发症,多为白念珠菌感染所致。糖尿病合并肺结核的发生率显著增高,病灶多呈渗出干酪性,易播散,且影像学表现多不典型,易致漏诊或误诊。

4. 慢性并发症

(1)微血管病变:微血管是指微小动脉和微小静脉之间、管腔直径在 $100~\mu m$ 以下的毛细血管及微血管网。微血管病变是糖尿病的特异性并发症,其典型改变是微血管基底膜增厚和微循环障碍。

微血管病变可累及全身各组织器官,主要表现在视网膜、肾、神经和心肌组织,其中以糖尿病肾病和视网膜病变尤为重要。

①糖尿病肾病:慢性肾脏病变(CKD)的一种重要类型,是终末期肾衰竭的主要原因,是 1 型糖尿病(T1DM)的主要死因。2 型糖尿病(T2DM)的严重性仅次于心脑血管疾病。糖尿病微血管病变主要引起肾小球病变、肾小球硬化等疾病。

②视网膜病变:病程超过 10 年的糖尿病患者常合并程度不等的视网膜病变,这是导致失明的主要原因之一。

③其他:心脏微血管病变和心肌代谢紊乱可引起心肌广泛性坏死,称为糖尿病心肌病,可诱发心力衰竭、心律失常、心源性休克和猝死。可与其他心脏病共存,预后更差。

(2)大血管病变:动脉粥样硬化的易患因素如肥胖、高血压、血脂异常等在糖尿病(主要是T2DM)人群中的发生率均明显增高。动脉粥样硬化主要侵犯主动脉、冠状动脉、脑动脉、肾动脉和肢体动脉等,引起冠心病、缺血性或出血性脑血管病、肾动脉硬化、肢体动脉硬化等。

(3)神经系统并发症:可累及神经系统任何一部分。病因复杂,可能涉及动脉粥样硬化性血管疾病和微血管病变、代谢因素、自身免疫机制以及生长因子不足等。

①中枢神经系统并发症:伴随严重 DKA、高血糖高渗状态或低血糖症出现的神志改变、缺血性脑卒中、脑老化加速及老年性痴呆等。

②周围神经病变:常见的类型有远端对称性多发性神经病变、局灶性单神经病变及非对称性的多发局灶性神经病变;其中远端对称性多发性神经病变是最常见的类型;以手足远端感觉运动神经受累最为多见。在诊断糖尿病周围神经病变时需排除其他病因引起的神经病变。

③自主神经病变:一般认为有症状者预后不良。多影响胃肠、心血管、泌尿生殖系统等。临床表现为胃排空延迟(胃轻瘫)、腹泻(饭后或午夜)、便秘等;休息时心动过速、直立性低血压、心肌缺血、QT 间期延长等,严重者可发生心源性猝死;残尿量增加、尿失禁、尿潴留等;其他还有阳痿、瞳孔改变(缩小且不规则、对光反射消失、调节反射存在)、排汗异常(无汗、少汗或多汗)等。

NOTE

（4）糖尿病足：下肢远端神经异常和不同程度周围血管病变相关的足部溃疡、感染和（或）深层组织破坏。糖尿病足是糖尿病最严重和治疗费用最高的慢性并发症，是糖尿病非外伤性截肢的最主要原因。轻者表现为足部畸形、皮肤干燥和发凉、胼胝（高危足）；重者可出现足部溃疡、坏疽（图 12-6）。

（5）其他糖尿病：还可引起视网膜黄斑病、白内障、青光眼、屈光改变、虹膜睫状体病变等。口腔疾病也是常见的糖尿病并发症，而年龄达到 30 岁的口腔疾病患者多存在糖代谢异常。皮肤病变也很常见，某些为特异性，大多数为非特异性。糖尿病患者某些癌症如肝癌、胰腺癌、膀胱癌等的患病率升高。此外，抑郁、焦虑和认知功能损害等也较常见。

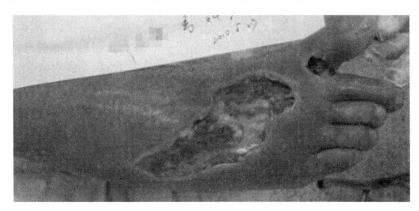

图 12-6 糖尿病足

（三）诊断

1. 诊断线索 ①"三多一少"症状。②以糖尿病各种急、慢性并发症或伴发病首诊的患者。③高危人群：有 IGR 史；年龄≥45 岁；超重或肥胖；T2DM 的一级亲属；CDM 史；多囊卵巢综合征；长期接受抗抑郁症药物治疗等。

此外，45 岁以上健康体检或因各种疾病手术住院时应常规排除糖尿病。

2. 诊断标准 我国目前采用国际上通用 WHO 糖尿病专家委员会（1999）提出的诊断和分类标准（表 12-1 和表 12-2），要点如下。

糖尿病诊断是基于空腹血糖（FPG）、随机血糖（任意时间点）或口服葡萄糖耐量试验（OGTT）中 2 h 血糖值（2hPG）。空腹指至少 8 h 内无任何热量摄入；任意时间指一日内任何时间，无论上一次进餐时间及食物摄入量。糖尿病症状指多尿、烦渴多饮和难以解释的体重减轻。FPG 3.9～6.0 mmol/L 为正常，6.1～6.9 mmol/L 为空腹血糖受损（IFG），达到 7.0 mmol/L 应考虑糖尿病。OGTT 2hPG<7.7 mmol/L 为正常糖耐量，7.8～11.1 mmol/L 为糖耐量减低（IGT），达到 11.1 mmol/L 应考虑糖尿病。

表 12-1 糖尿病诊断标准

诊 断 标 准	静脉血浆葡萄糖水平(mmol/L)
（1）糖尿病症状加随机血糖	≥11.1
或	
（2）空腹血糖（FPG）	≥7.0
或	
（3）OGTT 2 h 血糖	≥11.1

注：需再测一次予以证实，诊断才能成立。随机血糖指不考虑上次用餐时间，一天中任意时间的血糖，不能用来诊断 IFG 或 IGT。

表 12-2 糖代谢状态分类

糖代谢分类	静脉血浆葡萄糖(mmol/L)	
	空腹血糖(FPG)	OGTT 2 h 血糖(2hPG)
正常血糖(NGR)	<6.1	<7.8
空腹血糖受损(IFG)	6.1~6.9	<7.8
糖耐量减低(IGT)	<7.0	7.8~11.1
糖尿病(DM)	≥7.0	≥11.1

（四）治疗

糖尿病的治疗不是一个单一的治疗,而是一个综合的治疗。国际糖尿病联盟(IDF)提出糖尿病综合管理五个要点(有"五驾马车"之称):糖尿病健康教育,医学营养治疗,运动治疗、血糖监测和药物治疗。

1. 糖尿病健康教育 糖尿病健康教育是重要的基础管理措施,是决定糖尿病管理成败的关键。糖尿病健康教育包括糖尿病防治专业人员的培训,医务人员的继续医学教育,患者及其家属和公众的卫生保健教育。每位糖尿病患者均应接受全面的糖尿病健康教育,充分认识糖尿病并掌握自我管理技能。

2. 医学营养治疗 医学营养治疗是糖尿病基础管理措施,是综合管理的重要组成部分。推荐所有糖尿病患者接受由营养师制订的个体化的医学营养治疗。其主要目标是帮助患者制订营养计划和形成良好的饮食习惯、纠正代谢紊乱,达到良好的代谢控制,提供最佳营养以改善患者健康状况、增加胰岛素敏感性和减缓 B 细胞功能障碍的进展。总的原则是确定合理的总能量摄入,合理、均衡地分配各种营养物质,恢复并维持理想体重。

3. 运动治疗 运动治疗在糖尿病的管理中占重要地位,尤其对肥胖的 T2DM 患者,运动可增加胰岛素敏感性,有助于控制血糖和体重。应根据年龄、性别、体力、病情、有无并发症以及既往运动情况等,在医生指导下开展有规律的合适运动,循序渐进,并长期坚持。久坐时应每隔 30 min 进行一次短暂的身体活动,建议每周 150 min 中等强度运动。运动前、后要监测血糖。运动量大或剧烈运动时应建议患者调整食物及药物,以免发生低血糖。T1DM 患者为避免血糖波动过大,体育锻炼宜在餐后进行。近期频繁发作低血糖或者血糖波动较大、有糖尿病急性并发症和严重心、脑、眼、肾等慢性并发症者暂不适宜运动。

4. 血糖监测 血糖监测基本指标包括空腹血糖、餐后血糖和糖化血红蛋白测定。建议患者使用便携式血糖仪进行自我血糖监测(SMBG),指导调整治疗方案。患者初诊时应进行常规检查,开始治疗时每 3 个月监测 1 次,血糖达标后每年也应至少监测 2 次。也可用糖化血清白蛋白来评价近 2~3 周的血糖控制情况。

5. 药物治疗 药物治疗包括口服降糖药和胰岛素注射制剂两大类。在饮食和运动不能使血糖控制达标时应及时应用降糖药。其中 1 型糖尿病以饮食疗法为基础,应用胰岛素替代疗法为主,可配合使用口服降糖药;2 型糖尿病以饮食疗法为主,以药物治疗和运动治疗为辅,药物治疗常用口服降糖药,一般选择双胍类降糖药,重症也可用胰岛素治疗。

口服降糖药主要有促胰岛素分泌剂(磺脲类和格列奈类)、双胍类、噻唑烷二酮类、α-葡萄糖苷酶抑制剂、二肽基肽酶-Ⅳ 抑制剂(DPP-Ⅳ 抑制剂)和钠-葡萄糖共转运蛋白-2 抑制剂(SGLT-2 抑制剂)。这些药物用法与剂量及不良反应见表12-3。胰岛素注射制剂有胰岛素及胰岛素类似物、胰高血糖素样肽-1 受体激动剂(GLP-1 受体激动剂)。

表 12-3 常用口服降糖药

药物类别	名称	剂量范围/(mg/d)	服药次数（次/天）	作用时间/h	不 良 反 应
磺脲一代	甲苯磺丁脲	500～3000	2～3		低血糖反应及胃肠道反应
	氯磺丙脲	50～100	1～2		皮肤过敏及白细胞减少等
磺脲二代	格列吡嗪	2.5～20	1～3	8～12	同上
	格列齐特	40～320	1～2	10～20	同上
磺脲三代	格列美脲	1～8	1	24	同上
双胍类	苯乙双胍	50～100	2～3		可发生乳酸酸中毒
	二甲双胍	500～1500	2～3		同上,但副作用较小
α-葡萄糖苷酶抑制剂	阿卡波糖	150～300	3		消化道症状、低血糖反应、乏力、头痛与眩晕等
胰岛素促泌剂	罗格列酮	4～8	1～2		头痛、头昏及低血糖反应等

1. 口服降糖药 T2DM 是进展性的疾病,为使血糖控制达标,临床上多数患者需药物治疗,且常常需要多种口服降糖药的联合治疗。

常用的口服降糖药如下。

(1)磺酰脲类(SUs):主要作用为刺激胰岛 B 细胞分泌胰岛素,使血糖下降。对有一定胰岛功能者疗效较好。其作为单药治疗主要应用于新诊断的 T2DM 非肥胖患者用饮食和运动治疗血糖控制不理想时。随着疾病进展,需与其他作用机制不同的口服降糖药或胰岛素联合应用。当 T2DM 患者晚期胰岛 B 细胞功能衰竭时,SUs 不再有效,而须采用外源性胰岛素替代治疗。不适用于 T1DM 患者和有严重并发症或胰岛 B 细胞功能很差的 T2DM 患者以及儿童糖尿病、孕妇、哺乳期妇女、大手术围手术期、全胰腺切除术后及对 SUs 过敏或有严重不良反应者等。

(2)格列奈类:非磺酰脲类促胰岛素分泌剂。主要通过刺激胰岛素的早时相分泌而降低餐后血糖,具有吸收快、起效快和作用时间短的特点,主要用于控制餐后血糖,也有一定降低空腹血糖的作用。于餐前或进餐时口服。较适用于 T2DM 早期餐后高血糖阶段或以餐后高血糖为主的老年患者。可单独或与二甲双胍、噻唑烷二酮类等联合使用(SUs 除外)。其禁忌证与 SUs 相同。

(3)双胍类:目前广泛应用的是二甲双胍。二甲双胍是 T2DM 患者控制高血糖的一线用药和联合用药中的基础用药。降血糖的主要机制是通过抑制肝葡萄糖输出,改善外周组织对胰岛素的敏感性、增加对葡萄糖的摄取和利用,进而降低血糖。作为 T2DM 治疗一线用药,可单用或联合其他药物。在 T1DM 治疗中,与胰岛素联合应用可能会减少胰岛素用量和血糖波动。肾功能不全、肝功能不全、缺氧及高热患者禁忌,慢性胃肠病患者、慢性营养不良者不宜使用;T2DM 合并急性严重代谢紊乱、严重感染、缺氧、外伤、大手术、孕妇和哺乳期妇女及对药物过敏或有严重不良反应者禁用。

(4)噻唑烷二酮类(TZDs,格列酮类):主要通过激活过氧化物酶体增殖物激活受体 γ (PPARγ)起作用,增加靶组织对胰岛素作用的敏感性进而降低血糖;对心血管系统有保护作用。TZDs 可促进脂肪重新分布,使脂肪从内脏组织转移至皮下组织,可能与 TZDs 提高胰岛素敏感性的作用有关,也可改善胰岛 B 细胞的功能。TZDs 可单独使用或与其他降糖药合用治疗 T2DM,尤其适合肥胖、胰岛素抵抗明显者。但不宜用于 T1DM、孕妇、哺乳期妇女和儿童。有心力衰竭、活动性肝病或转氨酶升高超过正常上限 2.5 倍以及严重骨质疏松和骨折病史的患者禁用。

(5) α-葡萄糖苷酶抑制剂(AGI):食物中淀粉、糊精和双糖(如蔗糖)的吸收需要小肠黏膜刷状缘的 α-葡萄糖苷酶,AGI 抑制 α-葡萄糖苷酶从而可延迟糖类的吸收,降低餐后血糖。主要适用于以糖类为主食,或空腹血糖正常(或不太高)而餐后血糖明显升高者。可单独用药或与其他降糖药合用。T1DM 患者不宜单独使用,可在胰岛素治疗基础上加用 AGI,有助于降低餐后血糖。不适用于胃肠功能紊乱者、孕妇、哺乳期妇女和儿童。肝、肾功能不全者慎用。

2.胰岛素注射制剂　注射胰岛素是控制高血糖的重要和有效手段。

(1) 胰岛素和胰岛素类似物分类:根据来源和化学结构的不同,分为动物胰岛素、人胰岛素和胰岛素类似物。按作用起效快慢和维持时间,胰岛素可分为短效、中效、长效和预混胰岛素,胰岛素类似物分为速效、长效和预混胰岛素类似物。

(2) 适应证:①T1DM 患者;②各种严重的糖尿病急性或慢性并发症者;③手术、妊娠和分娩;④新发病且与 T1DM 鉴别困难的消瘦糖尿病患者;⑤新诊断的 T2DM 伴有明显高血糖者;或在糖尿病病程中无明显诱因出现体重显著下降者;⑥T2DM 胰岛 B 细胞功能明显减退者;⑦某些特殊类型糖尿病。

(3) 不良反应:低血糖反应、胰岛素过敏反应、双眼屈光变化、胰岛素性水肿与胰岛素抵抗等。已在国内上市的胰岛素和胰岛素类似物制剂的特点(皮下注射)见表 12-4。

知识链接 12-3

表 12-4　已在国内上市的胰岛素和胰岛素类似物制剂的特点(皮下注射)

胰岛素制剂	起效时间	峰值时间	作用持续时间
胰岛素			
短效胰岛素(RI)	15~60 min	2~4 h	5~8 h
中效胰岛素(NPH)	2.5~3 h	5~7 h	13~16 h
长效胰岛素(PZI)	3~4 h	8~10 h	长达 20 h
预混胰岛素(HI 30R,HI70/30)	0.5 h	2~12 h	14~24 h
胰岛素类似物			
速效胰岛素类似物(门冬胰岛素)	10~15 min	1~2 h	4~6 h
长效胰岛素类似物(地特胰岛素)	3~4 h	3~14 h	长达 24 h
预混胰岛素类似物(预混门冬胰岛素 30)	10~20 min	1~4 h	14~24 h

二、甲状腺功能亢进

甲状腺功能亢进(hyperthyroidism,简称甲亢)是指甲状腺腺体本身产生和分泌甲状腺激素过多导致神经、循环、消化等系统兴奋性增高和机体代谢亢进,引起以心悸、出汗、进食、排便次数增多、体重减少、甲状腺肿大、功能亢进及眼球突出为主要表现的一组临床综合征。患者年龄常在 20~40 岁,多见于女性,男女比为 1∶(4~6)。临床上 80% 以上甲亢是弥漫性甲状腺肿伴功能亢进症(Graves 病,简称 GD)引起的,是甲亢最常见的类型。

(一)病因及发病机制

目前认为本病与以下原因相关:①本病是一种自身免疫病,其依据如下:一是血中球蛋白增高,并有多种抗甲状腺的自身抗体,且常与一些自身免疫病并存;二是血中存在与甲状腺生长刺激免疫球蛋白(TGI)受体结合的抗体,具有类似 TSH 的作用。②遗传因素,发现某些患者亲属中也患有此病或其他自身免疫病。③精神因素,有的患者可能因精神创伤干扰了免疫系统,促进了免疫系统疾病的发生。

（二）临床表现

主要由甲状腺激素过多而引起,其症状和体征的严重程度与病史长短、激素升高的程度和患者年龄等因素相关。

1. 高代谢综合征　症状主要有易激动、烦躁失眠、心悸乏力、怕热、多汗、消瘦、食欲亢进、大便次数增多或腹泻、女性月经稀少。可伴发周期性瘫痪(亚洲青壮年男性多见)和近端肌肉进行性无力、萎缩,后者称为甲亢性肌病,以肩胛带和骨盆带肌群受累为主。Graves 病有 1% 患者伴发重症肌无力。

2. 甲状腺肿大　大多数患者有程度不等的甲状腺肿大。也有少数的病例甲状腺不肿大,特别是老年患者;结节性甲状腺肿大伴甲亢可触及结节性肿大的甲状腺;自主性高功能性甲状腺腺瘤可扪及孤立结节。

3. 突眼征　甲状腺功能亢进可出现突眼,以良性突眼最为常见,也可出现恶性突眼。

4. 甲状腺危象　过去也称为甲亢危象,是甲状腺毒症急性加重的一个综合征,发生原因与甲状腺激素大量进入循环有关。多发生于较重甲亢未予治疗或治疗不充分的患者。常见诱因有感染、手术、创伤、精神刺激等。临床表现包括:高热或过高热、大汗、心动过速(>140 次/分)、烦躁、焦虑不安、谵妄、恶心、呕吐、腹泻,严重患者可有心力衰竭、休克及昏迷等。本症的诊断主要依靠临床表现综合判断。临床高度疑似本症及有危象前兆者应按甲亢危象处理。本症的死亡率在 20% 以上。

（三）诊断

临床甲亢的诊断:①临床高代谢的症状和体征;②甲状腺体征:甲状腺肿大和(或)甲状腺结节(少数病例无甲状腺体征);③血清激素:TT_4、FT_4、TT_3、FT_3 增高,TSH 降低,一般小于 0.5 mU/L,T_3 型甲亢时仅有 TT_3、FT_3 升高。

（四）治疗

1. 治疗原则　本病的治疗以药物治疗为基础,根据病情轻重分别采取药物、手术或[131]I 放射治疗。一般轻度甲亢以药物治疗即可,中、重度甲亢可在药物治疗基础上,根据患者情况采取手术或[131]I 放射治疗。

2. 药物治疗　主要应用抗甲状腺药物治疗。常用硫脲类药物,其中常用的有甲基硫氧嘧啶、丙硫氧嘧啶、甲巯咪唑与卡比马唑。其作用机制如下:通过抑制甲状腺内过氧化物酶的活性,使无机碘不能氧化为有机碘(活性碘),从而抑制甲状腺激素的合成。因而其对已经分泌释放的甲状腺激素无效,需用药 2 周才能见效。

（1）适应证:①病情较轻;②老年体弱或合并严重心、肺、肝、肾等疾病不能耐受手术者;③中、重度甲亢拟手术治疗的术前准备;④恶性突眼等。

（2）禁忌证:对硫脲类药物产生严重过敏反应或毒性反应者;血白细胞持续低于 $3.0 \times 10^9/L$ 者;哺乳期;用硫脲类药物治疗两个疗程无效者。

（3）用法:疗程一般一年半,根据病情还可延长。一般分三个阶段用药:①治疗量阶段;②减量阶段;③维持量阶段,待 T_3、T_4 与 TSH 完全正常,甲状腺肿大缩小、杂音消失后,再维持治疗 3 个月即可停药。联合用药:对于有精神紧张、震颤、心动过速等交感神经兴奋性升高者,可联合应用普萘洛尔。但有支气管哮喘、心脏传导阻滞或心力衰竭者不宜联合应用。

（4）药物不良反应:主要有白细胞或粒细胞减少、厌食、皮疹、关节痛等。最常见的不良反应是皮疹,最严重的是白细胞或粒细胞减少症。因此,应定期检查血常规。

3. 甲亢危象治疗　应尽早治疗,治疗的目的是纠正严重的甲状腺毒症。甲亢危象治疗是防止功能衰竭的支持疗法。

（1）一般治疗:吸氧,镇静,物理降温和纠正水、电解质紊乱。

（2）特殊治疗:降低循环中甲状腺激素水平;降低周围组织对甲状腺激素的反应;控制诱因。

案例分析

患者,女,46岁,自述5年前患有右侧甲状腺增生。近月颈两侧相继增大,两眼外突,双手颤抖,多食,多便,消瘦,不能入睡。经某医院诊治,诊断为甲状腺肿大Ⅲ度,T_3、T_4增高。住院治疗一个月,未见明显治疗效果,转至某医科大学医院专家治疗,经药物治疗,半个月后病情大有好转,继续治疗一个月后,疾病基本恢复并出院。

讨论下列问题:

（1）结合病史该患者患有何种疾病,诊断依据是什么?

（2）请解释其主要症状、体征的发生机制（如:两眼外突、双手颤抖,多食,多便,消瘦,不能入睡）。

点滴积累

（1）糖尿病分类:1型糖尿病、2型糖尿病、其他特殊类型糖尿病、妊娠糖尿病。

（2）糖尿病的常见症状:"三多一少"——多尿、多饮、多食、体重减轻。

（3）糖尿病诊断标准:空腹血糖＞7.0 mmol/L,或者餐后2 h血糖＞11.1 mmol/L或OGTT 2 h血糖≥11.1 mmol/L。

（4）糖尿病治疗的"五架马车":糖尿病健康教育,医学营养治疗,运动治疗、血糖监测和药物治疗。

实验十　内分泌系统及代谢性疾病

【实验目的】

（1）掌握内分泌腺的形态和位置,掌握内分泌腺的组织结构及功能特点。

（2）掌握糖尿病的胰岛病理改变及常见的并发症。

（3）熟悉掌握甲状腺、肾上腺及垂体的显微结构。

（4）了解甲状旁腺的显微结构。

【实验时间】

2学时。

【实验材料】

甲状腺、甲状旁腺、肾上腺、垂体、糖尿病足组织标本,甲状腺、肾上腺、垂体、糖尿病患者胰岛组织 HE 染色切片,显微镜。

【实验内容】

1. 大体标本观察要点

（1）甲状腺：位于颈前部，棕红色，呈"H"形，分为左、右叶，中间以甲状腺峡相连。左、右叶贴在喉和气管上部的外侧面，上端达甲状软骨中部，下端抵第6气管软骨。有的人由峡部向上伸出一个细小的锥状叶。甲状腺外面包有结缔组织被膜。

（2）甲状旁腺：上、下两对扁椭圆形小体，颜色棕黄，均贴附在甲状腺左、右叶的后面。有时可埋于甲状腺组织内，不易寻找。

（3）肾上腺：肾上腺左、右各一，位于两肾的上内方，金黄色。左侧半月形，右侧三角形，表面包以结缔组织被膜。在剖开的肾上腺标本上，肉眼可分辨皮质和髓质。

（4）垂体：位于蝶骨体上面的垂体窝内，呈横椭圆形，借垂体柄与下丘脑相连。

（5）糖尿病足：轻度者足部皮肤表面溃疡；中度者可以出现较深的穿透性溃疡合并软组织炎；严重者在溃疡的同时合并软组织脓肿、骨组织病变，脚趾、脚跟或前脚背出现局限性坏疽，甚至可以出现全脚坏疽。

2. 内分泌腺的显微结构（HE染色）

（1）甲状腺：

①低倍镜观察：可见腺实质中有许多圆形或卵圆形的滤泡，滤泡内充满了被伊红染成红色的胶状物。胶状物易收缩形成许多圆形小空泡。

②高倍镜观察：滤泡壁由单层立方上皮细胞围成，细胞核圆球形，细胞界限清楚。但需注意滤泡上皮细胞的形态可因功能状态的不同而改变，所以有时切片所见的不一定是立方形，而呈扁平状或柱状。滤泡间结缔组织中可见到一些结构和染色与滤泡上皮细胞相同的细胞团。这是因切片时只切到滤泡壁而没有切到滤泡腔。滤泡旁细胞呈卵圆形，体积较滤泡上皮细胞大，在HE染色切片中染色较浅。滤泡旁细胞常单个嵌在滤泡壁上，或三五成群散在滤泡间结缔组织中。

（2）肾上腺：

①肉眼观察：外围深紫红色的部分是皮质，占整个腺体的大部分。中间呈空隙状、淡蓝色的部分是髓质。

②低倍镜观察：外包以结缔组织被膜，腺实质分为皮质和髓质，二者分界明显。

（3）垂体：

①肉眼观察：组织较紧密，染色较深的为远侧部，染色较浅的为神经部，两部之间为中间部。

②低倍镜观察时分辨以下结构：远侧部细胞密集，排列成团状或索状，其间有丰富的血窦及少量的结缔组织。中间部狭窄，位于远侧部和神经部之间。可见细胞排列成索状，亦可见到由单层上皮围成的、大小不等的滤泡。神经部染色较淡，有许多细胞核、血窦和纤维结构。还可看到大小不等的蓝紫色团块，即赫林体。

（4）糖尿病患者胰岛组织：①1型糖尿病患者的胰岛大多呈胰岛炎。胰岛数量和胰岛B细胞数量大减，提示绝对性胰岛素缺乏。②2型糖尿病患者的胰岛中，尤其是肥胖者早期胰小岛大于正常，胰岛B细胞多于正常；呈特殊染色，切片示胰岛B细胞颗粒减少。当糖尿病发生5年以上，则胰小岛数量、大小及胰岛B细胞数量均减少。

【实验思考】

正常胰岛和糖尿病患者胰岛的区别是什么？

【实验报告】

请用红、蓝铅笔绘制镜下图像。

在线答题

目标检测

简答题

1.简述内分泌系统的组成。

2.简述糖尿病的诊断标准。

3.糖尿病的治疗原则是什么?

4.案例分析题

案例1

患者,男,60岁,因"口干多饮多食"1个月,加重一周入院。患者1个月前无诱因出现口干,多饮、多尿,多食、易饥。近1周上述症状加重,烦渴多饮,每日饮水量达3000 mL左右。空腹血糖16.48 mmol/L,餐后2 h血糖28.16 mmol/L。尿常规:尿糖(一),酮体(一)。糖化血红蛋白9.0%。其姐姐有糖尿病。入院后体格检查:神清,精神可。口中无烂苹果味;无深大呼吸,双肺呼吸音清,未闻及干、湿性啰音;心率78次/分,律齐;双下肢无水肿,双侧足背动脉搏动良好。临床诊断为2型糖尿病。

问题:

(1)请指出病例中哪些信息支持2型糖尿病的诊断?

(2)初诊断糖尿病患者可以使用胰岛素治疗吗,为什么?

案例2

患者,男,44岁,于半年前无明显诱因出现心悸、乏力、消瘦、眼胀等症状。入院后体格检查:体温36 ℃,脉搏98次/分,呼吸19次/分,血压140/90 mmHg,双眼突出,眼睑水肿,颈静脉怒张,甲状腺Ⅰ度肿大,血管杂音(+)。双手平伸震颤(+)。辅助检查:甲状腺功能FT_3:7.09 pmol/L(参考值3.19~9.15pmol/L),FT_4:14.89 pmol/L,TSH:0.01 IU/mL。

问题:根据病史该患者患有何种疾病,诊断依据是什么?

扫码看答案

第十三章　病原生物与免疫学基础

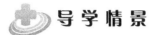

■ 情景描述

1674 年荷兰著名的生物学家、显微镜专家安东尼·列文虎克把一滴水珠放在自制的显微镜下观察，他惊奇地发现了许多小得肉眼无法看到的"小动物"。它们在这滴水中不停地蠕动、繁衍、死亡。列文虎克将水中存在的这些不同寻常的生命称为"微生物"，这是人类首次对微生物进行的观察和描述，这一伟大发现使人类认识了一个完整的富有生命力的新世界，揭开了微观世界的面纱。那么，你知道微生物有哪些特征吗？它对人类的影响有多大？

■ 学前导语

微生物是一群个体微小、结构简单、肉眼不能直接看见的微小生物。本章我们将带领同学们认识微生物、病原微生物及其与人类的关系，人类自身的免疫系统以及人类是如何进行抗感染免疫的过程。

第一节　微生物学概述

一、微生物与病原微生物的概念

微生物（microorganism）是一类体形微小，结构简单，肉眼不能直接观察到，必须借助于光学显微镜或电子显微镜将其放大数百倍、数千倍，甚至数万倍才能观察到的微小生物的总称。但单个微生物经培养，成千上万地堆积一起后，肉眼则可直接观察到，如细菌菌落、霉菌菌落。绝大多数微生物对人类和动、植物的生存是有益的，但有些微生物能引起人或动、植物病害，这些具有致病性的微生物称为病原微生物（pathogenic microorganism）。微生物具有个体微小、结构简单、种类多、繁殖快、易变异及分布广等特点。

二、微生物的分类

微生物种类繁多，根据微生物的大小、结构和组成不同可将微生物分为三大类型。具体分类见表 13-1。

1. 非细胞型微生物　无典型的细胞结构，可由一种核酸和蛋白质衣壳组成，有的仅有一种核酸（DNA 或 RNA）或仅有蛋白质而没有核酸，它们必须寄生在活的易感细胞中生长繁殖。此类微生物如病毒。

2. 原核细胞型微生物　细胞内仅有原始核质，无核膜、核仁，染色体为裸露的 DNA 分子，缺乏完整的细胞器，只有核糖体。此类微生物包括细菌、放线菌、支原体、衣原体、立克次体和螺旋体。

3.真核细胞型微生物 细胞核分化程度较高,有核膜、核仁和染色体,有完整的细胞器。此类微生物如真菌、单细胞藻类和原生动物。

表 13-1　微生物种类及常见类群

微生物种类	常见类群
非细胞型微生物	病毒
原核细胞型微生物	细菌、放线菌、支原体、衣原体、立克次体、螺旋体
真核细胞型微生物	真菌

三、微生物和人类的关系

在这个生命世界里,除了我们熟知的动、植物外,还有一个神秘的微小群体,它们35亿年前就已出现在地球上,而人类对微生物"相识"甚晚,只有短短几百年。从远古时期起人类就和微生物相依相存,绝大多数微生物对人类和动、植物的生存是有益甚至是必需的,并用于人类生活和生产实践。但人类在适应了微生物存在的同时,又不断遭遇微生物所引起的各种疾病,因此,微生物对人类来讲既有有利的一面也有有害的一面。

1.微生物在物质循环中的作用

(1)降解作用:微生物参与有机物的矿质化过程,微生物可对死亡的生物体进行分解,产生活生物体成长所需的营养物质,它与生产者一起共同推动着生物圈内的物质循环,使生态系统保持平衡。

(2)转化作用:自然界中碳、氮、硫、磷、铁等多种元素的循环转化依靠微生物的代谢活动。例如,在碳素循环中,植物首先通过光合作用把空气中的二氧化碳和水变成复杂的有机物,最后微生物可分解有机物将其转化为无机碳,及时补充空气中消耗掉的二氧化碳,使人和动物得以生存。因此,没有微生物,物质就不能转运,植物就不能新陈代谢,而人类和动物也将无法生存。

2.微生物在生产实践活动中的应用

(1)农业方面:用于制备微生物饲料、微生物农药、抗虫制剂、微生物生长促进剂、微生物能源、微生物环保制剂等,开辟了农业增产新途径。

(2)治理环境污染:地球上有储量丰富的初级有机物——天然气、石油、纤维素和木素等,由于微生物能分解这些物质,故利用微生物可将含碳、氮的有机物降解并产生氢气、乙醇、甲烷等无污染的清洁能源。

(3)工业方面:微生物在食品、皮革、纺织、石油、化工等领域的应用越来越广泛,尤其是在医药工业方面,几乎所有的抗生素都是微生物的代谢产物,另外还可利用微生物来制造一些维生素、辅酶、细胞因子、ATP和疫苗等药物。

▶▶▶课堂互动

(1)地球上每年都要死亡大量动、植物,千万年过去了,这些动、植物的遗体到哪里去了呢?

(2)你能列举出日常生活中哪些物品是通过微生物代谢得到的吗?

3.微生物对人体的作用

(1)共生与生态平衡:在人和动物的体表和腔道中有许多微生物,这些和我们紧密生活在一起的微生物在正常情况下对人体是无害的,称为正常菌群,这些正常菌群不仅可促进人体免疫和抗肿瘤作用,还具有拮抗外来病原微生物侵袭的作用。

(2)提供人类某些必需物质:有些微生物可以帮助我们消化食物和提供人类必需的营养

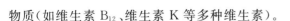

物质(如维生素 B_{12}、维生素 K 等多种维生素)。

(3)致病或条件致病:有些微生物能引起人类或动、植物病害,这些具有致病性的微生物称为病原微生物。有些微生物在正常情况下不致病,而在特定条件下(如微生物寄生部位改变、机体免疫力低下、菌群失调时)可引起疾病,称为条件致病性微生物。

四、微生物学的概念及微生物学的研究范围

微生物学(microbiology)是生物学的一个分支,是研究微生物在一定条件下的基本结构、生理代谢、遗传变异特性、进化、分类、分布及微生物之间、微生物与人类、动物与植物、自然界相互关系的一门科学,也是一门医药学基础课程。

随着微生物学研究范围的日益扩大和深入,微生物学又逐渐形成了许多分支学科,着重研究生命活动的有微生物生理学、微生物生态学、微生物遗传学等。按研究对象,可分为细菌学、真菌学、病毒学等;按生态环境不同,可分为土壤微生物学、环境微生物学、水域微生物学、海洋微生物学等;按技术与工艺,可分为发酵微生物学、分析微生物学、遗传工程学、微生物学检验等;按应用领域可分为医学微生物学、工业微生物学、农业微生物学、药学微生物学、食品微生物学、卫生微生物学等。由此可见,微生物学既是应用学科,又是基础学科,而且各分支学科又是相互配合、相互促进的,其根本任务是认识微生物,利用和改善有益微生物,控制、消灭和改造有害微生物。

随着分子生物学和生物技术的发展,新的微生物学分支学科正在不断形成和建立,如细胞微生物学、分子微生物学和微生物基因组学等分支学科,这些新型研究领域的出现,表明微生物学的发展已进入一个新阶段。

点滴积累

(1)微生物是一类体形微小,结构简单,肉眼不能直接观察到,必须借助于光学显微镜或电子显微镜将其放大数百倍、数千倍,甚至数万倍才能观察到的微小生物的总称。

(2)微生物分为非细胞型微生物、原核细胞型微生物、真核细胞型微生物三大类。

(3)绝大多数微生物对人类和动、植物的生存是有益甚至是必需的,但是少数微生物对人类是有害的。

第二节 免疫学概述

一、免疫的概念、功能及类型

(一)免疫的概念

现代免疫学认为,免疫是机体识别和清除抗原性异物,维持机体自身生理平衡和稳定的一种生理功能。免疫正常时对机体有利,但在某些异常情况下也可对机体造成损害,表现为组织的损伤或生理功能紊乱。

(二)免疫的功能

免疫功能及表现见表13-2。从表中可发现,免疫功能正常时对机体起到积极的保护作用,

但当免疫功能异常时可以对宿主造成损伤。

表 13-2　免疫功能及表现

免疫功能	正常表现	异常表现
免疫防御	抵御病原体的感染	超敏反应;免疫缺陷病
免疫稳定	清除体内衰老、损伤及死亡的细胞	自身免疫病
免疫监视	清除体内突变细胞、病毒感染细胞	易被病毒感染;易患肿瘤

（三）免疫的类型

按照免疫应答发生机制,免疫可分为固有免疫和适应性免疫。

1. 固有免疫　固有免疫是生物体在长期种系进化过程中形成的一系列防御机制。固有免疫经遗传获得,与生俱来,对各种侵入的病原微生物或其他抗原性异物可迅速应答。其特点包括:①与生俱来,受遗传控制;②人人都有;③无特异性。

2. 适应性免疫　机体出生后接受特定抗原刺激而建立的免疫功能。其特点包括:①并非生来就有,无遗传性;②不是人人都有;③具有明显的特异性。因此适应性免疫又称为获得性免疫或特异性免疫。

二、免疫系统的组成

免疫系统由免疫器官、免疫细胞、免疫分子三部分构成。免疫系统是机体对抗原刺激产生免疫应答、发挥免疫功能的载体(图 13-1)。

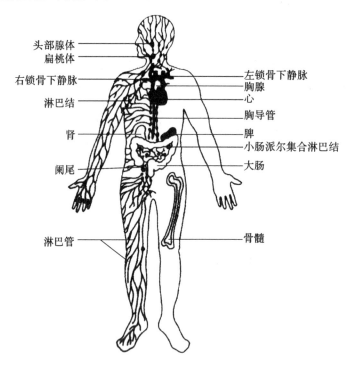

图 13-1　免疫系统的组成

（一）免疫器官

免疫器官按照功能不同,分为中枢免疫器官和周围免疫器官,两者通过血液循环和淋巴循环相互联系并构成免疫系统网络。

1. 中枢免疫器官　中枢免疫器官又称初级淋巴器官,是免疫细胞发生、分化、发育和成熟的场所,人类的中枢免疫器官包括骨髓和胸腺。

（1）骨髓：骨髓是各类血细胞的发源地,也是人类 B 细胞分化、成熟的场所。骨髓中的多能造血干细胞具有非常强的分化潜能,可定向分化为髓样干细胞和淋巴样干细胞,前者最终分化为红细胞、粒细胞、单核细胞、血小板等血细胞；后者最终分化为成熟的 B 细胞、NK 细胞和有待进一步发育的祖 T 细胞。骨髓也是发生再次体液免疫应答和产生抗体的主要部位,骨髓功能缺陷时,会严重影响到机体的造血功能和体液免疫功能。

（2）胸腺：胸腺位于前上纵隔,胸骨后方,分左、右两叶。胸腺是 T 细胞分化、成熟的场所。骨髓中的祖 T 细胞随血流进入胸腺,在胸腺上皮细胞及其产生的激素、体液因子等胸腺微环境作用下,分化、发育为成熟 T 细胞。胸腺还有调节免疫、参与自身耐受建立和维持的作用。实验显示,动物新生期摘除胸腺,易出现细胞免疫功能及全身免疫功能缺陷。

2.周围免疫器官 周围免疫器官包括脾、淋巴结、皮肤和黏膜相关淋巴组织,它们是成熟 T、B 细胞定居和繁殖的部位,也是发生免疫应答的场所。脾是人体最大的免疫器官,可清除血中病原微生物和衰老损伤的血细胞。人体的淋巴结有 600～700 个,沿淋巴管分布,有过滤淋巴液的作用。免疫细胞不仅存在于淋巴结和脾中,而且还广泛分布于皮肤和黏膜组织,它们包括皮肤相关淋巴组织和存在于呼吸道、消化道、泌尿生殖道的黏膜相关淋巴组织,如扁桃体、阑尾等。

（二）免疫细胞

免疫细胞泛指参加免疫应答或与免疫应答有关的细胞,主要包括造血干细胞、淋巴细胞、抗原提呈细胞、各种粒细胞、红细胞和肥大细胞等。

1.淋巴细胞 淋巴细胞是机体免疫应答的核心细胞,主要包括 T 细胞、B 细胞和 NK 细胞。淋巴细胞是一群复杂的细胞群体,包括许多形态相似而功能不同的亚群细胞,这些亚群细胞的膜表面存在可供鉴别的特殊分子结构。

（1）T 细胞：T 细胞是胸腺依赖性淋巴细胞的简称,它在胸腺中分化、成熟,成熟的 T 细胞随血流迁移、定居于周围免疫器官的胸腺依赖区。T 细胞占外周血中淋巴细胞总数的65%～80%。它们不仅参与细胞免疫,并在胸腺依赖性抗原诱导的体液免疫应答中发挥重要的辅助作用,所以 T 细胞在适应性免疫中占据核心地位。

T 细胞在发育的不同阶段,细胞表面会表达不同的膜分子,这与 T 细胞的功能有关,同时也可作为区分 T 细胞与其亚群的重要标志。

①T 细胞抗原识别受体（T cell receptor,TCR）：T 细胞表面能特异性识别和结合抗原的结构。TCR 不能直接识别和结合游离的可溶性抗原,只能识别经抗原提呈细胞（APC）加工处理后表达于 APC 表面的 MHC 分子结合的抗原肽。另外,TCR 不能单独传递激活信号,须与 CD3 复合体（由 γ、δ、ε、ζ、η 五种肽链构成）非共价结合,依靠 CD3 传递信号。

②CD4 和 CD8 分子：成熟 T 细胞表面只表达 CD4 或 CD8 分子,即 CD4$^+$ T 细胞或 CD8$^+$ T 细胞。CD4 分子是 MHC Ⅱ类分子的受体,CD8 分子是 MHC Ⅰ类分子的受体,二者均参与抗原刺激信号的转导,所以 CD4 和 CD8 分子又称 TCR 的共受体,这也同时使 T 细胞识别抗原具有 MHC 限制性。

③CD28：其配体为 CD80（B7-1）和 CD86（B7-2）。CD28 与配体结合,为 T 细胞提供重要的协同刺激信号。

④CD40L：主要表达于活化的 CD4$^+$ T 细胞和 CD8$^+$ T 细胞,为 B 细胞表面的 CD40 的配体,参与 B 细胞的活化过程。

⑤绵羊红细胞受体（ER）：即 CD2 分子,它与绵羊红细胞结合形成花环,称为 E 花环,可用于鉴定和分离人 T 细胞。

⑥有丝分裂原受体:有丝分裂原简称丝裂原,可通过相应受体刺激静止期淋巴细胞转化为淋巴母细胞,发生有丝分裂而增殖。能刺激 T 细胞丝裂原的常见种类有植物血凝素(PHA)、刀豆素 A(ConA)等。借此进行淋巴细胞转化试验,可判断机体细胞免疫的功能。

⑦细胞因子受体(cytokine receptor,CKR):T 细胞活化过程中可表达多种 CKR,如 IL-1R、IL-2R、IL-3R、IL-4R 等。

(2) B 细胞:哺乳动物的 B 细胞是骨髓中淋巴干细胞在骨髓中分化、成熟的,亦称骨髓依赖性淋巴细胞。B 细胞主要定居在周围免疫器官的非胸腺依赖区,在外周血中 B 细胞占淋巴细胞总数的 8%~15%。B 细胞主要介导体液免疫应答。

①B 细胞抗原识别受体(B cell receptor,BCR):B 细胞所特有的,能特异性识别抗原,是 B 细胞的重要标志,又叫膜免疫球蛋白(mIg)。与 TCR 相似,BCR 须同其他结构共同作用才能执行信号转导作用,即与 Igα/Igβ 异源二聚体非共价结合,组成 BCR-Igα/Igβ 复合受体分子,获得信号转导能力。

②协同刺激分子:协同刺激分子是提供 B 细胞活化第二信号的辅助分子,主要为 CD40,协同刺激分子与 CD4+ T 细胞表面 CD40L 结合,产生 B 细胞活化的第二信号。

③丝裂原受体(MR):B 细胞表面表达有 LPS(脂多糖)、SPA(葡萄球菌 A 蛋白)等丝裂原受体。LPS、SPA 等与 B 细胞的丝裂原受体结合后,非特异性地刺激 B 细胞活化、增殖、分化,可用于 B 细胞功能检测。

④IgG Fc 受体:多数 B 细胞表面均表达 IgG Fc 受体,它可以与免疫复合物中 IgG Fc 段结合,有利于 B 细胞捕获抗原,并促进 B 细胞活化、增殖、分化。

⑤补体受体(complement receptor,CR):成熟 B 细胞表面表达 CR,主要有 CR1、CR2 等。CR1 可与 C3b、C4b 结合。CR2(CD21)是 EB 病毒受体,与 EB 病毒选择性感染 B 细胞有关。

⑥细胞因子受体(CKR):B 细胞表面可表达多种 CKR,包括 IL-1、IL-2、IL-4 和 IFN-γ 等受体,它们可与相应的细胞因子结合,参与调节 B 细胞活化、增殖。

(3) 自然杀伤细胞(natural killer cell,NK 细胞):NK 细胞来源于骨髓并在其中成熟,主要分布在外周血、脾和淋巴结中,其表面不表达特异性抗原识别受体,是不同于 T、B 细胞的第三类淋巴细胞。不需抗原预先刺激,就可直接杀伤肿瘤细胞和被病毒感染的宿主细胞,因此,其在机体免疫监视和抗病毒感染中发挥重要作用。

2. 抗原提呈细胞 抗原提呈细胞(antigen presenting cell,APC)是指在免疫应答过程中,摄取、加工与提呈抗原信息给淋巴细胞的一类免疫细胞。主要包括单核巨噬细胞、树突状细胞、B 细胞等。另外,病毒感染的细胞、肿瘤细胞等也有抗原提呈作用。

(1) 单核巨噬细胞:单核巨噬细胞包括血液中的单核细胞和组织中的巨噬细胞。外周血中单核细胞占血细胞总数的 1%~3%。单核细胞从血管移出进入组织器官,进一步分化为巨噬细胞。巨噬细胞在不同组织中有不同的名称,如在肺组织中称尘细胞,在淋巴结、脾、胸腔、腹腔中称巨噬细胞。

其功能如下:①吞噬杀伤作用:单核巨噬细胞能够吞噬、消化体内的病原微生物、肿瘤细胞及衰老细胞、损伤细胞等抗原。吞噬作用可因抗体或补体的参与而加强。②处理、提呈抗原作用:单核巨噬细胞吞噬外源性抗原后,将其加工处理成抗原肽,以抗原肽-HLA 分子复合物的形式表达于吞噬细胞表面,提呈给具有相应抗原识别受体的 T 细胞,从而启动适应性免疫。③分泌功能和免疫调节作用:单核巨噬细胞能够产生多种酶类和生物活性物质,包括溶菌酶、溶酶体酶、细胞因子、补体、凝血因子、防御素等,并参与免疫调节。

(2) 树突状细胞:树突状细胞(dendritic cells,DC)是骨髓造血干细胞在骨髓分化形成的具有强大的抗原提呈功能的专职抗原提呈细胞,因其成熟时伸出许多树突样突起而得名。DC 分布广泛,其存在于脑组织以外的全身各组织脏器。DC 的主要功能是摄取、加工处理、提呈抗原,启动适应性免疫。DC 最大的特点是能够刺激初始 T 细胞增殖,而巨噬细胞、B 细胞仅能刺激活化的或记忆性的 T 细胞增殖。同时,DC 可分泌 IL-12、TNF、IFN 等多种细胞因子和趋化因子参与炎症反应和组织修复,调节其他免疫细胞的功能,并参与固有免疫和适应性免疫。

3. 其他免疫细胞 血液中的中性粒细胞、嗜酸性粒细胞、嗜碱性粒细胞和组织中的肥大细胞、上皮细胞等,在免疫应答的多个环节中发挥作用。

拓展阅读

细胞免疫疗法

细胞免疫疗法是通过一定装置采集人体的免疫细胞,经过体外培养,使其数量增多,靶向性杀伤功能增强,然后再回输到人体以杀灭血液及组织中的病原体、肿瘤细胞及突变的细胞,打破免疫耐受,激活和增强机体的免疫功能。采集的免疫细胞主要有树突状细胞、自然杀伤细胞和细胞因子诱导的杀伤细胞等。

(三)免疫分子

免疫分子是指参与免疫应答或与免疫应答有关的分子,主要由淋巴细胞、单核巨噬细胞、粒细胞等多种免疫细胞产生。免疫分子主要包括抗体、补体系统、细胞因子等,它们在执行免疫过程中发挥重要作用。

点滴积累

(1) 现代免疫学认为,免疫是机体识别和清除抗原性异物,维持机体自身生理平衡和稳定的一种生理功能。

(2) 免疫具有免疫防御、免疫稳定、免疫监视三大功能。

(3) 免疫系统由免疫器官、免疫细胞、免疫分子三部分构成。

(4) 免疫器官按照功能不同,分为中枢免疫器官和周围免疫器官。中枢免疫器官是免疫细胞发生、分化、发育和成熟的场所,人类中枢免疫器官包括骨髓和胸腺。周围免疫器官包括脾、淋巴结、皮肤和黏膜相关淋巴组织,它们是成熟 T、B 细胞定居和繁殖的部位,也是发生免疫应答的场所。

(5) 淋巴细胞是机体免疫应答的核心细胞,主要包括 T 细胞、B 细胞和 NK 细胞。

第三节 抗原、抗体、细胞因子和补体系统

一、抗原

抗原(antigen,Ag)是指能刺激机体免疫系统产生免疫应答并能与应答产物(抗体或致敏淋巴细胞)发生特异性结合的物质。一个完整的抗原(即完全抗原)包括两方面的基本性能:①免疫原性,指诱导宿主产生免疫应答的能力,具有这种能力的物质称为免疫原;②免疫反应性,指抗原与抗体或致敏淋巴细胞发生特异性结合的能力。这两个性能充分体现了抗原的特异性。有些物质只具有免疫反应性而无免疫原性,称为半抗原,当其与蛋白质结合时,可转化

为完全抗原,一些小分子化学物质和药物多属于半抗原。

抗原是免疫应答的始动因子,机体免疫应答的类型和效果都与抗原的性质有密切的关系。

(一)影响抗原免疫原性的因素

1.异物性 正常成熟机体的免疫系统能够识别自身物质与非己物质,对自身物质耐受,对非己物质产生免疫应答。通常抗原来源与宿主种系关系越远,其免疫原性越强,反之种系关系越近,则免疫原性越弱。如鸭血清蛋白对家兔呈强免疫原性,而对于鸡则呈弱免疫原性。

某些情况下,自身组织成分受到外来因素的刺激发生变异或原来不与免疫系统接触的隐蔽抗原释放出来,就可产生自身抗原,如晶状体蛋白。但其免疫原性比较弱。

2.分子量 一般情况下,免疫原的分子量大多在 10000 以上,分子量越大,免疫原性越强。这可能是由大分子物质在水溶液中易形成胶体,在体内停留的时间较长所致,另外,大分子物质的化学结构比较复杂,比较容易含有特异性的抗原决定簇。蛋白质分子量较大(10000 以上),有良好的免疫原性。糖类物质分子量较小,多数单糖不具有免疫原性,而聚合成多糖时可以成为抗原。但要注意,明胶的分子量高达 100000,但其免疫原性极弱,这与它的化学组成与结构有关。

3.化学结构与组成 抗原分子中决定抗原特异性的化学基团叫抗原决定簇(antigenic determinant,AD)。化学组成越复杂,化学基团就越多,抗原性就越强。如蛋白质的氨基酸组成越多,特别是含芳香族的氨基酸,免疫原性就越强。一个抗原分子通常含有多个抗原决定簇,但只有抗原分子表面的抗原决定簇才起作用,因此抗原分子的化学结构与空间构型对其抗原性具有重要意义。直链结构的物质一般缺乏免疫原性,多支链或带状结构的物质容易成为免疫原,如前面提及的大分子明胶就是无分支的直链结构,又缺乏环状基团,所以免疫原性微弱。

4.其他因素 具上述化学基础的免疫原性物质进入机体后能否诱导产生免疫应答,还与宿主方面的因素有关,如宿主的遗传因素、年龄、生理状态及个体发育等因素。另外还与抗原进入的途径、剂量、次数和间隔时间以及免疫佐剂的使用等因素有关。

(二)抗原的分类

1.根据抗原诱导抗体产生是否需要 Th 细胞的参与分类

(1)胸腺依赖性抗原(thymus dependent antigen,TD-Ag) 这类抗原刺激 B 细胞产生抗体需要 T 细胞的帮助,又称为 T 细胞依赖抗原。绝大多数蛋白质抗原如病原微生物、血清蛋白、血细胞等均属于 TD-Ag。

(2)非胸腺依赖性抗原(thymus independent antigen,TI-Ag) 这类抗原刺激 B 细胞产生抗体不需要 T 细胞的帮助,又称为非 T 细胞依赖抗原。如细菌多糖、多聚蛋白质和脂多糖等。

2.根据抗原的来源分类

(1)外源性抗原:在 APC 外合成的抗原。如微生物及其代谢产物等,以吞噬、吞饮或以受体介导的内吞方式进入 APC,在溶酶体内被加工成小分子抗原肽与 MHCⅡ类分子结合,提呈给 $CD4^+$ T 细胞。

(2)内源性抗原:在 APC 内合成的抗原,如病毒感染细胞中病毒基因编码的蛋白质、肿瘤细胞表达的肿瘤抗原等,在细胞质中被加工成小分子抗原肽与 MHCⅠ分子结合,提呈给 $CD8^+$ T 细胞。

(三)医学上重要的抗原

1.异种抗原 异种抗原是指来自另一物种的抗原性物质。如病原微生物(病毒、细菌、真菌)及其代谢产物等。虽然结构相对简单,但化学组成复杂,与人体结构差异较大,对人体均有较强的免疫原性。

2.同种异型抗原 同一物种不同个体间的抗原,又称同种抗原。常见的同种异型抗原主要有红细胞血型抗原、人类主要组织相容性抗原等。

3.异嗜性抗原 存在于不同物种中结构相同或相似的抗原,本质是共同抗原。例如,人肾小球基底膜及心肌细胞与溶血性链球菌表面具有共同抗原,所以溶血性链球菌感染诱发机体产生的免疫应答产物除了对溶血性链球菌有作用外,还可作用于人体具有共同抗原的心脏、肾脏、关节等器官,导致心肌炎、肾小球肾炎、风湿性关节炎。

4.自身抗原 能诱导自身免疫应答的自身物质,主要是自身改变的成分。正常情况下,机体免疫系统对自身组织细胞成分不产生免疫应答,即免疫耐受。但当机体有以下情况时除外。①在感染、外伤、药物等影响下,一些自身组织细胞成分结构发生改变或被修饰变成自身抗原而被排斥。②处于免疫豁免部位的隐蔽抗原如脑组织中的蛋白质、晶状体蛋白、精子等一旦与免疫系统接触,可诱发自身免疫病。

5.肿瘤抗原 机体某些细胞在癌变过程中出现的抗原或肿瘤细胞异常、过度表达的抗原,主要包括肿瘤特异性抗原和肿瘤相关抗原。

二、抗体与免疫球蛋白

抗体(antibody,Ab)是 B 细胞接受抗原刺激后增殖分化为浆细胞后所产生的,是能与相应抗原特异性结合的球蛋白,抗体主要存在于血清和体液中。

免疫球蛋白(immunoglobulin,Ig)是指具有抗体活性或化学结构与抗体相似的球蛋白。抗体是生物学功能上的概念,而免疫球蛋白则是化学结构上的概念。免疫球蛋白包括抗体及结构与抗体相似但无抗体活性的球蛋白,如骨髓瘤、巨球蛋白血症等患者血清中的球蛋白。故所有的抗体都是免疫球蛋白,但免疫球蛋白不都是抗体。

(一)免疫球蛋白分子的基本结构

根据免疫球蛋白的结构与抗原特异性不同,免疫球蛋白可分为 IgG、IgA、IgM、IgD 和 IgE 5 类。5 种免疫球蛋白结构虽有不同,但其基本结构相似。免疫球蛋白基本结构又称单体,由 4 条肽链组成,2 条长链称为重链(H 链),由 450～550 个氨基酸残基组成,2 条短链称为轻链(L 链),大约由 214 个氨基酸组成。根据 L 链恒定区氨基酸序列及抗原性不同可将免疫球蛋白分为 κ 型和 λ 型。一个免疫球蛋白分子中两条重链同类,两条轻链同型。

免疫球蛋白单体中 4 条肽链两端游离的氨基或羧基的方向是一致的,分别命名为氨基端(N 端)和羧基端(C 端)。在 N 端,轻链的 1/2 和重链的 1/4 或 1/5 处氨基酸的种类和顺序各不相同,称为可变区(V 区);C 端其余部分的氨基酸,在种类和顺序上彼此差别不大,称为稳定区或恒定区(C 区)。H 链的 C 区又可根据其结构域分为 CH1～CH3 或 CH1～CH4,可执行不同的功能。

在可变区中,某些特定部位的氨基酸残基的种类和顺序更易变化,这些部位称为超变区,可供抗原决定簇互补结合,故超变区又称为决定簇互补区。可变区中的其他氨基酸残基称为骨架区,其组成与排列相对保守(图 13-2)。

(二)免疫球蛋白的其他结构

1.连接链(J 链) 由浆细胞合成,连接两个或两个以上单体分子形成二聚体或五聚体,如分泌型 IgA 和五聚体 IgM。

2.分泌片(SP) 由黏膜上皮细胞合成,可保护分泌型 IgA(SIgA)免受环境中蛋白水解酶的破坏;促进 SIgA 转运。

3.铰链区(hinge region) 位于 CH1～CH2 之间,富含脯氨酸,易发生伸展及一定程度的

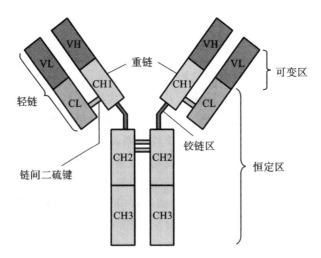

图 13-2　免疫球蛋白基本结构及功能域示意图

转动,便于抗体与抗原结合;还可使免疫球蛋白分子变构,有利于与补体结合。

（三）免疫球蛋白的水解片段

在一定条件下,免疫球蛋白分子肽链的某些部分容易被蛋白酶水解,产生不同的片段。木瓜蛋白酶和胃蛋白酶是常用的两种蛋白水解酶。

1. 木瓜蛋白酶的水解　裂解部位在 IgG 铰链区 H 链二硫键近 N 端,形成 3 个片段:2 个相同的抗原结合片段,简称 Fab 段;1 个可结晶的片段,简称 Fc 段,具有活化补体、结合细胞 Fc 受体、通过胎盘等功能。

2. 胃蛋白酶的水解　裂解部位在 IgG 铰链区 H 链二硫键近 C 端,形成一个具有双价结合抗原的 F(ab')$_2$ 片段和无生物活性的小片段,即 pFc' 段(图 13-3)。F(ab')$_2$ 片段既保留了结合抗原的生物学活性,又避免了因 Fc 段可能引起的副作用,被广泛用作生物制品,如破伤风抗毒素经胃蛋白酶水解后精制提纯的制品。

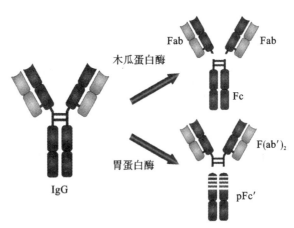

图 13-3　免疫球蛋白的水解片段示意图

（四）免疫球蛋白的功能

1. 特异性结合抗原　抗体分子在结合抗原时,其 Fab 片段的 V 区与抗原决定簇的立体结构必须吻合,特别是与超变区的氨基酸残基直接相关,所以抗原与抗体的结合具有高度特异性。

2. 激活补体　抗体与抗原结合时,Ig 发生构型改变,使 IgG 的 CH2 或 IgM 的 CH3 功能区暴露,与补体 C1q 结合,从而激活补体。

3. 与细胞表面的 Fc 受体结合 不同细胞表面具有不同 Ig 的 Fc 受体。当 Ig 与相应抗原结合时,由于构型的改变,其 Fc 段可与具有相应受体的细胞结合,可发挥不同的生物学作用。

(1)调理作用:调理作用是指抗体、补体促进吞噬细胞吞噬细菌等颗粒性抗原的作用。例如,IgG 抗体与细菌等颗粒性抗原结合后,通过 Fc 段与中性粒细胞、巨噬细胞上的 IgG Fc 受体结合,从而增强吞噬细胞的吞噬作用。

(2)ADCC 效应:指 IgG 的 Fab 段结合病毒感染的细胞或肿瘤细胞等靶细胞后,其 Fc 段与杀伤细胞(或 NK 细胞、单核巨噬细胞、中性粒细胞等)表面的 Fc 受体结合,发挥抗体依赖性细胞介导的细胞毒作用(ADCC)。

(3)介导 I 型超敏反应:IgE 的 Fc 段可与嗜碱性粒细胞和肥大细胞表面的 IgE Fc 受体结合,并使其处于致敏状态。当相同变应原再次进入机体与致敏细胞表面的 IgE 结合时,可使致敏细胞脱颗粒,合成和释放一些生物活性物质(如组胺),引起 I 型超敏反应。

4. 穿过黏膜及胎盘 IgG 是唯一能通过胎盘的免疫球蛋白,母体内的 IgG 靠 Fc 段与胎盘滋养层细胞表达的特异性输送蛋白结合,并主动进入胎儿血液循环中,对新生儿抗感染发挥重要作用。在黏膜下固有层合成的分泌型 IgA(SIgA),靠 Fc 段被转运到呼吸道和消化道黏膜表面发挥黏膜局部抗感染作用。

(五)五类免疫球蛋白的生物学性质

1. IgG IgG 是血清中含量最高的抗体,占血清免疫球蛋白总量的 75% 左右;IgG 是机体抗感染的主要抗体,是唯一能通过胎盘的免疫球蛋白,是人体内抗菌、抗病毒及抗毒素的"主力军"。

2. IgM 结构为五聚体,分子量最大,又称为巨球蛋白;合成最早,胎儿晚期即可合成,常用于诊断宫内感染,也是抗原刺激后最早合成的抗体,常用于传染病的早期诊断;IgM 激活补体能力高于 IgG;IgM 在 B 细胞表面以单体形式存在,是抗原识别受体之一。IgM 是机体抗感染的"先锋部队"。

3. IgA 分为血清型 IgA(单体)和分泌型 IgA(SIgA)。SIgA 二聚体,主要存在于唾液、泪液、初乳及黏膜分泌液中,在机体黏膜局部抗感染中发挥重要作用;婴儿可从初乳中获得大量 SIgA。

4. IgD 在血清中含量较低,IgD 对蛋白酶较敏感,易被降解。早期的 B 细胞仅表达 IgM,当 B 细胞表面出现 IgD 时,标志着 B 细胞成熟了。IgD 是 B 细胞表面的又一抗原识别受体(SmIgD)。

5. IgE IgE 是机体内合成最晚、含量最低的免疫球蛋白,可与肥大细胞、嗜碱性粒细胞等结合,参与 I 型超敏反应。

三、主要细胞因子及生物学作用

细胞因子(cytokine,CK)是指由活化的免疫细胞或非免疫细胞(血管内皮细胞、表皮细胞等)合成分泌的,通过结合细胞表面相应受体而发挥多种生物学作用的小分子蛋白或多肽的统称,是不同于免疫球蛋白及补体的另一种分泌型免疫分子。

(一)主要细胞因子种类

细胞因子种类繁多,已发现 200 多种,根据结构和功能分为 6 类。

1. 白细胞介素(interleukin,IL) 简称白介素,是一组由淋巴细胞、单核巨噬细胞和其他非免疫细胞产生的能介导白细胞与其他细胞相互作用的细胞因子。现已命名的白介素有 35 种(IL-1~IL-35),大多数能促进免疫细胞活化、增殖,有免疫调节和介导炎症反应的作用。

2. 干扰素(interferon,IFN) 干扰素是机体某些细胞被病毒及干扰素诱生剂刺激后产生的小分子糖蛋白。因其有干扰病毒复制的能力而被称为干扰素。根据来源和理化性质不同,干扰素分为 IFN-α、IFN-β、IFN-γ 三类。

3. 肿瘤坏死因子(tumor necrosis factor,TNF) 肿瘤坏死因子是能引起肿瘤组织出血坏死的细胞因子。TNF 在调节免疫应答、杀伤靶细胞和诱导细胞凋亡等方面发挥重要作用。

4. 集落刺激因子(colony stimulating factor,CSF) 集落刺激因子由活化 T 细胞、单核巨噬细胞、血管内皮细胞和成纤维细胞等合成,可刺激造血干细胞和不同发育时期造血细胞增殖分化的细胞因子。

5. 生长因子(growth factor,GF) 可刺激多种细胞生长和分化的细胞因子。按照功能及作用对象不同分为转化生长因子(TGF)、表皮生长因子(EGF)、血管内皮生长因子(VEGF)、成纤维细胞生长因子(FGF)、神经生长因子(NGF)、血小板生长因子(PDGF)等。

6. 趋化因子(chemotactic factor,CF) 趋化因子是白细胞和造血微环境中的基质细胞分泌的蛋白质家族。目前已经发现多种趋化因子,包括粒细胞趋化因子、单核细胞趋化因子、淋巴细胞趋化因子等。

(二)细胞因子的生物学作用

1. 介导固有免疫 细胞因子可通过参与固有免疫,发挥非特异性抗感染和抗肿瘤作用。如 IFN 可刺激正常细胞合成抗病毒蛋白质,干扰病毒在细胞内复制。

2. 参与并调节特异性免疫应答 多种细胞因子参与完成适应性免疫应答及对此功能的正负调节,如多种 IL、TNF、IFN 可增强 T、B 细胞活化及增殖,增强免疫细胞对抗原的清除作用。

3. 刺激造血 在免疫应答中,白细胞、红细胞等不断被消耗,因此机体需要不断从骨髓造血干细胞中补充这些血细胞。如集落刺激因子可不断刺激造血干细胞生长、分化以补充免疫过程中的消耗。

4. 调节炎症反应 部分细胞因子可增强炎症作用。如 IL-1 可刺激下丘脑体温调节中枢引起发热,促使肝分泌 C 反应蛋白,引起急性炎症。

5. 诱导细胞凋亡 如 IL-2 可诱导抗原活化的 T 细胞凋亡,从而控制免疫应答的强度,避免免疫损伤的过度产生;TNF 可诱导肿瘤细胞的凋亡。

四、补体系统

(一)概述

补体(complement,C)是存在于人和动物血清中的一组经活化后具有酶活性的蛋白质,可参与机体的抗感染及免疫调节,也可介导病理性反应,是体内重要的免疫效应系统和放大系统。由于其组分多,因此又称补体系统。

根据功能,可将补体的 30 多种成分分为三类。①补体的固有成分:存在于体液、参与补体激活级联反应的补体分子,包括经典激活途径的 C1、C4、C2,以及旁路激活途径的 B 因子、D 因子。②补体调节蛋白:包括 P 因子、C4 结合蛋白、H 因子、S 蛋白、衰变加速因子等。③介导补体活性片段或调节蛋白生物学效应的补体受体(CR),包括 CR1～CR5、C3aR、C2aR、C4aR 等。

补体系统的命名方法如下:①参与补体经典激活途径的固有成分按其被发现的先后顺序分别称为 C1,C2……C9,C1 由 C1q、C1r、C1s 三种亚单位组成;②补体系统的其他成分用英文大写字母表示,如 B 因子、D 因子、P 因子、H 因子等;③补体调节成分多以其功能进行命名,如 C1 抑制物、C4 结合蛋白、衰变加速因子等;④补体活化后的裂解片段在该成分的符号后面加小写英文字母表示,如 C3a、C3b 等,通常 a 为小片段,b 为大片段;⑤具有酶活性成分的在其符号上画一横线表示,如 $\overline{C1}$,$\overline{C4b2b}$ 等;⑥灭活的补体片段在其符号前面加 i 表示,如 iC3b 等。

补体可通过经典激活途径、旁路激活途径、MBL 途径激活,激活后发挥相应的生物学作用。

(二)补体系统的生物学作用

补体具有多种生物学作用,不仅参与固有免疫,也参与适应性免疫。主要作用如下。

1.溶解细胞作用 补体系统被激活后,在靶细胞表面形成 MAC,从而使细胞内外渗透压失衡,最终导致靶细胞溶解。补体对革兰阳性菌、寄生虫及有包膜的病毒、异体红细胞和血小板的破坏作用强。

2.调理吞噬作用 补体激活过程中产生的 C3b、C4b 等,它们的氨基端可与细菌等靶细胞结合,羧基端可与有相应补体受体的吞噬细胞结合,从而促进吞噬细胞对病原微生物的吞噬。

3.清除免疫复合物 C3b、C4b 与免疫复合物(IC)结合,同时可黏附于表面具有补体受体(CR1)的红细胞或血小板上,通过血流将 IC 带到肝和脾被巨噬细胞吞噬、清除,此作用又称为免疫黏附作用(图 13-4)。

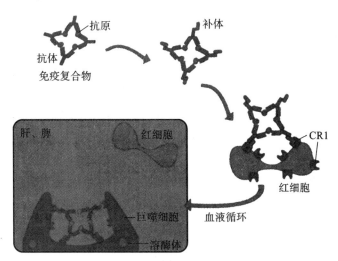

图 13-4 免疫黏附作用

4.炎症介质作用 C3a、C4a、C5a 又称过敏毒素,可使肥大细胞、嗜碱性粒细胞脱颗粒,释放组胺等生物活性物质,引起毛细血管扩张、通透性增加、平滑肌收缩、局部水肿等炎症反应。C5a 又有趋化作用,能吸引中性粒细胞向炎症部位聚集,发挥吞噬作用。

点滴积累

(1)抗原(antigen,Ag)是指能刺激机体免疫系统产生免疫应答并能与应答产物(抗体或致敏淋巴细胞)发生特异性结合的物质。一个完整的抗原(即完全抗原)包括两方面的基本性能:①免疫原性,指诱导宿主产生免疫应答的能力,具有这种能力的物质称为免疫原;②免疫反应性,指抗原与抗体或致敏淋巴细胞发生特异性结合的能力。

(2)抗体(antibody,Ab)是 B 细胞接受抗原刺激,增殖分化为浆细胞后所分泌的能与相应抗原特异性结合的球蛋白,是介导机体体液免疫应答的重要免疫分子。

（3）免疫球蛋白：由两条重链和两条轻链经二硫键连接而成，分为可变区、恒定区、铰链区。可变区的主要功能是识别并特异性结合抗原，恒定区通过激活补体、与细胞表面的 Fc 受体结合和穿过胎盘和黏膜发挥作用。

（4）细胞因子通过结合细胞表面相应受体而发挥作用，常见的有 IL、IFN、TNF、CSF、GF、CF，在调节免疫应答、抗感染、抗肿瘤、调节炎症反应等方面发挥重要作用。

（5）补体：能补充及协助抗体完成免疫作用，主要作用是溶解细胞作用、调理吞噬作用、清除免疫复合物和炎症介质作用。

第四节　抗感染免疫

抗感染免疫是机体抵抗病原微生物及其有害产物，以维持生理稳定的功能。总共可分为两类：非特异性免疫和特异性免疫。

一、非特异性免疫

非特异性免疫亦称固有免疫，是机体在长期种系进化过程中形成的一系列防御机制。固有免疫经遗传获得，与生俱来，对各种侵入的病原微生物或其他抗原性异物可迅速应答。其特点如下：①与生俱来，受遗传控制；②人人都有；③无特异性。固有免疫主要由三部分组成，包括屏障结构、细胞防护、体液中的效应分子。

（一）屏障结构

1. 皮肤黏膜　机体抗感染的第一条防线，包括完整的皮肤黏膜及其附属的纤毛、腺体以及寄居的正常菌群。皮肤具有机械屏障作用，在正常情况下可有效阻挡病原微生物侵入体内；此外还可分泌多种杀菌物质，如脂腺分泌的不饱和脂肪酸，汗腺分泌的乳酸，胃液中的胃酸及唾液，泪液，呼吸道、消化道、泌尿生殖道黏液中的溶菌酶，抗菌肽和乳铁蛋白等；寄居在人体的正常菌群可通过与病原微生物竞争结合上皮细胞和营养物质的方式，或通过分泌某些杀菌、抑菌物质对病原微生物产生防御作用。

2. 血脑屏障　由软脑膜、脉络丛、脑血管内皮细胞及星形胶质细胞组成。此种组织结构致密，能阻挡血液中的病原微生物和其他大分子物质进入脑组织及脑室，从而对中枢神经系统产生保护作用。婴儿的血脑屏障不完善，故易发生脑膜炎等感染。

3. 血胎屏障　由母体子宫内膜的基蜕膜和胎盘绒毛膜共同构成。母体和胎儿小分子营养物质可交换，但大分子营养物质和病原微生物不能通过，从而可保护胎儿免遭感染。但在妊娠前 3 个月胎盘屏障发育尚未完善，此时孕妇若感染风疹病毒等，有可能导致胎儿畸形甚至流产。所以妊娠早期应尽量避免感染。

（二）细胞防护

1. 吞噬细胞　中性粒细胞：吞噬杀菌效应；单核巨噬细胞：吞噬杀菌、抗原提呈、杀瘤效应、免疫调节。

2. 自然杀伤细胞　①执行机体免疫监视作用；②直接杀伤某些肿瘤细胞、病毒或胞内寄生菌感染细胞；③参与免疫调节作用。

（三）体液中的效应分子

1. 补体系统　可通过旁路激活途径和 MBL 途径迅速激活补体系统，并由此而产生细胞毒或溶解病毒等作用。

2. 细胞因子(cytokine,CK) 由活化的免疫细胞或非免疫细胞(血管内皮细胞、表皮细胞等)合成分泌的,可通过结合细胞表面相应受体而发挥多种生物学作用。如肿瘤坏死因子能引起肿瘤组织出血坏死。

3. 溶菌酶 一种低分子碱性酶,主要来源于巨噬细胞。它广泛存在于泪液、唾液、血浆、尿、乳汁等体液中。作用于革兰阳性菌的细胞壁肽聚糖,可导致细胞壁裂解。

4. 乙型溶素 存在于血清中的碱性多肽,来源于血小板,作用于革兰阳性菌细胞膜而起到抗菌作用。

二、特异性免疫

特异性免疫又称适应性免疫,是指体内特异性 T 或 B 细胞受抗原刺激后,活化、增殖、分化为效应淋巴细胞,产生一系列生物学效应的全过程。根据参与细胞和效应机制的不同,可分为 B 细胞介导的体液免疫和 T 细胞介导的细胞免疫(图 13-5)。

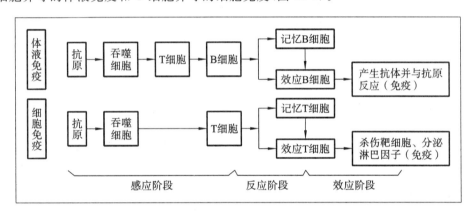

图 13-5 特异性免疫途径

(一)特异性免疫的基本过程

特异性免疫的基本过程分三个阶段。

1. 感应阶段(抗原提呈与识别阶段) 感应阶段是抗原提呈细胞(APC)对抗原的摄取、加工、处理和提呈过程。

2. 反应阶段(活化、增殖、分化阶段) 特异性 T、B 细胞接受抗原刺激后活化、增殖及分化为效应淋巴细胞的过程。在此阶段,部分效应细胞转化为记忆细胞。

3. 效应阶段(免疫应答阶段) 效应分子和免疫效应细胞协同作用,完成细胞免疫和体液免疫。其结果可能为清除抗原或诱导免疫耐受,也可能引发免疫相关疾病。

(二)抗原的提呈

1. 抗原提呈细胞 抗原进入机体后,首先是被抗原提呈细胞(APC)捕获,它是指具有摄取、处理、加工、提交抗原信息给 T 细胞和 B 细胞功能的细胞群,分为专职 APC 和非专职 APC 两类。

专职 APC 主要是指树突状细胞、巨噬细胞和 B 细胞。这些细胞来源于骨髓和淋巴组织,它们表达 MHC Ⅱ 类分子,而且含有其他多种特殊的结构,如摄取和表达抗原的协同刺激分子。

非专职 APC,通常不表达 MHC Ⅱ 类分子,只有在炎症过程中受到刺激后才可表达 MHC Ⅱ 类分子。包括血管内皮细胞、各种上皮细胞和间质细胞、皮肤的成纤维细胞等。这通常与自身免疫病的发病机制或炎症等有关。

2.抗原提呈细胞对抗原的加工处理和提呈　T细胞不能直接识别可溶性游离蛋白抗原。抗原只能通过 APC 加工处理,降解为多肽片段,并与 MHC 分子结合为多肽-MHC 分子复合物,转移至 APC 表面,才能被 T 细胞识别。该过程称为抗原提呈。

(1) APC 对外源性抗原的加工处理和提呈:外源性抗原进入机体,APC 将其摄入细胞内,蛋白酶等将其水解为多肽片段,抗原肽与新合成的 MHCⅡ类分子结合,形成抗原肽-MHCⅡ类分子复合物,转运至 APC 表面,供 CD4⁺ Th 细胞识别。

(2) APC 对内源性抗原的加工处理及提呈:内源性抗原在细胞内蛋白酶的作用下降解为多肽,与新合成的 MHC Ⅰ类分子结合形成抗原肽-MHC Ⅰ类分子复合物,再转运至细胞表面,供 CD8⁺ Tc 细胞识别。

（三）B 细胞介导的体液免疫应答

抗原刺激机体后,诱导 B 细胞活化增殖,分化为浆细胞,产生特异性抗体参与免疫应答,由于抗体存在于体液中,故将 B 细胞介导的免疫效应称为体液免疫。大多数蛋白抗原为 TD-Ag,在对它们进行识别的过程中需要 Th 细胞辅助,此外还有小部分抗原(如多糖抗原)为 TI-Ag,可以由 B 细胞直接进行识别而无须 Th 细胞辅助。

1.体液免疫的基本过程

(1) TD-Ag 诱导的过程:

TD-Ag 诱导的体液免疫应答在抗原提呈与识别阶段,抗原提呈细胞或 B 细胞必须将吞噬的抗原加工处理成抗原肽并与 MHCⅡ类分子结合成复合物(TCR 识别抗原肽、CD4 识别 MHCⅡ类分子称双识别),产生活化第一信号;APC 表面的共刺激分子 B7 与 CD4⁺ Th 细胞的共刺激分子 CD28 相互作用诱导产生活化第二信号。至此,CD4⁺ Th 细胞被活化。活化的 Th 细胞又可分泌一系列细胞因子,反过来作用于巨噬细胞和 B 细胞,进一步促进 B 细胞的活化。

B 细胞与 TD 抗原特异性结合后,向胞内传递刺激信息的方式与 Th 细胞类似。BCR 需要与相邻的穿膜蛋白 Igα 和 Igβ 相结合,传递活化第一信号。B 细胞表面的 CD40 分子可与活化后 T 细胞表面的 CD40L 结合产生活化第二信号(图 13-6)。在双信号的刺激下,B 细胞进入活化、增殖、分化阶段。B 细胞分化成熟为浆细胞,合成分泌各种特异性抗体,发挥体液免疫,部分浆细胞转化为记忆细胞。

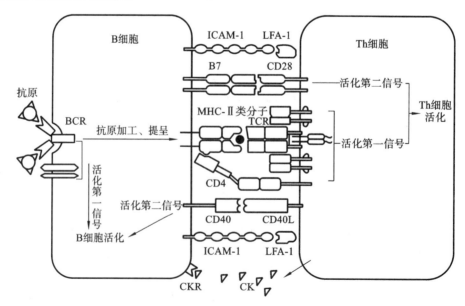

图 13-6　Th 细胞与 B 细胞间的相互作用

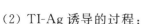

（2）TI-Ag 诱导的过程：

TI-Ag 诱导的 B 细胞激活不需 Th 细胞辅助，一般也不需要巨噬细胞参与。这类抗原通常只能激活 B1 细胞。B1 细胞产生于个体发育早期，只能产生 IgM 类抗体，不能产生记忆细胞，也不能引起再次应答。

2.体液免疫效应 主要是通过抗体发挥效应，包括以下内容。

（1）中和作用，抗体与病毒或外毒素结合，具有重要的抗感染作用，但抗体只有识别作用，不具有杀伤作用，还需借助免疫细胞或免疫分子的协同，才能发挥排异作用。

（2）通过激活补体引起溶菌、溶细胞等效应。

（3）通过免疫调理作用增强吞噬细胞的活性。

（4）通过发挥 ADCC 效应，有助于杀伤肿瘤细胞及被病毒感染的靶细胞。

（5）在某些情况下，抗体还可参与超敏反应，引起病理性损伤。

3.抗体产生的一般规律

（1）初次应答：机体初次受某种抗原刺激，需要较长潜伏期才能在血液中出现抗体，具有以下特点：①潜伏期长（7～10 天）；②抗体以 IgM 为主；③抗体亲和力低；④抗体维持时间短；⑤抗体滴度低。

（2）再次应答：机体再次接触相同抗原时，抗体出现的潜伏期较初次明显缩短，具有如下特点：①潜伏期短（2～3 天）；②抗体以 IgG 为主；③抗体亲和力高；④抗体维持时间长；⑤抗体滴度高。初次应答和再次应答的差别主要是参加再次应答的细胞是记忆性 T、B 细胞(图 13-7)。

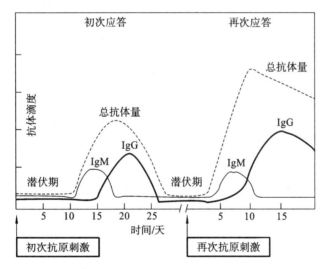

图 13-7 初次应答与再次应答示意图

抗体产生的规律可以指导预防接种，免疫检测。

（四）T 细胞介导的细胞免疫应答

T 细胞介导的免疫应答即细胞免疫，通常由 TD 抗原引起，参与免疫应答的细胞有抗原提呈细胞、CD4$^+$ Th1 细胞、CD8$^+$ Tc 细胞。

1.T 细胞对抗原的识别及活化过程

（1）CD4$^+$ Th1 细胞的形成：CD4$^+$ Th 细胞通过表面 TCR-CD3 复合物，与 APC 表面相应的抗原肽-MHC Ⅱ类分子复合物特异性结合，并通过 CD3 分子将原刺激信号转至细胞内，同时 CD4 分子与提呈抗原肽的 MHC Ⅱ类分子的 Ig 样区结合，产生 T 细胞活化第一信号；APC 表面的 B7 与 Th 表面 CD28 相互作用后，诱导产生 T 细胞活化第二信号。双信号导致 CD4$^+$ Th 细胞活化。活化的 CD4$^+$ Th 在以 IL-12 为主的细胞因子作用下分化为 CD4$^+$ Th1 细胞，即效应 Th1 细胞。

(2) CD8$^+$ Tc 细胞的活化:CD8$^+$ Tc 细胞的活化也需要双信号,即 CD8$^+$ Tc 细胞通过表面 TCR-CD3 复合物与 APC 表面相应的抗原肽-MHC Ⅰ类分子复合物特异性结合后,在 CD8 分子协助下,诱导产生 T 细胞活化第一信号;CD8$^+$ Tc 细胞通过表面 CD28 等共刺激分子与 APC 表面 B7 等共刺激分子的相互作用,可分化增殖为致敏 Tc 细胞。

2.效应 T 细胞的应答效应

(1) Th1 细胞介导的炎症反应:抗原刺激后产生的效应 Th1 细胞,可释放 IL-2 等多种细胞因子,刺激巨噬细胞生成,并增加局部组织血管内皮细胞黏附分子的表达,促进淋巴细胞和单核巨噬细胞浸润,诱发慢性炎症或迟发型超敏反应。经过激活的巨噬细胞,其吞噬杀伤能力得到极大增强,可吞噬结核分枝杆菌等胞内寄生菌。

(2) 致敏 Tc 细胞介导的细胞毒效应:致敏 Tc 细胞与靶细胞上的抗原肽-MHCⅠ类分子复合物结合后,释放穿孔素、蛋白酶等细胞毒素。穿孔素可在靶细胞的膜上打孔,蛋白酶随之进入靶细胞激活胞内的核酸内切酶,降解靶细胞核酸,使靶细胞溶解破坏。致敏 Tc 细胞还可以表达 Fas 配体(FasL)与靶细胞表面的 Fas 分子结合诱导靶细胞的细胞凋亡(图 13-8)。

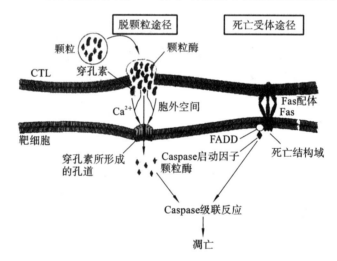

图 13-8 致敏 Tc 细胞杀伤靶细胞机制示意图

3.细胞免疫的生物学意义

(1) 抗感染作用:细胞免疫主要抵抗胞内寄生菌(如结核分枝杆菌、伤寒杆菌等)、病毒、真菌及某些寄生虫感染。

(2) 抗肿瘤作用:Tc 细胞可直接杀伤带有相应抗原的肿瘤细胞。有些淋巴因子如肿瘤坏死因子(TNF)、干扰素等在抗肿瘤免疫中也具有一定作用。

(3) 免疫损伤:参与移植排斥反应、迟发型超敏反应及自身免疫病。

点滴积累

(1) 非特异性免疫亦称固有免疫,是生物体在长期种系进化过程中形成的一系列防御机制。固有免疫经遗传获得,与生俱来,对各种侵入的病原微生物或其他抗原性异物可迅速应答。

(2) 特异性免疫又称适应性免疫,是体内抗原特异性 T 或 B 细胞受抗原刺激后,活化、增殖、分化为效应淋巴细胞,产生一系列生物学效应的全过程。根据参与细胞和效应机制的不同,可分为 B 细胞介导的体液免疫应答和 T 细胞介导的细胞免疫应答。

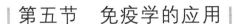

第五节 免疫学的应用

免疫学的应用有两个方面:一是应用免疫学理论来阐明许多疾病的发病机制和发展规律;二是应用免疫学原理和技术来诊断和防治疾病。此外,免疫学在肿瘤、自身免疫病、免疫缺陷病、器官移植等方面也有广泛应用。

一、人工主动免疫和被动免疫

特异性免疫的获得有自然免疫和人工免疫两种方式。自然免疫主要指机体感染病原微生物后建立的有效免疫保护,也包括胎儿通过胎盘或乳汁从母体获得抗体。用人工方法使机体获得特异性的免疫力称为人工免疫,也称免疫预防。根据注入机体的物质不同,人工免疫分为人工主动免疫和人工被动免疫。

（一）人工主动免疫

人工主动免疫是指给机体接种疫苗等抗原物质,刺激机体产生特异性免疫,以获得免疫力的方法,也称预防接种。其常用生物制品包括以下内容。

1.疫苗 国际上把由细菌、病毒、立克次体、螺旋体制成的生物制品统称为疫苗。疫苗分为死疫苗和活疫苗。

（1）死疫苗:将病原微生物灭活而制成的用于预防某些传染病的生物制品,称死疫苗或灭活疫苗。如霍乱、狂犬病、伤寒疫苗等。

（2）活疫苗:又称减毒疫苗,采用人工变异或直接从自然界筛选出的减毒或无毒的病原微生物制成。如脊髓灰质炎疫苗、卡介苗等。

死疫苗与活疫苗的比较如表 13-3 所示。

表 13-3 死疫苗与活疫苗的比较

比 较 项 目	死 疫 苗	活 疫 苗
接种剂量及次数	较大,2～3 次	较少,1 次
免疫效果	较低,维持数月甚至 2 年	较高,维持 3～5 年,甚至更长
毒力回复突变	无	有
保存及有效期	易保存,有效期约为 1 年	不易保存,4 ℃数周

2.亚单位疫苗 亚单位疫苗指去除病原微生物中有害及与机体保护性免疫无关的成分,保留其抗原的有效成分所制成的疫苗。

3.合成肽疫苗 合成肽疫苗指根据抗原有效成分的氨基酸序列设计和合成的多肽疫苗。

4.基因工程疫苗 基因工程疫苗指使用重组 DNA 技术克隆并表达保护性抗原基因,利用表达的抗原产物或重组体本身制成的疫苗,有 DNA 疫苗、转基因植物口服疫苗等。

5.类毒素 类毒素是细菌外毒素经 0.3%～0.4%甲醛脱毒制成,内毒素没有毒性,但保留其抗原性,如白喉类毒素、破伤风类毒素。

（二）人工被动免疫

人工被动免疫是给机体输入抗体制剂,使机体被动获得特异性免疫力。其常用生物制品主要包括以下内容。

1.抗毒素 用类毒素去免疫马,取其血清纯化、浓缩所制成的抗体制剂,如破伤风抗毒素、白喉抗毒素等。

2.人免疫球蛋白制剂 从健康产妇胎盘及正常人血浆中提取,其中含针对常见传染病病原微生物的抗体,主要用于麻疹、脊髓灰质炎及甲型肝炎的紧急预防等。

人工主动免疫与人工被动免疫的主要区别如表 13-4 所示。

表 13-4 人工主动免疫和人工被动免疫的比较

比 较 项 目	人工主动免疫	人工被动免疫
接种物质	抗原(疫苗、类毒素)	抗体(抗毒素、丙类球蛋白)或细胞因子等
接种次数	1~3 次	1 次
生效时间	慢(接种后 1~4 周产生)	快(注入后立即出现)
维持时间	长(半年或数年)	短(2~3 周)
用途	多用于预防	多用于治疗或急救预防

二、常用生物制品及免疫治疗

免疫治疗就是应用生物制剂或药物人为调整机体的免疫功能,达到治疗目的所采取的措施。常见的免疫治疗方法有治疗性疫苗、抗体、细胞因子、免疫抑制剂等。

(一)治疗性疫苗

1.微生物疫苗 人类的许多肿瘤与微生物感染有关,如乙型肝炎病毒(HBV)与原发性肝癌、EB 病毒与鼻咽癌、人乳头瘤病毒与宫颈癌、幽门螺杆菌与胃癌等。使用这些微生物疫苗或抗病毒制剂可预防和治疗相应的肿瘤。

2.细胞疫苗 包括肿瘤细胞疫苗、树突状细胞疫苗等。细胞疫苗可增强机体的免疫应答效应。例如,肿瘤抗原致敏的树突状细胞疫苗已获准用于皮肤 T 细胞淋巴瘤的治疗。

3.分子疫苗 合成肽疫苗、重组载体疫苗和 DNA 疫苗可作为肿瘤和感染性疾病的治疗性疫苗。例如,乙型肝炎多肽疫苗可诱导抗病毒感染的免疫效应。

(二)抗体

目前用于临床治疗的抗体主要包括多克隆抗体、单克隆抗体和基因工程抗体。

1.多克隆抗体 即用传统方法将抗原免疫动物制备的免疫血清,如抗淋巴细胞丙种球蛋白。主要用于抑制移植排斥反应,延长移植物存活时间,也可用于治疗某些自身免疫病,如肾小球肾炎、系统性红斑狼疮及重症肌无力等。

2.单克隆抗体 单克隆抗体具有特异性高、均一性好等优点,临床上常用于肿瘤、感染、自身免疫病和超敏反应性疾病等疾病的诊断和治疗。例如,抗 CD3 抗体是美国 FDA 批准的第一个治疗用抗体,用于临床急性心、肝、肾移植排斥反应的治疗;同时,利用单克隆抗体具有特异性的特点,将其作为载体与毒性物质连接,将这些毒性物质靶向携带到肿瘤局部病灶,可特异性杀死肿瘤细胞。

3.基因工程抗体 基因工程抗体是指通过 DNA 重组和蛋白质工程技术在基因水平对免疫球蛋白进行切割、拼接或修饰,重新组成的新型抗体。基因工程抗体具有免疫原性低、特异性高、分子量小、穿透力强、容易进入局部等优点。

(三)细胞因子

细胞因子具有广泛的生物学功能,体内细胞因子的变化明显影响机体的生理或病理过程,调整细胞因子的水平已成为免疫治疗的重要手段。例如,IFN-α 对白血病的疗效显著,白介素-2(IL-2)能促进 T 细胞、B 细胞的增殖及活化。

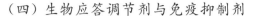

（四）生物应答调节剂与免疫抑制剂

1.生物应答调节剂 生物应答调节剂是指具有促进或调节机体免疫功能的制剂。主要用于肿瘤、感染、自身免疫病及免疫缺陷病的治疗。生物应答调节剂通常对免疫功能异常者，特别是免疫功能低下者有促进作用，而对免疫功能正常者影响较小。

2.免疫抑制剂 免疫抑制剂是一类抑制机体免疫功能的制剂，主要用于超敏反应性疾病、自身免疫病的治疗和抗移植排斥反应而延长移植物的存活时间。

（五）过继免疫治疗和造血干细胞移植

1.过继免疫治疗 过继免疫治疗是指取自体淋巴细胞经体外活化、增殖后再回输患者，获得直接杀伤肿瘤的治疗效果。如在体外用 IL-2 等混合因子诱导的肿瘤浸润淋巴细胞，对肿瘤细胞有直接杀伤作用。

2.造血干细胞移植 造血干细胞具有高分化潜能、高增殖力及高自我更新能力，已成为临床治疗肿瘤、造血系统疾病和自身免疫病的方法之一。

三、常用免疫学检测技术

（一）抗原抗体检测

在一定的条件下，抗原和相应的抗体在体外结合出现肉眼可见的凝集、沉淀、补体结合等多种反应，通过对这些反应结果的分析，可鉴定抗原或抗体。抗体主要存在于血清中，临床上多用血清标本进行试验，故体外的抗原抗体反应被称为血清学反应。

1.抗原抗体反应的特点

（1）特异性：一种抗原只与其相应的抗体发生特异性结合。抗原决定簇与抗体分子超变区互补的空间结构决定了抗原抗体结合的专一性，使其可用已知抗原（抗体）来检测未知的抗体（抗原）。但许多抗原分子携有多种抗原决定簇，当两种不同抗原携有相同或相似抗原决定簇时，能发生交叉反应。

（2）比例性：抗原与抗体的结合反应是否肉眼可见，两者的比例是关键因素。如果比例适当，可形成肉眼可见的数量多且体积大的沉淀复合物。若比例不当，虽已发生结合，但复合物体积小，肉眼不可见。

（3）可逆性：抗原抗体的结合只存在于分子表面，并未破坏它们各自的结构和生物活性，一定条件下还可解离，解离后保持着原有理化特征与生物活性。

2.常见的抗原抗体检测方法

（1）凝集反应：细菌、细胞等颗粒性抗原与其相应抗体直接结合后呈现肉眼可见的凝集现象。常用于细菌分型和鉴定红细胞 ABO 血型。试验时，将待检抗原和已知的相应抗体同时置于玻片上进行反应，若几分钟后出现凝集现象，则结果为阳性，说明存在检测抗原。反应可分为直接凝集和间接凝集。

（2）沉淀反应：在适当条件下，可溶性抗原与其相应抗体结合而呈现沉淀现象的反应。

（3）免疫电泳：电泳分析技术与沉淀反应的结合，具有速度快、敏感性高的特点，常用于定性分析，鉴定抗原、抗体纯度和分析血清蛋白组分等。常用免疫电泳、对流免疫电泳等。

（4）免疫标记技术：采用微量即可测定的标记物，标记抗原或抗体，通过检测标记物来测定抗原抗体复合物的检测技术，常用的有以下两种。

①酶联免疫吸附试验（ELISA）：酶免疫技术应用最广的一种方法。该方法是将抗原或抗体包被于固相载体表面，通过抗原抗体特异性结合并利用酶促底物显色的反应来判断。常用酶为辣根过氧化物酶（HRP），底物为邻苯二胺（OPD）和四甲基联苯胺（TMB）。有多种方法类型：测定大分子蛋白抗原常用双抗体夹心法；测定单个抗原决定簇的小分子抗原常用竞争抑制

法;测定抗体常用双抗原夹心法、间接法、捕获法、竞争法。可定性或定量检测抗原或抗体,广泛用于传染病诊断,激素、补体、药物等检测,原理如图 13-9 所示。

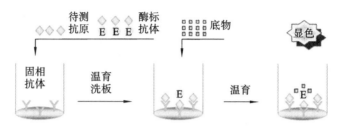

图 13-9　EIASA 双抗体夹心法原理

②化学发光免疫技术:一种结合发光技术和免疫反应的新型免疫标记技术。该方法兼具高灵敏性与高特异性的优点,广泛用于检测各种微量抗原或抗体,如激素、肿瘤标志物、药物浓度等。

(二)免疫细胞及其功能检测

外周免疫器官和外周血中存在不同类型的免疫细胞,检测这些免疫细胞的数量、功能、状态,对了解机体免疫功能状态及疾病诊断、预后检测具有重要意义。

1.T 细胞的检测

(1)T 细胞增殖试验:淋巴细胞母细胞转化试验,T 细胞受到抗原或有丝分裂原——植物血凝素(PHA)刺激后,表现出一系列增殖反应。常用检测方法包括形态学检查法、MTT 比色法等。通过计算转化率,间接判断机体的细胞免疫功能。

(2)迟发型超敏反应检测:当机体已建立对某种抗原的细胞免疫,再用相同抗原注入皮内时,细胞免疫正常者会表现出以局部红肿、硬结为特征的迟发型超敏反应,而细胞免疫低下者为阴性结果。如结核菌素试验(PPD),可判断受试者对结核分枝杆菌的免疫力。

2.B 细胞检测

(1)抗体的检测:可通过单向琼脂扩散试验、酶联免疫吸附试验(ELISA)、速率比浊法等测定待测标本中各类免疫球蛋白。

(2)B 细胞数量:应用抗 B 细胞特异性表面标志的抗体,借助免疫荧光法可检测 B 细胞总数与亚群,主要用于判断原发性或继发性免疫缺陷患者的体液免疫功能。

(3)B 细胞功能:原理与 T 细胞增殖试验相同,但刺激物不同,B 细胞用含 SPA 的金黄色葡萄球菌菌体及抗 IgM 抗体等作为刺激物。

点滴积累

(1)人工主动免疫是指给机体接种疫苗等抗原物质,刺激机体产生特异性免疫应答,以获得免疫力的方法,也称预防接种。人工被动免疫是给机体输入抗体制剂,使机体被动获得特异性免疫力。

(2)免疫治疗是利用免疫学原理,针对疾病的发生机制,人为地调整机体的免疫功能,达到治疗目的所采取的措施。常见的免疫治疗方法有治疗性疫苗、抗体、细胞因子、过继免疫治疗和造血干细胞移植等。

(3)抗原抗体检测是指在一定的条件下,抗原和相应的抗体在体外结合出现肉眼可见的凝集、沉淀、补体结合等多种反应,通过对这些反应结果的分析,可鉴定抗原或抗体。免疫细胞功能检测对了解机体免疫功能状态及对免疫缺陷病、肿瘤等疾病的诊断、预后检测具有重要意义。

实验十一　乙型肝炎病毒表面抗原检测实验

【实验目的】

(1) 掌握 ELISA 法(双抗体夹心法)的原理。

(2) 熟悉乙型肝炎病毒表面抗原检测操作方法及结果判定。

【实验时间】

2 学时。

【实验内容】

乙型肝炎病毒表面抗原检测实验。

1. 实验原理

采用 ELISA 双抗体夹心法检测人血清或血浆中的 HBsAg。采用 HBsAb 包被反应板,加入待测标本,同时加入酶标抗体,进行孵育;当标本中存在 HBsAg 时,该成分与包被的 HBsAb 及酶标抗体形成抗体-抗原-酶标抗体复合物,洗去反应物,加入显色剂后,将有明显的颜色变化;当标本中没有 HBsAg 时,加入底物后没有或只有很轻微颜色变化。

2. 实验材料

(1) 试剂名称:乙型肝炎病毒表面抗原诊断试剂盒。

(酶标抗体、HBsAg 阳性对照、HBsAg 阴性对照、底物 A、底物 B、终止液)

(2) 待测血清样本。

(3) 洗涤液、微孔板(已包被 HBsAb)。

(4) 移液枪、枪头、一次性手套、试管、记号笔等。

(5) 37 ℃恒温箱。

3. 实验对象　人。

【实验步骤】

(1) 平衡试剂盒:试剂盒置于室温进行平衡至 18～25 ℃。

(2) 编号:设阳性孔、阴性孔各 1 个,待测样品孔 2 个。用记号笔进行标记。

(3) 加样品:阳性孔、阴性孔分别加入阳性对照、阴性对照 50 μL,待测样品孔加入待测血清样本 50 μL,然后每孔加入酶标抗体 1 滴。

(4) 温育:置于 37 ℃恒温箱孵育 30 min。

(5) 洗涤:用洗涤液充分洗涤 5 次,洗涤后扣干(每次应保持 30～60 s 的浸泡时间)。

(6) 显色:每孔加入底物 A、底物 B 各 1 滴,轻拍混匀,37 ℃孵育 10～15 min。

(7) 终止:每孔加入终止液 1 滴,混匀。

(8) 观察颜色变化。

【实验提示】

(1) 包被缓冲液、洗涤液、标本稀释液等可提前配制,于冰箱中短期保存,使用前观察是否变质。

(2) 加样应加在板孔的底部,避免加在孔壁上部,并注意不可溅出,避免产生气泡;一个人操作时,一次操作不宜多于两块板。

(3) 洗涤必须彻底,防止产生假阳性。

(4) 温育常采用的温度有 43 ℃、37 ℃、室温和 4 ℃等。37 ℃是实验室中常用的保温温度,也是大多数抗原抗体结合的合适温度。

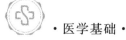

【实验思考】
ELISA 操作中重要的关键步骤是什么？

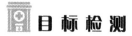 目 标 检 测

简答题

1.简述三类微生物的典型代表。

2.简述抗原的基本特性。

3.抗体的 Fc 段与哪些生物学作用相联系？

4.简述免疫应答的基本过程。

5.列表比较人工主动免疫和人工被动免疫。

扫码看答案

参考文献

[1]　步宏,李一雷.病理学[M].9 版.北京:人民卫生出版社,2018.

[2]　王建枝.钱睿哲.病理生理学[M].9 版.北京:人民卫生出版社,2018.

[3]　郭晓华,祁晓民.病理学实验与学习指导[M].西安:西安交通大学出版社,2017.

[4]　韩中保,苏衍萍.人体解剖学与组织胚胎学[M].北京:中国医药科技出版社,2018.

[5]　吴建清,徐冶.人体解剖学与组织胚胎学[M].北京:人民卫生出版社,2018.

[6]　步宏.病理学与病理生理学[M].2 版.北京:人民卫生出版社,2006.

[7]　李玉林.病理学[M].7 版.北京:人民卫生出版社,2013.

[8]　陈杰,周桥.病理学[M].3 版.北京:人民卫生出版社,2015.

[9]　王恩华.病理学[M].北京:高等教育出版社 2003.

[10]　封玉玲,宋晓环,黄琼.病理学与病理生理学[M].武汉:华中科技大学出版社,2013.

[11]　王建枝,殷莲华.病理生理学[M].8 版.北京:人民卫生出版社,2013.

[12]　孙志军,李宏伟.医学基础[M].3 版.北京:人民卫生出版社,2018.

[13]　黄春,叶颖俊.基础医学概论[M].武汉:华中科技大学出版社,2016.

[14]　孙志军,刘伟.医学基础[M].2 版.北京:人民卫生出版社,2013.

[15]　王玲,吴娟.基础医学概论[M].北京:中国中医药出版社,2018.